Die Geheimnisse eines sensationellen VORSPIELS

Die Geheimnisse eines sensationellen VORSPIELS

LAURA ROSS

BEREITEN SIE SICH UND IHREM PARTNER UNGLAUBLICHES VERGNÜGEN MIT INTENSIVEN ORGASMEN, LÄNGEREM UND BESSEREM SEX

tosa

Erstveröffentlichung unter dem Titel:
„The Secrets to Sensational Foreplay" im Verlag Quiver

Fotografie: Holly Randall
Alle weiteren Fotos: Lucua Scarlatti 7, 81, 84, 87, 90, 93, 98, 114, 117, 134, 145, 147, 155/Alan Penn 140
Übersetzung: Andreas Ehrlich

Genehmigte Lizenzausgabe
tosa GmbH
Fränkisch-Crumbach 2011
www.tosa-verlag.de

ISBN 978-3-86313-703-8

Widmung

Für LBZ, der weiß, wie man das erste Date ein ganzes Jahrzehnt andauern lässt.

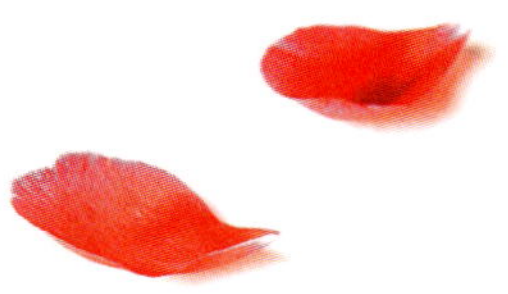

Inhalt

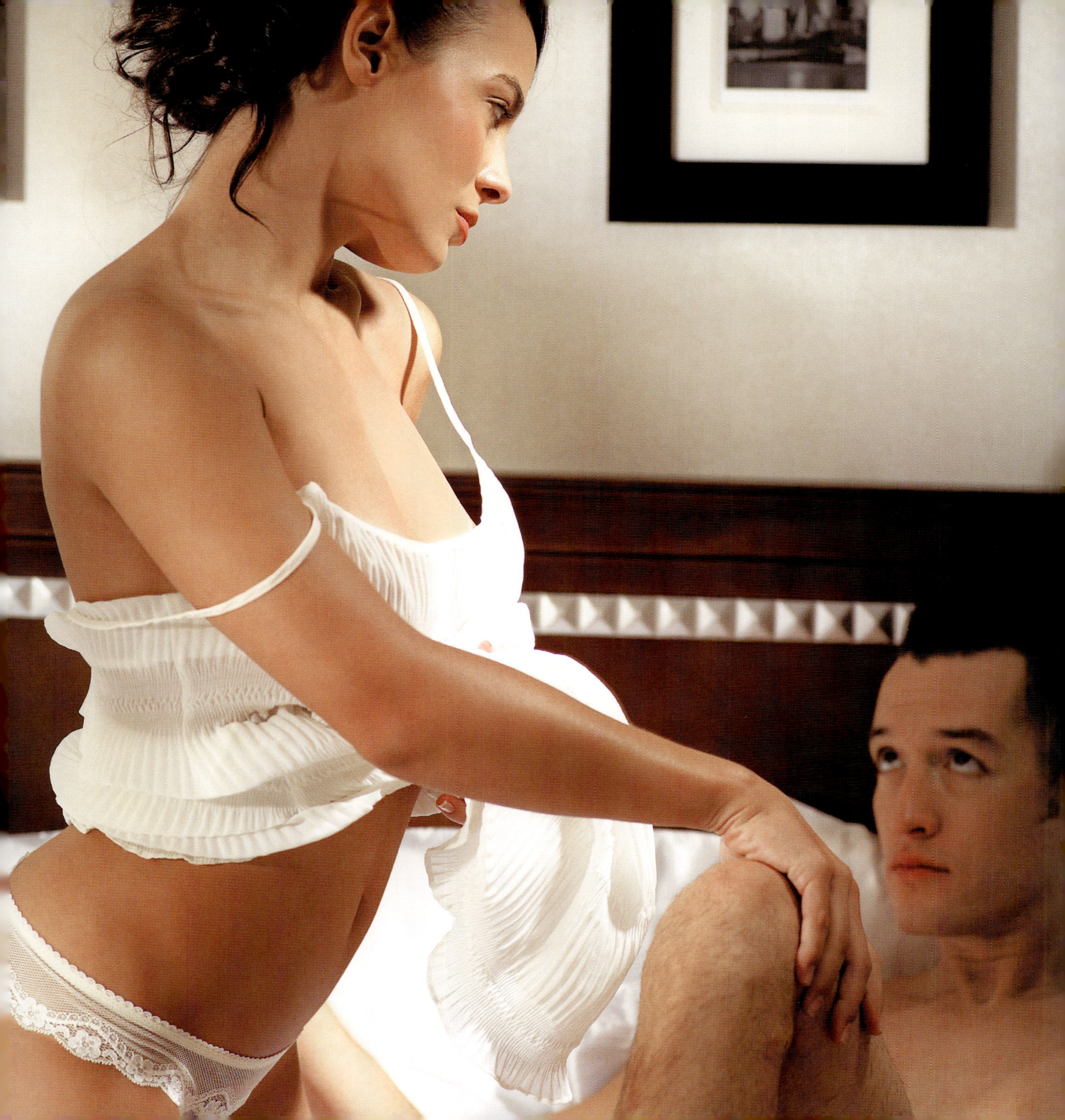

EINLEITUNG

Das Vorspiel ist eine aufregende Reise, die ohne Landkarte, ohne Wegbeschreibung, ohne spezielles Ziel und ohne genaue Ankunftszeit unternommen wird. Es geht darum, zu improvisieren, sich aufeinander einzulassen, in Einklang zu kommen und zu teilen.

Viele Menschen betrachten das Vorspiel als Mittel, um in Stimmung zu kommen. Das ist es natürlich. Aber was Sie vielleicht noch nicht wussten: Ein lustvolles Vorspiel kann tollen Sex noch besser machen! Es dient nämlich nicht nur dazu, „den Motor" auf Touren zu bringen, sondern kann jeden einzelnen delikaten Moment des Akts vergnüglicher gestalten und bereichern. Darüber hinaus kann ein gelungenes Vorspiel Ihnen beiden einen intensiveren Orgasmus bescheren. All das Necken, Küssen, Liebkosen und Streicheln (oder vielleicht auch ein Rollenspiel, Sexting und andere „Vorbereitungen") erhöht die Sensibilität – auch in Hinblick auf den Höhepunkt. Gute Liebhaber weltweit wissen, dass ein heißes Vorspiel zu heißem Sex führt, und Sex-Experten wissen, dass heißer Sex zu einer erfüllten Beziehung führt, im Schlafzimmer und darüber hinaus.

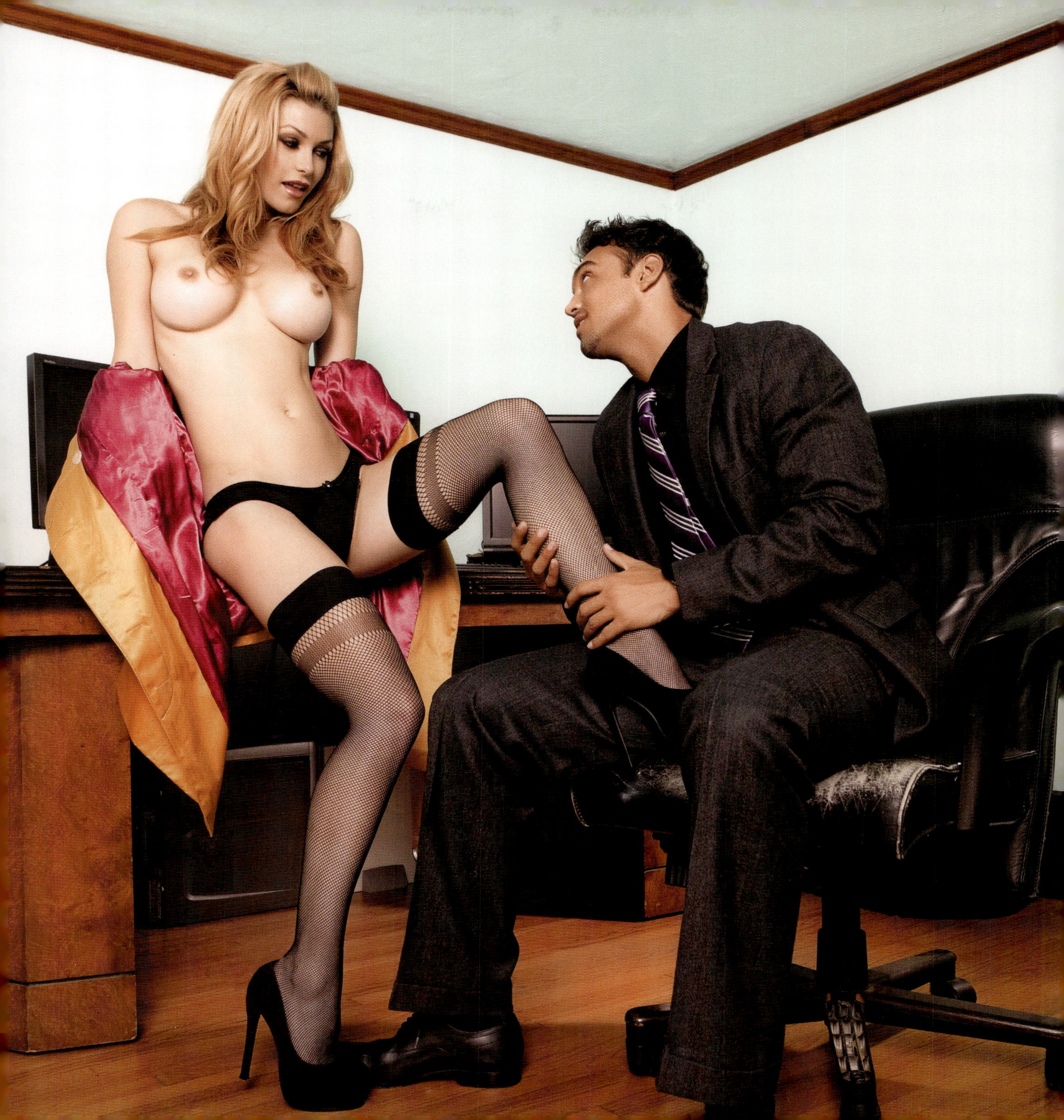

Vielleicht gehören Sie ja schon zu den Fortgeschrittenen in Sachen Vorspiel und sind lediglich auf der Suche nach neuen Tricks. Oder Sie und Ihr Partner möchten – mithilfe eines Experten – etwas mehr über die Bedürfnisse und Wünsche des jeweils anderen erfahren. Was auch immer der Grund ist: Willkommen zu besserem, spannenderem Sex!

Und hier gleich noch eine wenig verbreitete Wahrheit: Ein erfüllendes Sexleben besteht aus mehr als Penetration und Orgasmus. Den wahren „guten Liebhaber" zeichnet nicht der größte Penis, die längste Standfestigkeit oder die Fähigkeit zu multiplen Orgasmen aus (obwohl wir alle das Potenzial dazu in uns haben, das nur darauf wartet, genutzt zu werden). Es sind vielmehr seine Fantasie, seine Empfänglichkeit und die Fürsorge für seinen Partner/seine Partnerin, die ihn dazu machen – er bezieht seinen gesamten Körper sowie seinen Geist in das Liebesspiel ein und nimmt sich die Zeit, alles in vollen Zügen zu genießen. Mit ein wenig Nachdenken – und Anleitung sowie Inspiration durch dieses Buch – können Sie und Ihr Partner eine neue Ebene der Lust und des gegenseitigen Verständnisses erklimmen. Den ersten Schritt dazu haben Sie bereits gemacht. Alles, was Sie jetzt noch tun müssen, ist, Ihren Geist für dieses neue Abenteuer zu öffnen, dann sind Ihrer beider Lust keine Grenzen gesetzt.

Zu Beginn möchte ich gleich mit einem großen Mythos aufräumen: Männer wollen und/oder brauchen kein Vorspiel. Tatsächlich zeigen jedoch viele Studien zu diesem Thema, dass Männer ein Vorspiel genauso sehr wollen beziehungsweise brauchen wie Frauen. Und selbst wenn die Männer noch nicht wissen, dass sie ein Warm-up möchten, werden sie es nicht mehr missen wollen, sobald sie einmal ein ausgiebiges, inspirierendes Vorspiel genossen haben. Das ist auch der Grund, warum dieses Buch zahlreiche Tipps, Tricks und Techniken für jedes der beiden Geschlechter bietet. (Für Techniken, die sowohl von ihm als auch von ihr angewendet werden können, wechsele ich zwischen den Pronomen, zum Beispiel „Streicheln Sie ihr Bein" oder „Kauen Sie an seinem Ohrläppchen".)

Natürlich gibt es physiologische Unterschiede zwischen Mann und Frau. Technisch betrachtet benötigen Frauen Untersuchungen zufolge 15 Minuten konzentriertes Vorspiel, bis sich der Vaginalkanal ausgedehnt hat und ausreichend feucht ist. Was die Männer angeht, sagen wir einfach, dass das, was sie aus physischer Sicht brauchen, und das, was sie imstande sind zu genießen, zwei unterschiedliche Dinge sein können. Aber unabhängig davon, was nötig ist und wie lange es dauert, bis Sie bereit sind, geht es beim Vorspiel darum, neue Türen aufzustoßen und mit allen fünf Sinnen zu genießen.

Das Wort sinnlich wird manchmal gleichbedeutend mit sexuell verwendet. Zwar sind die beiden Begriffe sicher miteinander verwandt, doch bezieht sich sinnlich in erster Linie auf unsere Sinne. Ein wahrhaft sinnliches Vorspiel spricht alle der folgenden Sinne an und schärft diese: Sehen, Hören, Riechen, Schmecken, Fühlen. Um Letzteren, das Fühlen, geht es im Vorspiel hauptsächlich (weshalb ihm auch weite Teile dieses Buches gewidmet sind), aber vernachlässigen Sie deshalb auf Ihrem Weg zum Gipfel der Lust nicht die anderen vier (sowie den sechsten Sinn – Intuition). Die Erweiterung Ihres „Vorspiel-Vokabulars" umfasst deshalb auch Geräusche (von der sorgfältig ausgewählten Hintergrundmusik bis zum lustvollen Stöhnen), visuelle Eindrücke (von Ihrem sich ausziehenden Partner bis zu sexy Filmen), Geschmäcker (vom aphrodisischen Liebesmahl bis zum salzigen Geschmack Ihrer Haut) und Gerüche (von Duftölen bis zu dem moschusartigen Geruch von Sex). Das Ziel: zu lernen, jeden einzelnen Sinn bewusst zu nutzen – für eine im wahrsten Sinne des Wortes sinnliche sexuelle Erfahrung.

Der erste Schritt auf Ihrer Reise ins Reich der Sinne, mit dem sich Kapitel 1 beschäftigt, sind der Flirt und die Kunst der Verführung. Ein tolles Vorspiel beginnt nämlich bereits lange vor Erreichen des Schlafzimmers. Konzentrieren Sie sich auf sich selbst, Ihre Kleidung, Ihre Bewegungen und Ihre Wortwahl. So erzeugen Sie eine knisternde Spannung zwischen Ihnen und Ihrem Partner. Betrachten Sie Flirt und Verführung als eine verlockende Brotkrumenspur auf dem Weg zu Ihrem Lusttempel.

Dort angekommen, können Sie die Vorfreude noch etwas verlängern, indem Sie einen bestimmten Sinn – oder alle – ansprechen und die Techniken aus diesem Buch anwenden.

In Kapitel 2 geht es darum, wie Sie Ihren Mund einsetzen können, um Ihren Partner verrückt zu machen – und küssen ist da nur eine Möglichkeit: Es gibt so viele Arten von Küssen und zahllose andere Einsatzmöglichkeiten für den Mund, mit denen Sie sich gleichzeitig oder nacheinander verwöhnen können. Zwar enthält dieses Buch keine detaillierten Ausführungen zum Thema Oralsex – da er meiner Meinung nach schon zum „Hauptgang" gehört –, trotzdem stelle ich einige Techniken vor, die sich gut für das Vorspiel eignen. Auch spreche ich ausführlich über den Orgasmus, weil ich glaube, dass er ein wesentlicher Teil des Vorspiels ist, sofern Sie das wollen.

Als Nächstes, in Kapitel 3, werden die verschiedenen Wege erforscht, den Partner zu berühren – vom einfachen Streicheln über zärtliches Liebkosen und festes Zupacken bis zur sinnlichen Ganzkörpermassage. Brauchen Sie eine Auffrischung in Sachen erogene Zonen? Hier bekommen Sie eine komplette Landkarte für den Körper Ihres Partners, vom Ohrläppchen bis zum kleinen Zeh. Lassen Sie Ihre Finger und Hände auf Wanderschaft gehen, dann wird das Vorspiel richtig heiß.

In Kapitel 4 machen wir uns auf in das Land der Verheißung: die Genitalien. Haben Sie erst einmal die Slip-/Boxershorts-Barriere durchbrochen, befinden Sie sich auf dem Weg zu gemeinsamer Ekstase, die sich durch Dutzende spezieller Techniken erhöhen lässt – inklusive erfüllender Selbstbefriedigung. Vergessen Sie einfach, was Ihnen Ihre Mutter darüber erzählt hat: Selbstbefriedigung (gemeinsam oder allein) ist vollkommen normal und vor allem HEISS!

In eine andere Persönlichkeit zu schlüpfen kann befreiend wirken, und so zu tun, als wäre der Partner ein Fremder, kann Sie einander näherbringen. Kapitel 5 führt Sie in die Welt der Rollenspiele ein, in der Sie beide Ihre Fantasien ausleben und sich völlig neu entdecken können. Und damit es gleich losgehen kann, habe ich Ihnen einige anregende Szenarien zusammengestellt.

Darf es auch einmal die härtere Gangart sein, bietet Ihnen Kapitel 6 die Möglichkeit, sich eingehender mit SM, Sexspielzeug, Fesselspielen, Pornos und anderen, etwas ausgefalleneren sexuellen Praktiken zu befassen. Hier finden Sie zahlreiche Ideen für Nächte, in denen Sie und Ihr Partner besonders abenteuerlustig sind – unabhängig davon, ob Sie glauben der Typ dafür zu sein oder nicht.

Danach ist es an der Zeit, das Schlafzimmer zu verlassen. In Kapitel 7 tauchen Sie ab in die Welt des Wassers. Denn dieses Element eignet sich großartig, um Sex darin zu haben, egal ob in der eigenen Badewanne oder unter der Dusche, im Swimmingpool oder im Whirlpool.

Zu guter Letzt folgt noch ein Kapitel über Sex in der Öffentlichkeit, die Kunst des Dirty Talk und einige andere spannende Themen. Und vergessen Sie nicht meinen Liebes-Fragebogen auszufüllen, der Ihnen helfen soll, mit Ihrem Partner auf positive Art und Weise über Ihre sexuellen Wünsche zu sprechen, statt Barrieren aufzubauen. Schließlich ist es eine bekannte Tatsache: Sie können keinen guten Sex ohne eine gute Kommunikation haben.

Ein großartiges Vorspiel zeichnet sich vor allem dadurch aus, dass alles, was Sie tun, von sexueller Energie durchdrungen ist. Machen Sie die Welt zu einem sexy Ort – bei Tag und bei Nacht, ob Sie zusammen sind oder getrennt. Das Glühen, das Sie nach einem Orgasmus fühlen, kann den ganzen Tag anhalten. Es kann Ihre Beziehung festigen und Sie beide mit Wonne erfüllen. Deshalb heißt das letzte Kapitel dieses Buches auch „Nachspiel". Denn das letztendliche Ziel ist, die Empfindungen, die Sie beim Sex haben, über das Schlafzimmer hinaus zu erhalten. Beim Vorspiel (und beim Sex) geht es um gegenseitiges Verständnis, Offenheit, die Bereitschaft – innerhalb gemeinsam vereinbarter Grenzen –, Risiken einzugehen und zusammen neue Gipfel der Lust zu erklimmen.

Viel Vergnügen!

Teil I:

Necken und reizen

KAPITEL 1

Flirt, Verführung und heiße Romantik

Was glauben Sie: Wann beginnt das Vorspiel? Im Schlafzimmer? Wenn Sie sich ausziehen? Die Art von Vorspiel, die Ihren Partner Wachs in Ihren Händen und empfänglich für jede Ihrer Launen werden lässt, kann (und sollte!) schon lange vorher beginnen, ehe Sie das Schlafzimmer betreten und zum körperlichen Teil übergehen.

Das Vorspiel beginnt mit einem Flirt, der zur Verführung wird, und hat eine Menge mit Romantik zu tun. Natürlich landet nicht jeder, zu dem Sie auf einer Party Augenkontakt aufnehmen, später auch in Ihrem Bett, aber einen potenziellen Partner wild vor Verlangen nach Ihnen zu machen ist der erste Schritt Ihrer gemeinsamen sexuellen Reise und eine hervorragende Möglichkeit, die Richtung für alles Folgende vorzugeben.

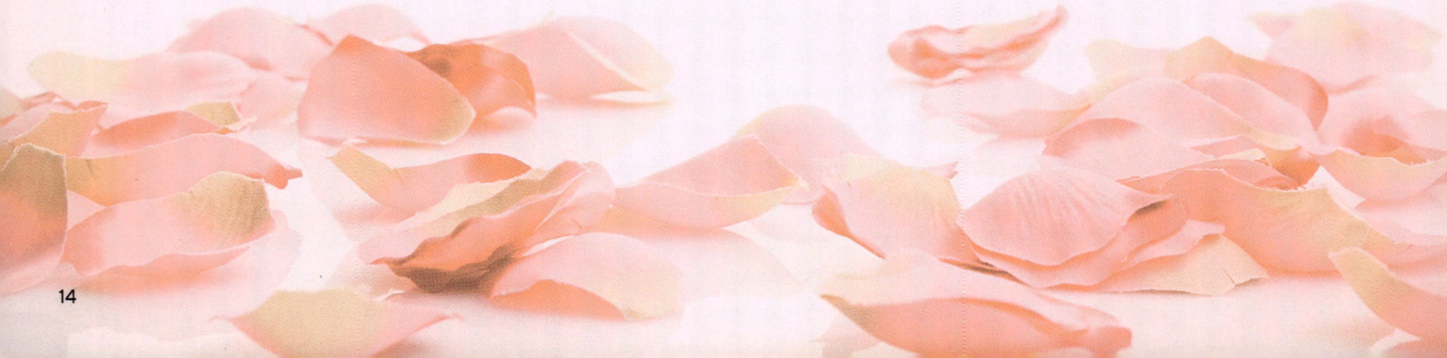

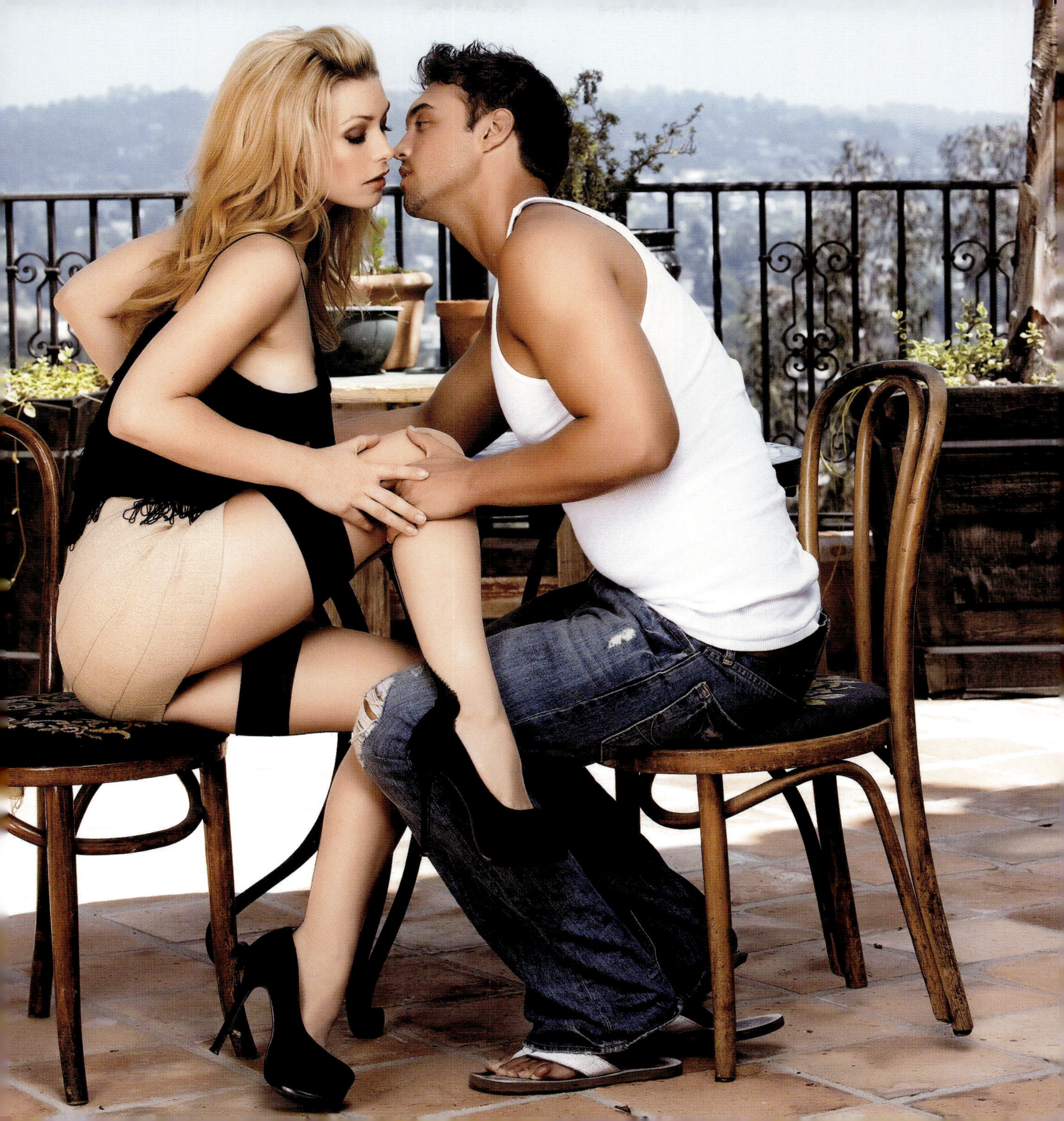

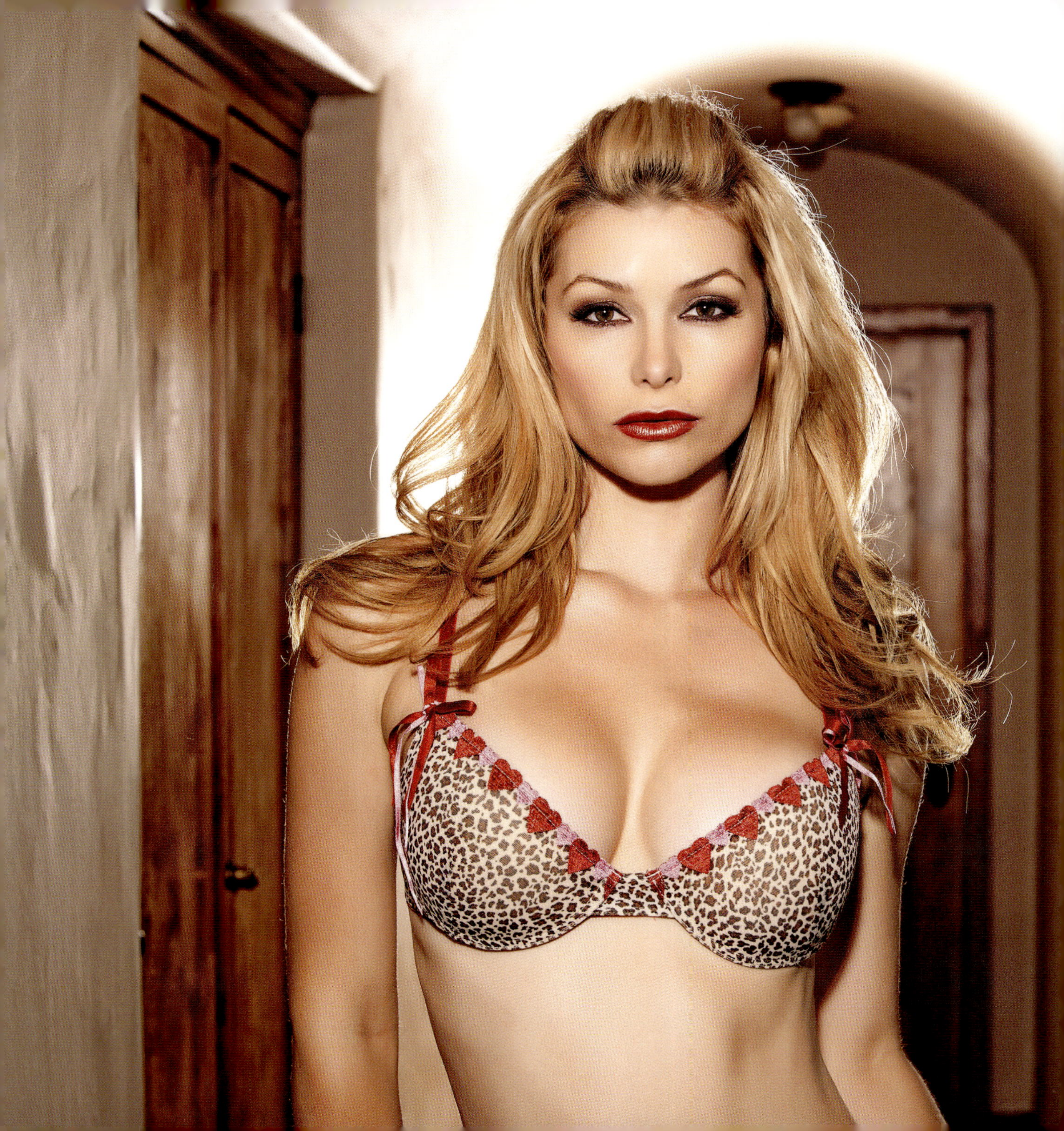

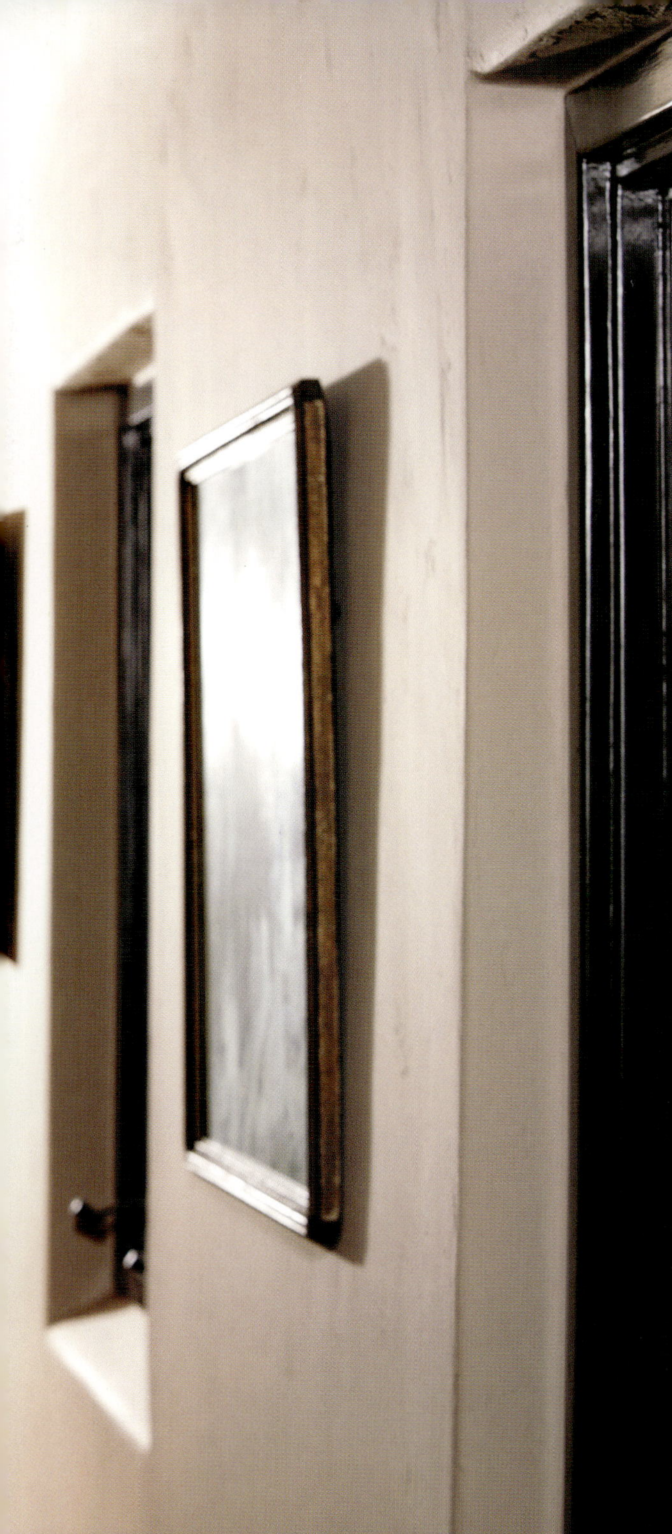

Augenkontakt

Bevor Sie seine oder ihre Begierde zum Pulsieren bringen können, müssen Sie das Eis zwischen sich und Ihrem Flirtpartner brechen – und die Kontaktaufnahme über die Augen ist der perfekte Ausgangspunkt dafür. Der erste Schritt ist, den Blick des anderen zu fesseln und ihm nur mithilfe Ihrer Augen Ihre schmutzigen, sexy Gedanken mitzuteilen. Hier einige Tipps dazu:

Die Augen sagen alles: Probieren Sie verschiedene Blicke aus. Beginnen Sie mit einem festen, kecken Blick und zwinkern Sie ihm dann zu. Und schließlich der ultimative Flirtblick: Drehen Sie den Kopf weg, während Sie ihn aus den Augenwinkeln weiter beobachten. Nichts wirkt provozierender!

Scharf: Der „stechende Blick" ist etwas für die Wagemutigeren unter Ihnen. Kneifen Sie die Augen zusammen und fixieren Sie einen Punkt zwischen den Augen Ihres Flirtpartners. Denken Sie nun an etwas Aufreizendes und machen Sie einen Schmollmund, so als ob Sie ein wenig verärgert wären. Das erregt seine Aufmerksamkeit hundertprozentig.

Lächeln Sie, aber lachen Sie nicht über ihn. Schauen Sie eher amüsiert oder etwas überheblich. Denn dieser Blick sagt: „Ich kenne dich besser als jeder andere in diesem Raum – und ich kann *dir* alle deine Wünsche erfüllen."

Begutachten: Schauen Sie ihm tief in die Augen und lassen Sie Ihren Blick von dort aus über seinen Körper wandern. Verweilen Sie dort, wo Sie etwas entdecken, das Ihnen gefällt (einschließlich seines Schritts), und beenden Sie Ihre Erkundungstour wieder bei seinen Augen. Achten Sie darauf, dass Sie nicht respektlos wirken, sondern Ihre Anerkennung zeigen. Ziehen Sie ihn mit den Augen aus, wenn Ihnen das hilft, Ihre Botschaft zu übermitteln.

Guckguck: Neigen Sie Ihren Kopf leicht nach vorn, sodass Ihr Haar über eines Ihrer Augen (oder beide) fällt, beziehungsweise schauen Sie einfach nach unten. Heben Sie Ihr Kinn – bei gesenktem Kopf – etwas an und blicken Sie ihn von unten, durch Ihr Haar hindurch, an. Oder öffnen Sie Ihre Augen weit und schauen Sie zu ihm auf. Das ist vermutlich der verführerischste Blick von allen.

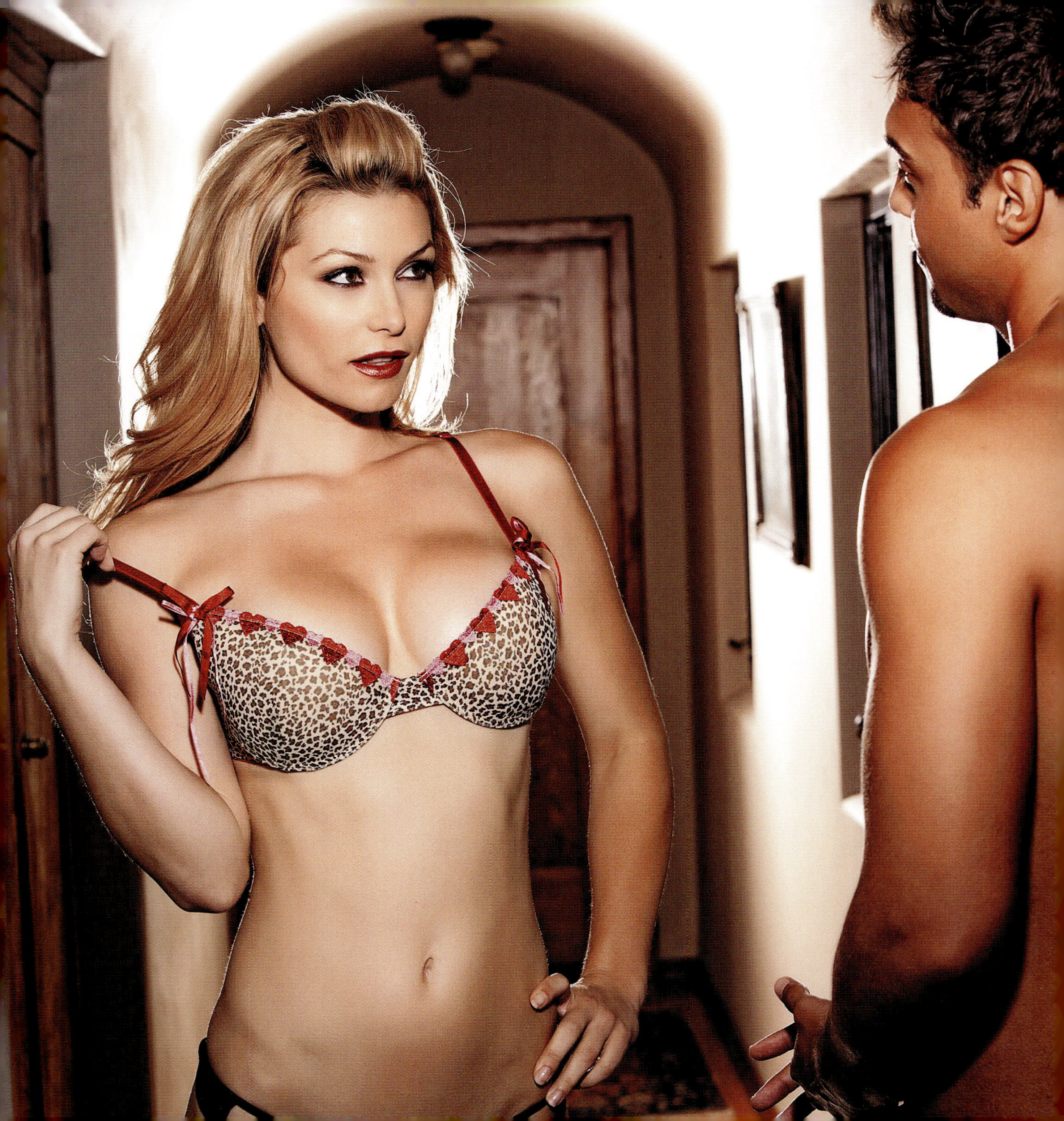

Der Körper sagt mehr als 1000 Worte

Kommunikation beschränkt sich nicht nur auf die Sprache, sondern ist eine Sache des gesamten Körpers. Stellen Sie daher sicher, dass er wirklich das sagt, was Sie ausdrücken wollen.

Körpersprache für Männer

Jungs, warum probiert ihr nicht mal einige der folgenden Ratschläge, um eure Verführungskünste zu verbessern:

Seien Sie obenauf: Positionieren Sie sich so, dass Ihre Flirtpartnerin zu Ihnen aufschauen muss.

Verwenden Sie dominante Gesten: Berühren Sie während des Gesprächs leicht ihre Hand oder Schulter, legen Sie Ihre Hand auf ihren Rücken oder versuchen Sie, auf andere Weise Körperkontakt herzustellen, der zeigt, dass Sie die Initiative übernehmen, sich um sie *kümmern* - natürlich ohne aufdringlich zu sein.

Nehmen Sie Augenkontakt auf: Man kann es nicht oft genug sagen: Suchen Sie ihren Blick und halten Sie ihn fest. Vermitteln Sie dabei Stärke und Selbstbewusstsein.

Bieten Sie ihr eine starke Schulter: Wenn die Dinge voranschreiten, versuchen Sie, mit Ihrem Körper einen „Haken" zu bilden, sodass Ihr Arm hinter ihrem ist und ihre Schulter auf Höhe Ihrer Achselhöhe. Auch auf diese Beschützergeste wird sie ganz automatisch reagieren, ohne darüber nachzudenken.

Legen Sie den Kopf schief: Eine prüfende Miene kann sehr sexy wirken, sofern alles glatt läuft.

Schlagen Sie im Sitzen die Beine übereinander: Dabei sollte der Knöchel des einen Beins auf dem Knie des anderen liegen. Dieses subtile Präsentieren des Schritts demonstriert eine aufreizend wirkende Offenheit.

Nehmen Sie im Stehen die Hände in die Taille: Legen Sie die Hände auf die Rückseite Ihrer Taille und schieben Sie Ihre Hüfte leicht nach vorn. Das ist ebenfalls eine offene Einladung. (Ihre Hose sollte allerdings nicht zu eng geschnitten sein.)

Körpersprache für Frauen

Genau wie die Männer können auch Sie einige Dinge tun, damit die Chemie zwischen Ihnen und Ihrem Flirtpartner stimmt, selbst wenn Ihnen das Flirten nicht so leichtfällt. Hier einige todsichere Methoden, die ihm unter die Haut gehen werden:

Sehen Sie ihm ins Gesicht: Alle hier aufgelisteten Flirttechniken haben mit Körpersprache zu tun - und dazu gehören auch Ihre Blicke und das Augenzwinkern. Insbesondere da sein Hauptaugenmerk Ihrem Gesicht gelten wird. Achten Sie also darauf, dass es möglichst ausdrucksstark ist.

Lächeln Sie: Wer den Raum um sich herum erhellen will, muss strahlen. Variieren Sie dabei Ihr Lächeln von verschmitzt über anerkennend bis skeptisch - was immer Ihnen gerade ein gutes Gefühl gibt und Sie lebendig wirken lässt.

Seien Sie offen: Ihre Körpersprache sollte offen sein, Ihre Beine jedoch geschlossen. Überkreuzen Sie sie, um ihm so einen Blick auf Ihre Fesseln und Waden zu ermöglichen. Ihre Arme sollten Sie nicht verschränken, sondern sie zum Gestikulieren nutzen. Lehnen Sie Ihren Oberkörper - egal ob Sie stehen oder sitzen - leicht nach vorn, als würden Sie von ihm angezogen.

Benutzen Sie Ihre Hände: Während Männer ihre Flirtpartnerin flüchtig berühren sollten, sollten Sie sich *selbst* berühren. Streicheln Sie Ihren Nacken, nehmen Sie Ihr Gesicht in die Hände, spielen Sie mit Ihrem Schmuck, ziehen Sie Ihren Strumpf glatt, nesteln Sie am Reißverschluss Ihres Stiefels - er wird sich wünschen, er wäre ein Handschuh und Sie würden ihn in diesem Moment tragen. Zappeln Sie aber nicht herum - Ihre Bewegungen sollten zufällig, bedächtig und verführerisch wirken.

Beziehen Sie Ihren Körper ein: Lassen Sie Ihren Fuß kreisen, fahren Sie mit dem Finger den Rand Ihres Glases entlang, lecken Sie sich über die Lippen, spielen Sie mit Ihren Haaren oder Ihren Knöpfen ... Ein wenig Bewegung fesselt seine Aufmerksamkeit, aber übertreiben Sie es nicht.

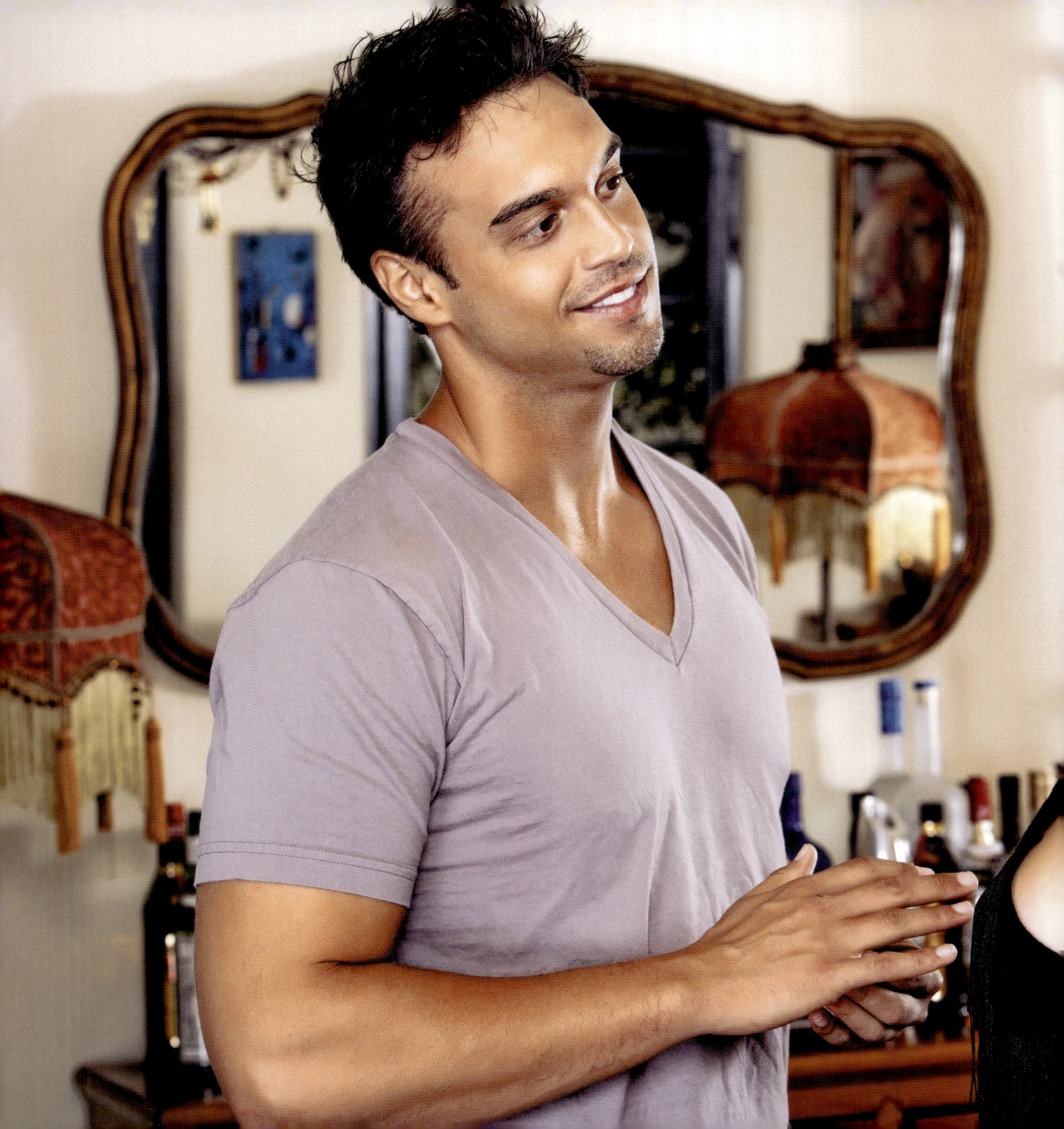

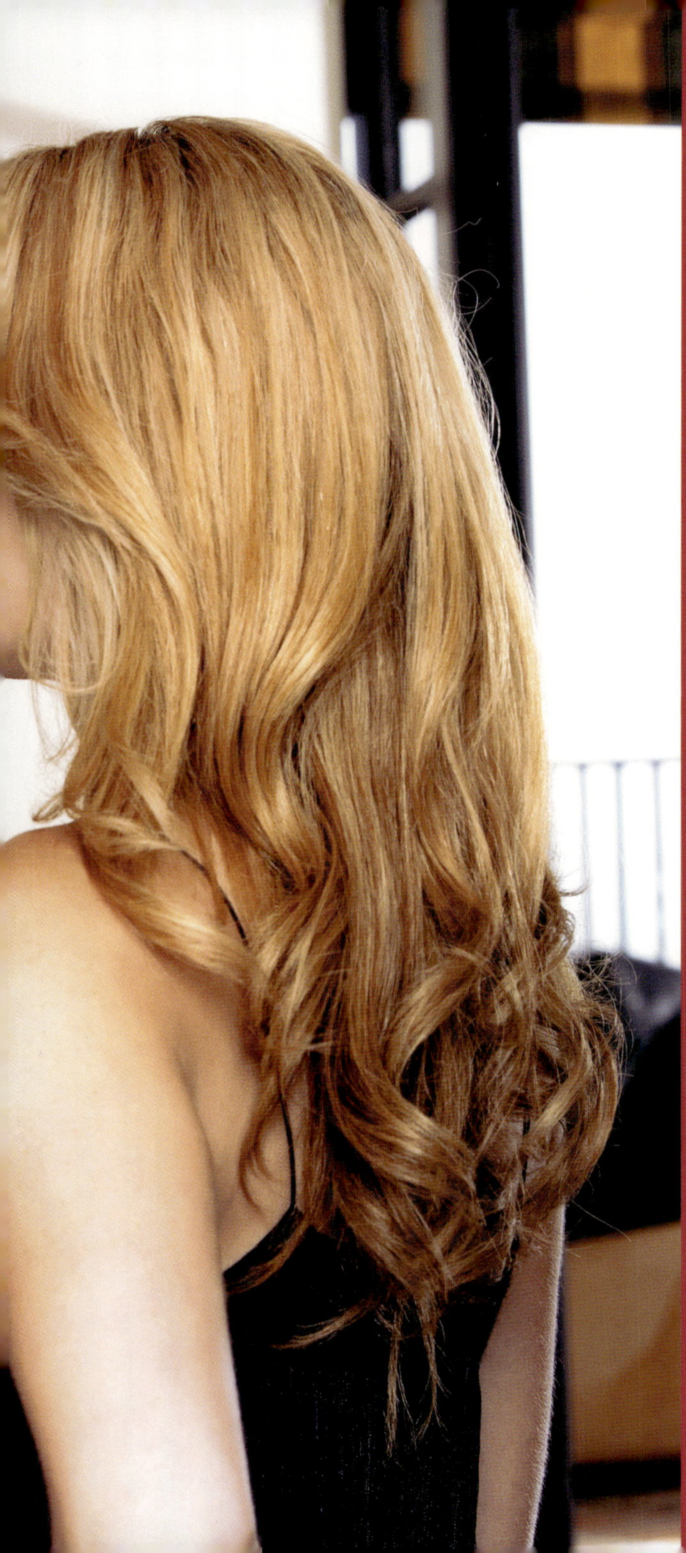

Andere Bewegungen: Scheuen Sie sich nicht, Ihren gesamten Körper zur Verführung einzusetzen: Strecken Sie sich, wölben Sie den Rücken und rücken Sie ihm ruhig ein wenig auf die Pelle, damit Sie Ihre Sprechlautstärke auf ein Flüstern reduzieren können. Wagen Sie auch einige kühne Vorstöße, egal wie gesittet das Umfeld ist. Das wird das Objekt Ihrer Begierde überraschen und sein Wohlwollen erregen – sofern sich alles in einem respektvollen, vernünftigen Rahmen bewegt.

Reden Sie: Kleine verbale Anzüglichkeiten helfen Ihnen, Ihre Absicht zu verdeutlichen, vor allem wenn Sie sich in der Öffentlichkeit befinden, wo Sie sich in Bezug auf Lautstärke und Berührungen zurückhalten müssen. Flüstern beziehungsweise murmeln Sie – und vergessen Sie nicht zu schnurren, wenn Sie das sexy Kätzchen spielen wollen.

Glänzen Sie: Ihre Gesprächsthemen sollten leicht bis witzig und vor allem konsensfähig sein. Streuen Sie geschickt versteckte Anspielungen und zweideutige Äußerungen ein, denn ein geistreicher Humor kann sehr erotisch wirken. Stellen Sie Fragen und hören Sie genau hin, was er antwortet. Und da sich beim Flirten und beim Vorspiel alles um das Zusammenfinden dreht, seien Sie entgegenkommend – was jedoch nicht heißt, dass Sie nicht anderer Meinung sein dürfen. Ein wenig temperamentvolle Unabhängigkeit zusammen mit Ihrer Weiblichkeit ist vollkommen in Ordnung (ebenso wie die Unnahbare zu spielen), solange Sie nicht launenhaft und überheblich wirken.

Berühren Sie ihn: Suchen Sie seine Nähe und berühren Sie seine Schulter, seine Brust, seinen Arm, seinen Rücken oder sogar seine Schenkel. Berühren Sie ihn nur leicht – zart und verheißungsvoll – oder fahren Sie mit Ihren Fingernägeln

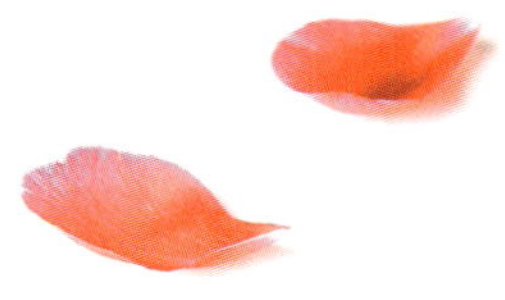

seinen Arm/seinen Rücken entlang, als Versprechen für mehr. Streicheln Sie seinen Oberschenkel, nesteln Sie an seinem Gürtel oder fahren Sie mit Ihren Händen seinen Rücken entlang und umfassen Sie seinen Po – oder wenn Sie es etwas zurückhaltender mögen: Halten Sie seine Hand, streicheln Sie sein Handgelenk oder führen Sie andere unschuldige Berührungen aus, um die prickelnde Vorfreude auf das, was noch kommt, aufzubauen.

Druck aufbauen oder herausnehmen: Unterscheiden Sie zwischen den drei Verführungs-Stilen: aggressiv, unterwürfig und unnahbar. Vermutlich haben Sie diesbezüglich Ihre Vorlieben, trotzdem empfiehlt es sich, zwischen den drei Stilen abzuwechseln oder aber eine Mischung anzuwenden. Beobachten Sie Ihren Flirtpartner genau, um herauszubekommen, worauf er am meisten anspricht.

Ihnen ist nach Angriff? Dann versuchen Sie, ihn in eine Ecke zu drängen, und intensivieren Sie Ihren Flirt. Manche Männer mögen es, „genommen zu werden" – und wenn er einer davon ist, kann ein wenig Dominanz genau das Richtige sein, um ihn in Stimmung für eine heiße Nacht zu bringen.

Sind Sie eher in einer unterwürfigen Stimmung, greifen Sie auf die subtileren Flirttechniken zurück: Nehmen Sie die Hände hinter den Rücken, legen Sie den Kopf schief, stellen Sie viele Fragen und stimmen Sie ihm bereitwillig zu. Er wird die Botschaft verstehen und gern die Regie übernehmen.

Einige Männer brauchen die Herausforderung. In diesem Fall sollten Sie sich zurückhalten und ihm die Führungsrolle überlassen. Halten Sie etwas Abstand, damit er sich Ihnen nähern kann. Weichen Sie zurück und lassen Sie ihn kommen. Werfen Sie auch einen Blick auf die anderen anwesenden Männer. Denn manchmal ist ein wenig Abstand und Kälte die beste Einladung.

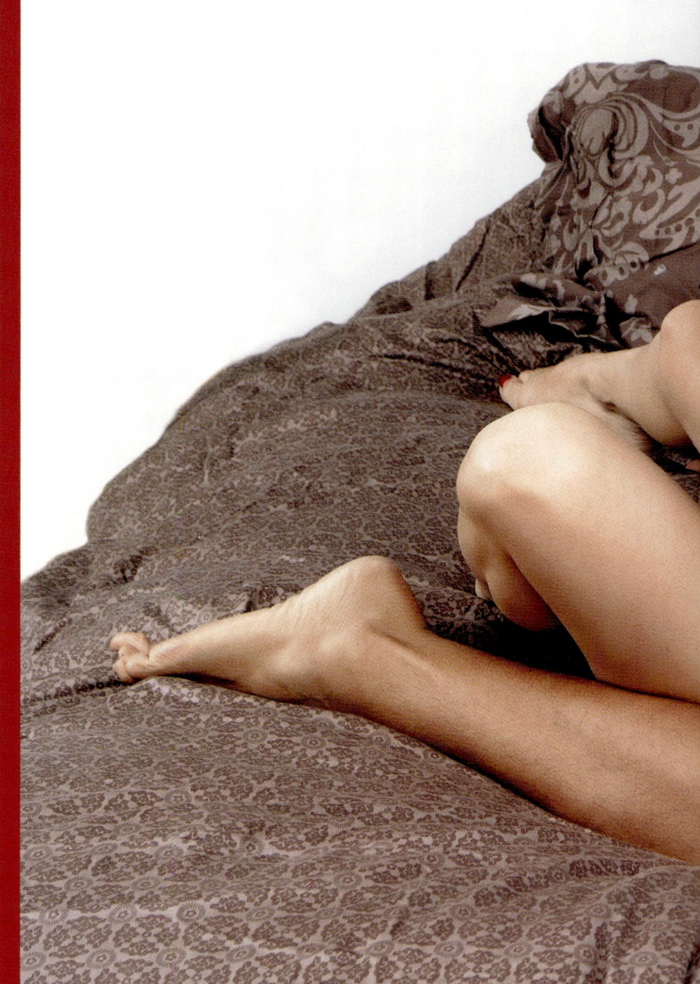

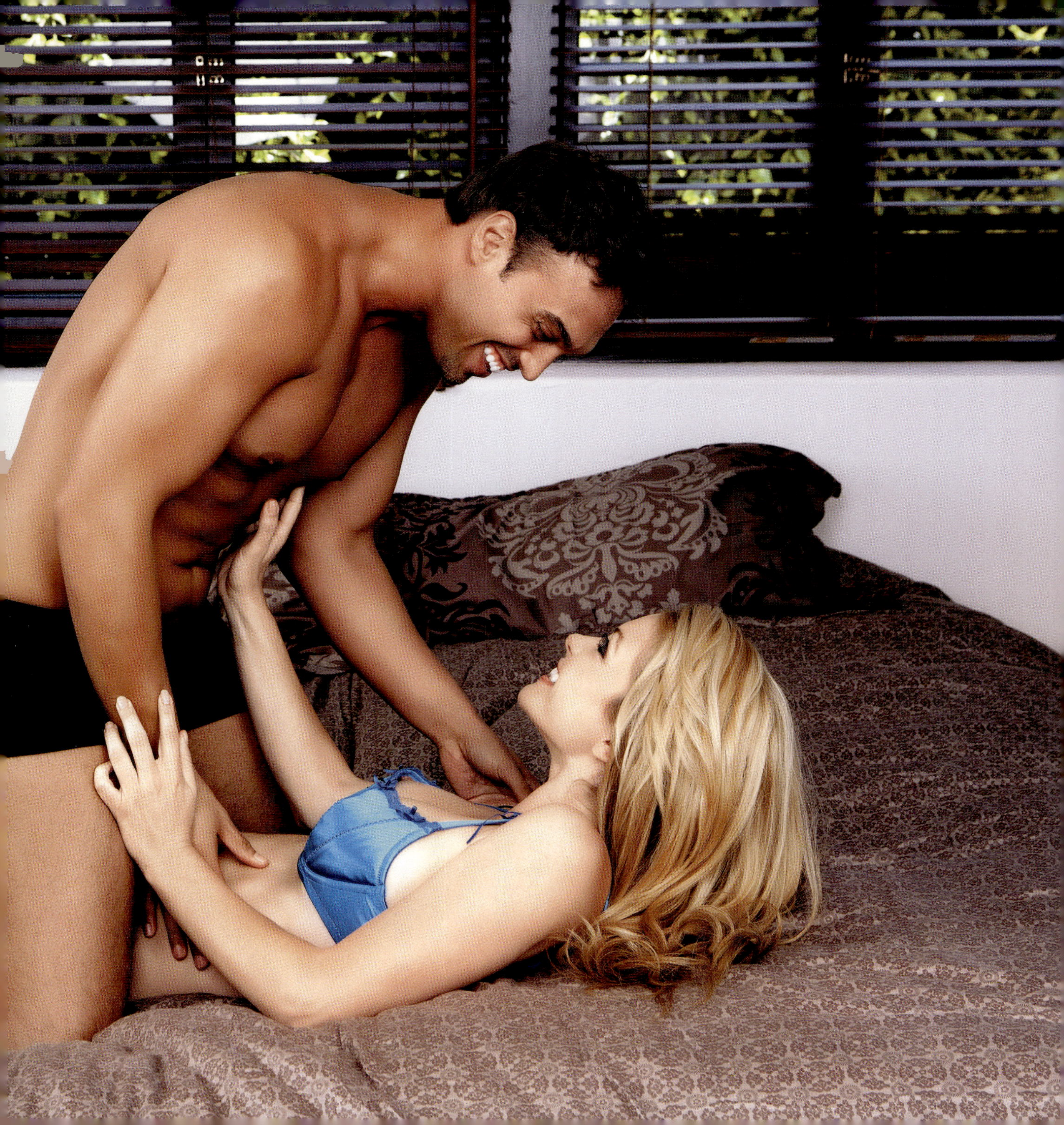

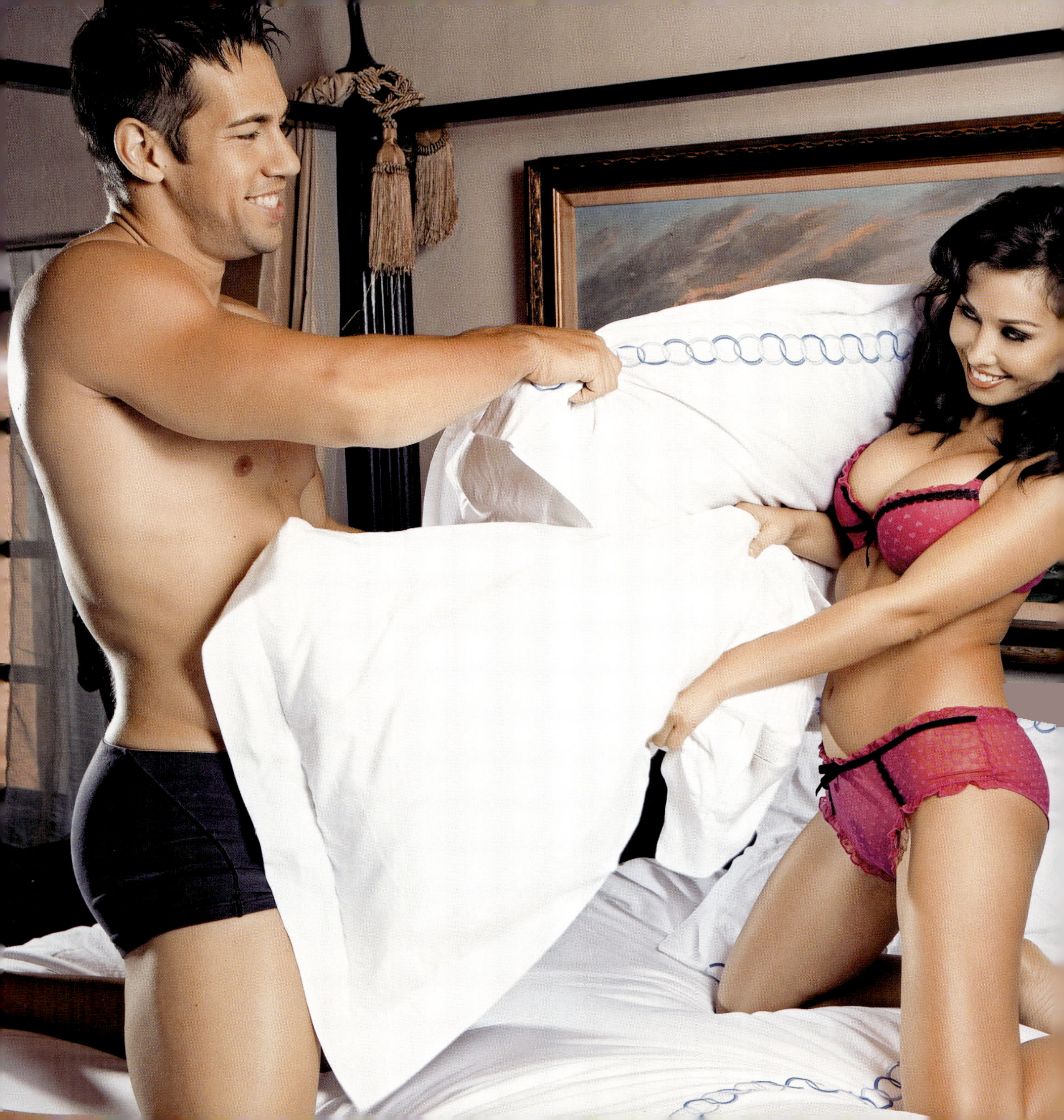

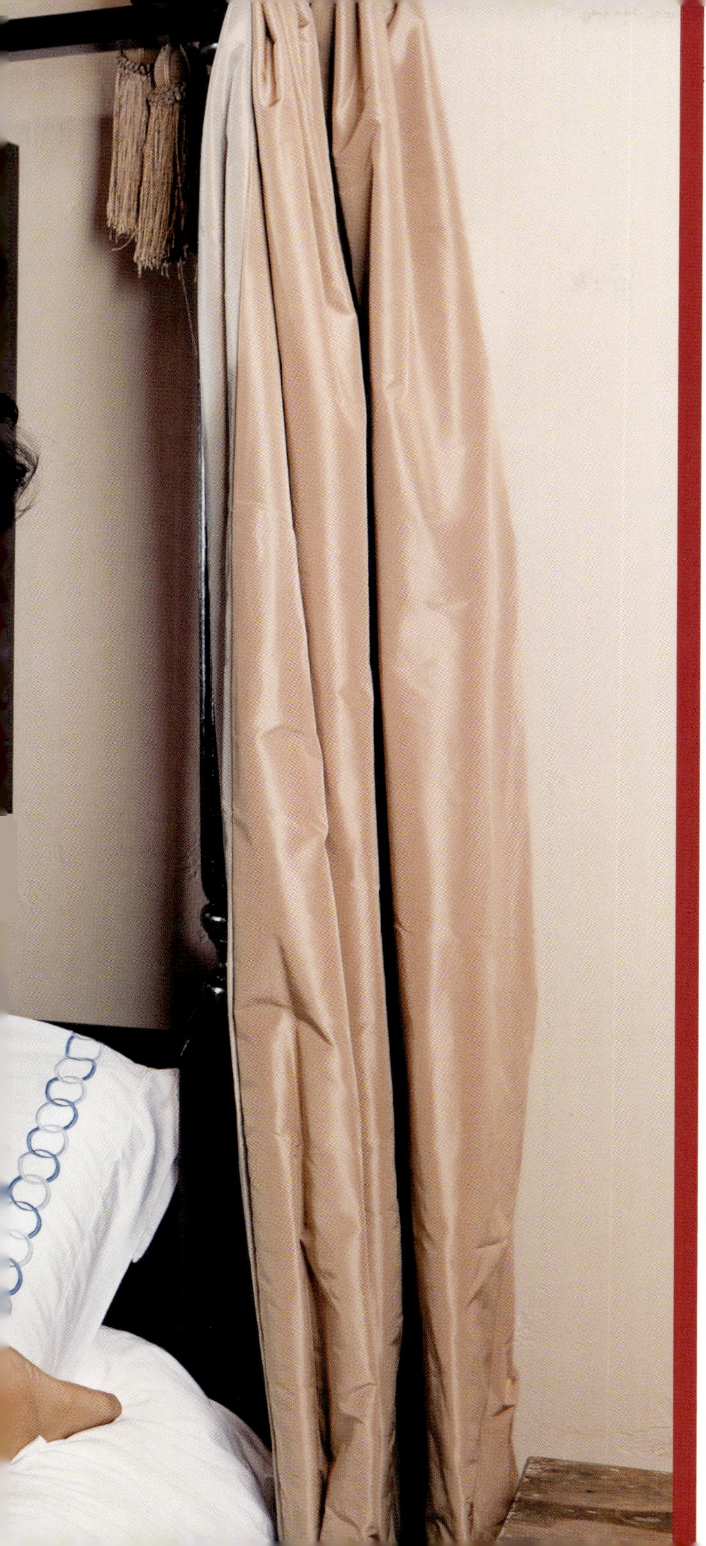

So bringen Sie Ihre Herzen zum Rasen

Das Herz zum Rasen und das Blut in Wallung bringen – darum geht es bei gutem Sex. Und das Vorspiel sorgt dafür, dass Ihr Herz in Fahrt kommt. Hier einige Aktivitäten, die dazu beitragen können:

Jagen Sie einander durch das Zimmer, um das Haus oder sogar um den Block: Haben Sie sie schließlich erwischt, umarmen und küssen Sie sie heftig. Diese Andeutung von Eroberung und Gefangennahme kann auf sie die gleiche Wirkung haben wie ein Zündholz auf einen Haufen Zunder.

Kitzeln Sie einander so, dass Sie beide Spaß haben (und keine Schmerzen): Gemeinsames Lachen ist eine der Grundlagen für Nähe – mal ganz abgesehen davon, dass Sie ihn dazu berühren müssen.

Machen Sie ein Rennen: Fahrradfahren, Laufen, Schwimmen – ein freundschaftlicher Wettkampf kann die Lust auf den jeweils anderen steigern. Und der Gewinner darf dem Verlierer die Kleider vom Leib reißen …

Machen Sie eine Kissenschlacht: Der Kontakt mit Ihrem inneren Kind bringt möglicherweise den ganz und gar nicht unschuldigen Erwachsenen in Ihnen zum Vorschein.

Erschrecken Sie sich gegenseitig (spielerisch natürlich): Springen Sie unvermittelt hinter dem Sofa hervor, schleichen Sie sich von hinten an Ihren Geliebten heran und flüstern „Buh!" in sein Ohr, werfen Sie ein Kissen und rufen Sie „Hände hoch!" … Vorausgesetzt, Sie haben beide keine schwachen Herzen, kann so ein kleiner Schreck nicht schaden.

Veranstalten Sie einen Ringkampf: Sehr wahrscheinlich wird er gewinnen, aber es hat etwas sehr Erotisches, zu versuchen, ihn am Boden zu halten, seinem Griff zu entkommen oder sich unter ihm herauszuwinden.

Zur Ruhe kommen

Manchmal ist unser Leben so hektisch und stressig, dass wir keine rechte Lust auf Sex haben. Dann ist etwas, das Sie zur Ruhe kommen lässt, den Al tag entschleunigt und Ihnen hilft, sich auf Ihren Partner zu konzentrieren, genau das Richtige, um die zarte Flamme der Leidenschaft zu entfachen:

Schalten Sie das Licht aus: Bei Kerzenlicht wirkt alles viel romantischer. Also, dimmen Sie das Licht, schalten Sie einen Gang herunter und genießen Sie einfach die Stimmung. Zusammen im Dunkeln duschen kann sowohl entspannend als auch extrem anregend sein. Probieren Sie es aus!

Bringen Sie Musik zum Einsatz: Überspringen Sie Ihre Hard-Rock-CDs und wählen Sie stattdessen etwas aus dem Bereich New Age, Folk oder Klassik, um zu entspannen. Nichts schafft eine bessere Atmosphäre als die richtige Mischung leichter Melodien in einer Lautstärke, die auch ein leises Gespräch zwischen Ihnen und Ihrem Partner zulässt.

Körperkontakt: Zarte Berührungen, sanftes Streicheln oder eine wohltuende gegenseitige Massage (beginnend bei den müden Füßen oder dem schmerzenden Kopf) bringen Ihre Körper in Einklang. Vergessen Sie den Sex für einen Moment und konzentrieren Sie sich darauf, zu entspannen und sich mithilfe liebevoller Berührungen gegenseitig zu regenerieren.

Nehmen Sie eine entspannte Körperhaltung ein: Lassen Sie ihn seinen Kopf in Ihren Schoß legen und ein oder zwei Minuten dösen, während Sie über seine Haare streicheln. Oder kuscheln Sie sich aneinander und machen Sie gemeinsam ein kurzes Nickerchen. Und nach dem Aufwachen schmiegen Sie sich noch enger an ihn und beschnuppern – noch schlaftrunken – seinen Nacken.

Der perfekte Start in den Tag

Wenn Sie Ihrem Geliebten für den Rest des Tages den Verstand rauben wollen, dann sorgen Sie dafür, dass er die Engel singen hört, wenn er das Haus morgens verlässt. Geben Sie ihm nicht nur ein Abschiedsküsschen, sondern einen atemberaubenden, supersexy Zungenkuss, der ihm signalisiert, wie sehr Sie seiner Rückkehr entgegenfiebern. Alternativ können Sie auch die in den Kapiteln 2, 3 und 4 beschriebenen Techniken anwenden, zum Beispiel seinen Po liebkosen, ihn mit einem Blowjob wecken, seinen Rücken – beginnend beim Nacken bis hinunter zum Po – mit Küssen bedecken oder Ihre nackten Brüste blitzen lassen, um ihn daran zu erinnern, was ihn erwartet.

Hier noch einige weitere Möglichkeiten, Ihren Flirt fortzusetzen, auch wenn Sie nicht zusammen sind:

Stecken Sie ihm einen Zettel in seine Brieftasche, auf dem Sie detailliert beschreiben, was Sie mit ihm machen wollen, wenn er wieder zu Hause ist. Fügen Sie ein PS hinzu, dass Sie den ganzen Tag an seinen steifen Penis denken werden.

Machen Sie ein erotisches Foto von sich und schmuggeln Sie es in seine Anzuginnentasche, bevor er das Haus verlässt. Versuchen Sie, auf dem Bild eine sexy Pose einzunehmen. Streicheln Sie zum Beispiel Ihre Brüste oder stecken Sie Ihre Hand in Ihren Slip. Er wird die Botschaft verstehen.

Hinterlassen Sie eine heiße Nachricht auf seinem persönlichen Firmenapparat (oder gegebenenfalls auf seinem Handy), die er morgens oder nach der Mittagspause gleich als Erstes abhören wird. Schildern Sie dabei, wie Sie mit Ihrer Zunge seine Eichel umkreisen oder seinen Hoden massieren, damit er genau weiß, was auf ihn zukommt.

Senden Sie ihm sexy Nachrichten. Warum sollten Teenager ein Monopol auf „Sexting" haben? Zeigen Sie ihnen, wie es richtig geht, und bringen Sie die Daumen Ihres Partners zum Glühen, wenn er Ihre erotischen Anspielungen mit ebensolchen beantwortet. Oder richten Sie Ihre Nachricht an seinen Penis und erzählen Sie ihm, wie gern Sie ihn mit Ihrer Zunge verwöhnen.

Ausziehen mit Stil

Bevor wir das Thema „Verführung" beenden, geht es noch ans Ausziehen. Ja, ich spreche von der Kunst des Striptease. Denn was könnte eine eindeutigere Aufforderung sein als eine private Stripshow, die Sie nur für Ihren Geliebten aufführen? Vor allem dann, wenn sie von einem Lap Dance gefolgt wird ...

Für einen guten Striptease (das gilt auch für Sie, meine Herren) benötigen Sie all Ihr Selbstvertrauen. Wenn es Ihnen hilft, reden Sie sich ein, dass Sie nur eine Rolle spielen - dass das gar nicht *Sie* sind, sondern Lola, die Stripperin (oder Lars). Trinken Sie ein Glas Wein, um locker zu werden, und denken Sie an etwas, das Sie in die richtige Stimmung versetzt, sich selbst in einem langsamen, schillernden Tanz der Verführung zu präsentieren.

Entscheiden Sie sich für ein Musikstück, mit dem Sie den maximalen Effekt erzielen, zu dem Sie sich gut bewegen können und das Ihnen beiden gefällt. Das Wichtigste ist, dass Sie sich Gedanken darüber gemacht und alles für Ihren großen Auftritt vorbereitet haben.

Üben Sie allein vor einem Spiegel, um zu sehen, welche Bewegungen am besten wirken. Stellen Sie die Musik an und folgen Sie mit Ihrem Körper einfach der Musik.

Bereiten Sie Ihre Bühne vor und entscheiden Sie, ob er währenddessen angezogen oder nackt sein soll, ob er seine Hände benutzen können soll oder ob Sie ihn fesseln wollen. Erregt es Sie, seine Reaktion während Ihrer Vorstellung zu beobachten, lassen Sie ihn sich zuerst ausziehen, damit Sie sehen können, wie sein Penis hart wird und zu pulsieren beginnt.

Was wollen Sie ausziehen? Berücksichtigen Sie bei der Auswahl der Kleidungsstücke, wie diese wirken, wenn Sie sie ausziehen. Handschuhe, Tücher und High Heels sind tolle Accessoires für die Damen und helfen, die Show etwas zu verlängern. Seien Sie kreativ, wenn Sie Ihren Kleiderschrank durchstöbern. Tragen Sie ein langes schwarzes Jackett über einem sexy Büstenhalter. Verzichten Sie auf Unterwäsche und schlüpfen Sie dafür in Ihre Killer-Stilettos oder ziehen Sie Ihr Top so weit nach unten, dass Ihre Brüste zu sehen sind, und bedecken Sie sie stattdessen mit einem durchsichtigen Tuch. Sie, meine Herren, sollten ein Hemd wählen, das sich leicht öffnen lässt (das Über-den-Kopf-Ziehen wirkt nicht sehr sexy), und Hosen, aus denen Sie auf Kommando schlüpfen können. Und natürlich sollte jeder Verführer/jede Verführerin über Top-Dessous in sexy Farben verfügen.

Benutzen Sie Ihre Hände. Bewegen Sie sich langsam, sinnlich und bringen Sie Ihre Hände zum Einsatz. Lassen Sie sie über Ihren Schritt oder Ihren Bauch gleiten und genießen Sie das Gefühl. Nutzen Sie sie, um die Aufmerksamkeit Ihres Zuschauers auf Ihre körperlichen Vorzüge zu lenken. Berühren Sie Ihre Brüste und Ihre Taille, umarmen Sie sich selbst oder bücken Sie sich und präsentieren Sie Ihren Po. Übertreiben Sie Ihre Bewegungen - schlängeln, drehen und wiegen Sie sich im Takt der Musik.

Setzen Sie Ihre Haare ein. Dieser Tipp ist eher für die Damen: Spielen Sie mit Ihrem Haar, streicheln Sie es, schütteln Sie es (oder peitschen Sie ihn damit). Beugen Sie sich vor, sodass Ihr Haar den Boden entlangstreicht, und schnellen Sie dann wieder nach oben, um ihm Ihr wunderschönes Gesicht zu präsentieren.

Zeigen Sie Ihre Hüften. Ihre Hüften sind das Zentrum Ihrer Sinnlichkeit, also setzen Sie sie so oft wie möglich bei Ihrem Striptease ein. Lassen Sie sie kreisen, bewegen Sie sie vor und zurück und präsentieren Sie sie aus jedem Winkel.

Nehmen Sie Platz. Versuchen Sie einmal, Ihren Po in der Hocke vorzustrecken statt nur im Stehen. Oder verwenden Sie einen Stuhl als Requisite: Setzen Sie sich rittlings oder seitlich darauf, legen Sie Ihre Beine über die Rückenlehne und verwenden Sie ihn als „Partner" bei Ihrem Tanz.

Veranstalten Sie eine Peepshow. Hier eine neckische Variante: Statt offen für ihn zu tanzen, lassen Sie ihn durch ein Schlüsselloch zuschauen. Oder er beobachtet Sie durch ein Fenster. (Achtung: Möglicherweise bieten Sie so auch Ihren Nachbarn ungewollt tiefe Einblicke!) Tun Sie so, als wären Sie allein und wüssten nicht, dass Ihnen jemand beim Ausziehen zusieht.

Die verschärfte Fortsetzung: Ist die letzte Hülle gefallen, bieten Sie ihm einen sinnlichen Lap Dance. Setzen Sie sich auf seinen Schoß und heizen Sie ihm mit Ihren erotischsten Bewegungen ein. Schon sehr bald werden auch seine Kleidungsstücke auf dem Boden liegen (oder im Kronleuchter hängen).

Unternehmen Sie eine Exkursion. Wenn Sie Bedenken wegen dieser ganzen Strip-Sache haben (oder der Gedanke daran Sie nicht mehr loslässt), gehen Sie doch einmal gemeinsam in einen Strip-Club oder zu einer Show der Chippendales (wenn Sie eher etwas Spaßiges mögen). Den Profis zuzuschauen wird Sie lockerer werden lassen und Sie darüber hinaus mit einigen nützlichen Anregungen versorgen – und die aufgeheizte Atmosphäre wird Sie beide mit Sicherheit antörnen. Schauen Sie nach Herzenslust, meine Herren, aber vergessen Sie nicht, dass Ihre wunderschöne Begleiterin direkt neben Ihnen sitzt. Beziehen Sie sie also in Ihre Fantasien mit ein, streicheln und liebkosen Sie sie während der Darbietung und flüstern Sie ihr ins Ohr, welche Bewegungen Sie gern bei *ihr* sehen würden. Sie, meine Damen, genießen einfach die Show und machen sich im Geist Notizen. Lassen Sie Ihren Partner wissen, dass Sie das Ganze genauso sexy finden wie er. Und wenn Sie abenteuerlustig sind (und einige Euros übrig haben), dann bestellen Sie einen „Privat Dance", bei dem Ihnen die ungeteilte Aufmerksamkeit der Tänzerin gehört.

Denken Sie immer noch, dass das Vorspiel erst im Schlafzimmer anfängt? Sie werden so viel mehr Spaß haben, wenn Sie Ihren „inneren Flirt" entdecken und ihm die Vorarbeit überlassen. Verführung ist schließlich das halbe Vergnügen und es macht den Schlafzimmer-Part des Abends so viel heißer – wenn Sie schließlich dort angelangt sind.

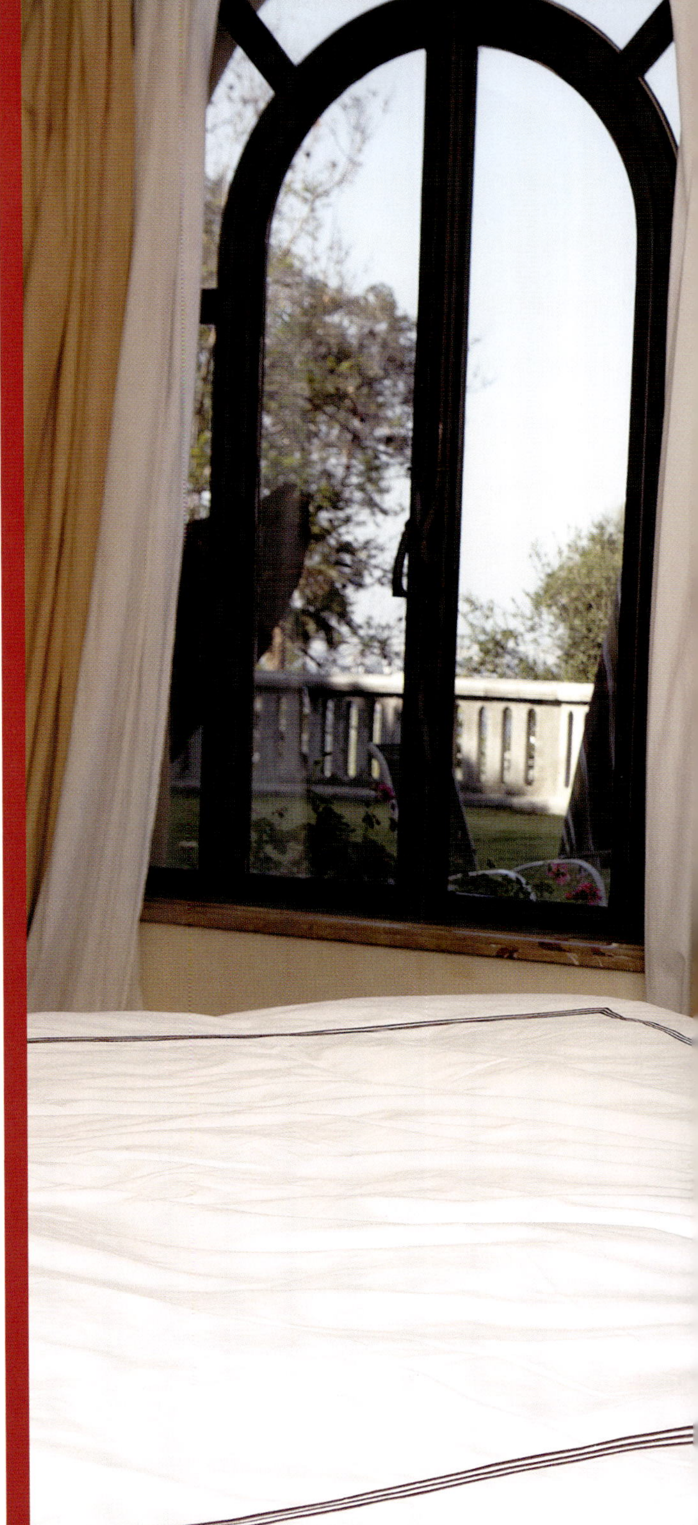

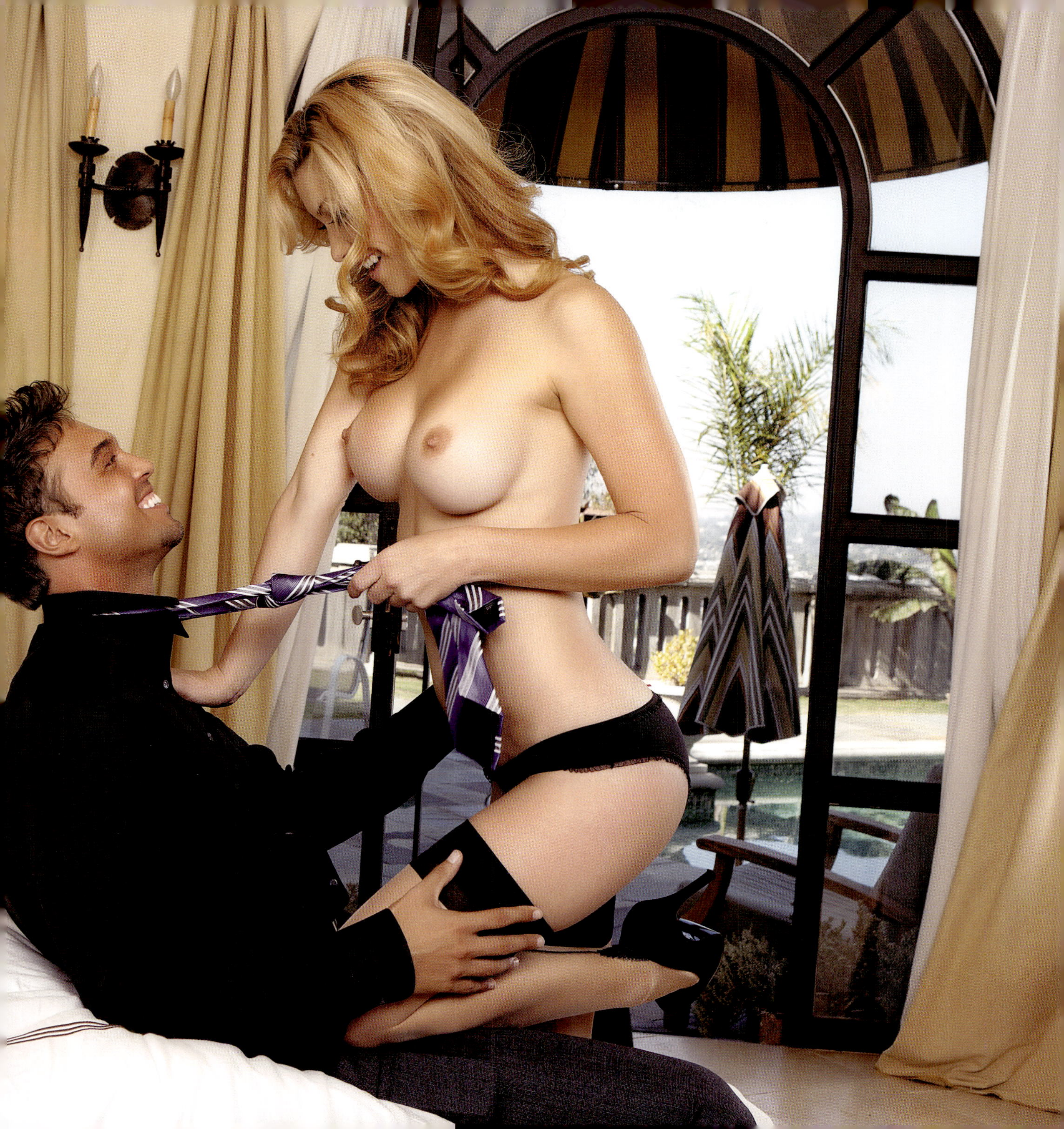

Kreatives Küssen und anderes Orales

KAPITEL 2

Gibt es etwas Aufregenderes auf der Welt, als Ihre Lippen in einem innigen, leidenschaftlichen, seelenberührenden Kuss auf die Ihres Geliebten zu pressen? Für die meisten von uns ist Küssen der Beginn echter Intimität – der Moment, in dem unsere Kommunikation im wahrsten Sinne des Wortes oral wird, unsere Unterhaltung über bloße Worte hinausgeht und unsere Körper anfangen, für sich selbst zu denken und zu sprechen. Küssen ist der natürliche Ausgangspunkt des Vorspiels und es gibt viel darüber zu sagen, um daraus eine Kunst zu machen.

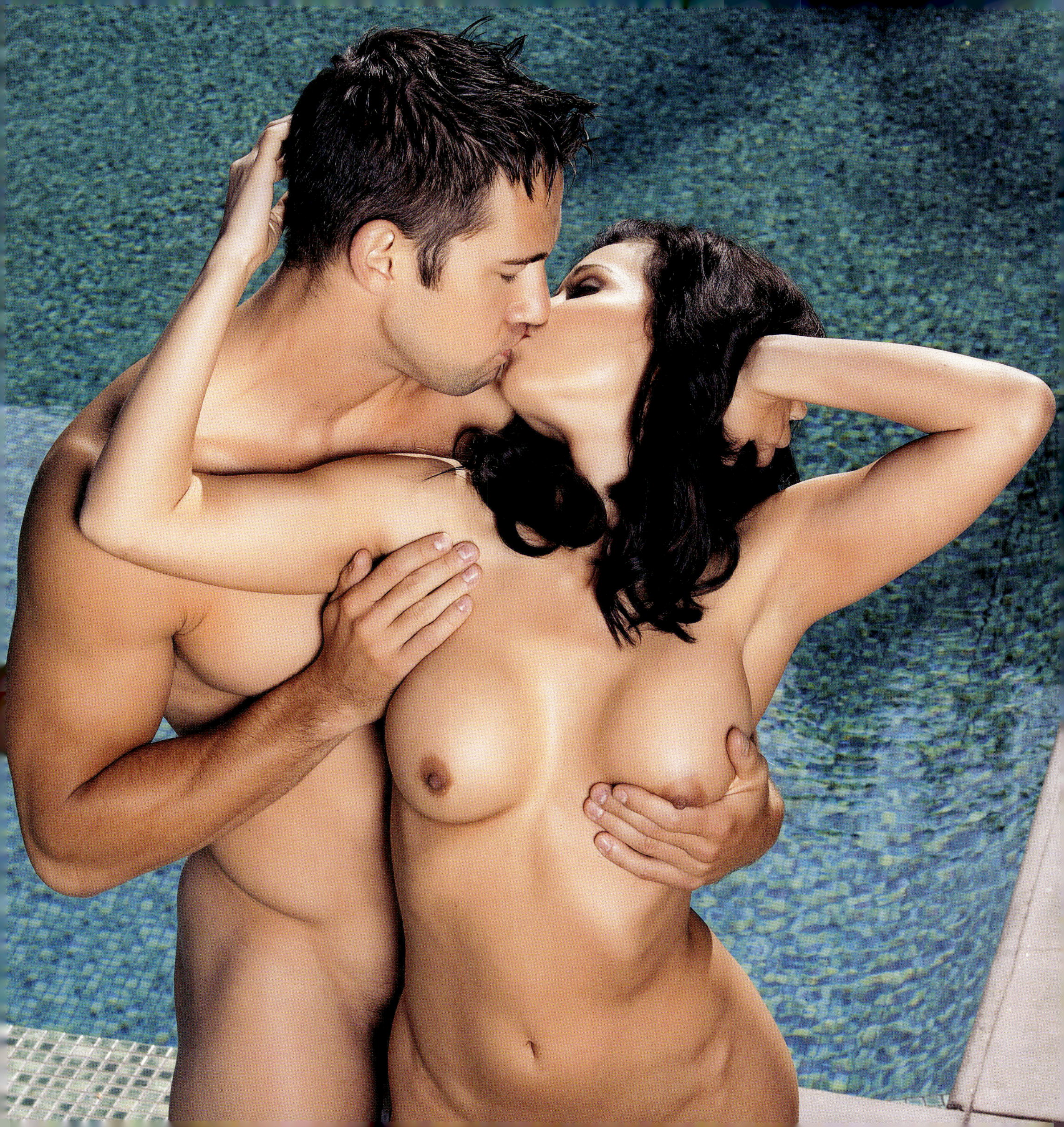

Besiegelt mit einem Kuss

Manche lieben es, sich stundenlang zu küssen. Erinnern Sie sich noch an die Zeit, als wir das „rummachen" genannt und diesen gefühlvollen Zeitvertreib als Selbstzweck betrachtet haben? Aber die meisten von uns sehen das Küssen mittlerweile als Auftakt zum Geschlechtsverkehr an (und natürlich als Teil der Hauptveranstaltung). Wie viele verschiedene Arten von Mund-zu-Mund-Küssen fallen Ihnen spontan ein? Vielleicht finden Sie im Folgenden einige, die Sie bisher noch nicht kannten. Probieren Sie sie alle aus, schauen Sie, welche Ihnen beiden gefallen, und variieren Sie! Das werden Sie im Laufe des Buches noch öfter hören - und man kann es auch gar nicht oft genug sagen: Vielfalt macht das Vorspiel interessanter, sorgt für Überraschungen und mehr Spaß. (Eigentlich eine Selbstverständlichkeit, an dieser Stelle aber trotzdem der Hinweis: Achten Sie auf Ihre Mundhygiene und sorgen Sie dafür, dass Ihr Atem stets kussfrisch ist.) Hier einige meiner Lieblingsküsse:

Der Federleichte: Entspannen Sie Ihren Mund und öffnen Sie leicht Ihre Lippen. Streifen Sie nur mit den Spitzen Ihrer Lippen sanft über die Lippen Ihres Geliebten und ziehen Sie Ihr Gesicht wieder zurück. Wiederholen Sie dies einige Male, bevor Sie, wiederum nur mit den Spitzen Ihrer Lippen, zart zu knabbern beginnen - erst an seiner Ober-, dann an seiner Unterlippe. Danach lösen Sie sich wieder von seinen Lippen (ähnlich wie ein Putzerfisch). Üben Sie mit Ihrer Zungenspitze einen leichten Druck auf seine Mundwinkel aus, um ihn neugierig auf die tiefen Küsse zu machen, die noch folgen werden.

Hart, aber herzlich: Wenn die Lippen zweier Filmstars sich für den feurigen finalen Leinwandkuss treffen, sieht es so aus, als würden sie mit ihren Zungen den Mund des jeweils anderen erforschen - allerdings sähe das nicht sehr appetitlich aus, wenn sie es wirklich täten. Stattdessen kommt es zu einem festen, innigen - aber trockenen - Schmatzer. Ein solcher Kuss kann ebenfalls sehr sexy sein und ein Versprechen in Bezug auf Kommendes. Ziehen Sie den Oberkörper Ihrer Partnerin zu sich heran in eine enge Umarmung. Legen Sie den Kopf leicht schief, öffnen Sie Ihre Lippen ein wenig und geben Sie ihr einen festen, langen Mund-zu-Mund-Kuss - die Art von Kuss, die ihr zeigt, dass Sie die Kontrolle haben. Versucht sie, mit ihrer Zunge in Ihren Mund einzudringen, nehmen Sie ihr Gesicht in Ihre Hände und drücken es für einige Sekunden von Ihrem weg, um sie wissen zu lassen, dass Sie es langsam angehen wollen. (Auch das wird Ihnen im Laufe des Buchs häufiger begegnen: Sich zurückhalten kann ein fantastisches Vorspiel sein.)

Der Forscher: Jetzt ist es an der Zeit, dass Ihre Zungen sich treffen - aber auch hier gilt: Lassen Sie sich Zeit und Raum für Steigerungen. Geben Sie ihm einen zarten Kuss. Dann öffnen Sie Ihren Mund etwas weiter, um mit Ihrer Zunge seine erforschen zu können. Aber stopfen Sie sie nicht einfach in seinen Mund, sondern schieben Sie Ihre Zunge erst einmal nur ein kleines Stück weit hinein und sondieren Sie das Terrain. Umkreisen Sie mit Ihrer Zungenspitze seine Zungenspitze, erkunden Sie seine Zähne und die Zungenunterseite. Dann ziehen Sie Ihre Zunge wieder zurück und lassen ihn das Gleiche bei Ihnen tun.

Die Reise zum Mittelpunkt der Erde: Sie beginnen sicherlich die wohlige Wärme zu spüren, welche diese köstlichen Küsse hervorrufen. Und nun wollen Sie den Mund Ihrer Geliebten bis in den letzten Winkel erkunden. Nur zu, aber lassen Sie dabei etwas Finesse walten. Stellen Sie sich vor, Ihre Zunge ist ein geschmeidiger Seehund, der elegant in ihren Mund schwimmt und diesen mit seiner Spitze, den Seiten und selbst der Unterseite erkundet. Suchen Sie ihre Zunge und lernen Sie sie kennen - neckend und einfallsreich. Ein guter Zungenkuss ist ein genussvoller Austausch von Empfindungen, eine Art Tanz, der im Mund stattfindet. Und vergessen Sie nicht, den Druck Ihrer Lippen kontinuierlich zu verändern. Pressen Sie zunächst etwas stärker, dann verringern Sie den Druck und positionieren Ihren Mund neu. Ständige Bewegung ist das Geheimnis eines guten Kusses (und eines guten Vorspiels). Diesen können Sie stundenlang genießen.

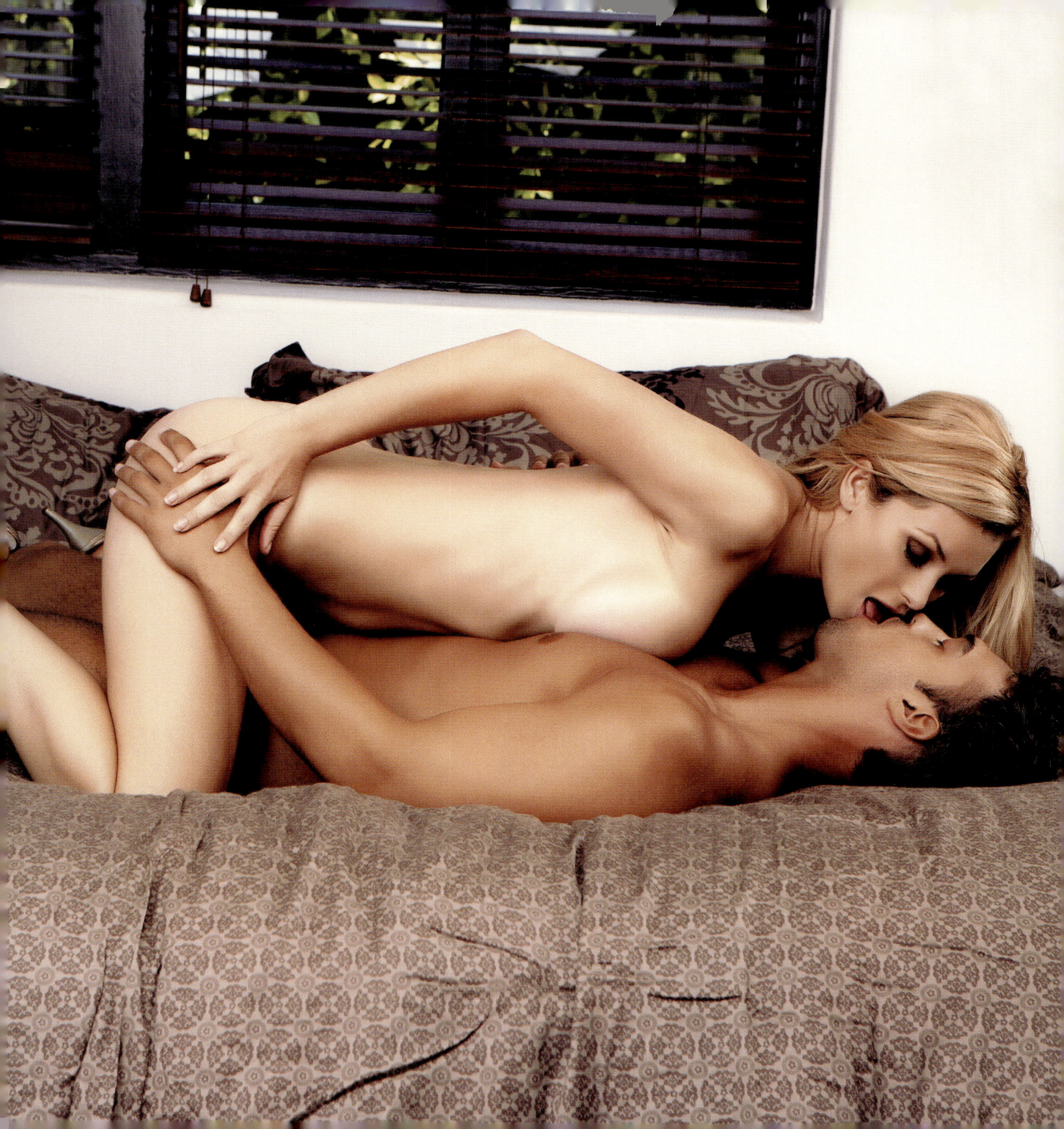

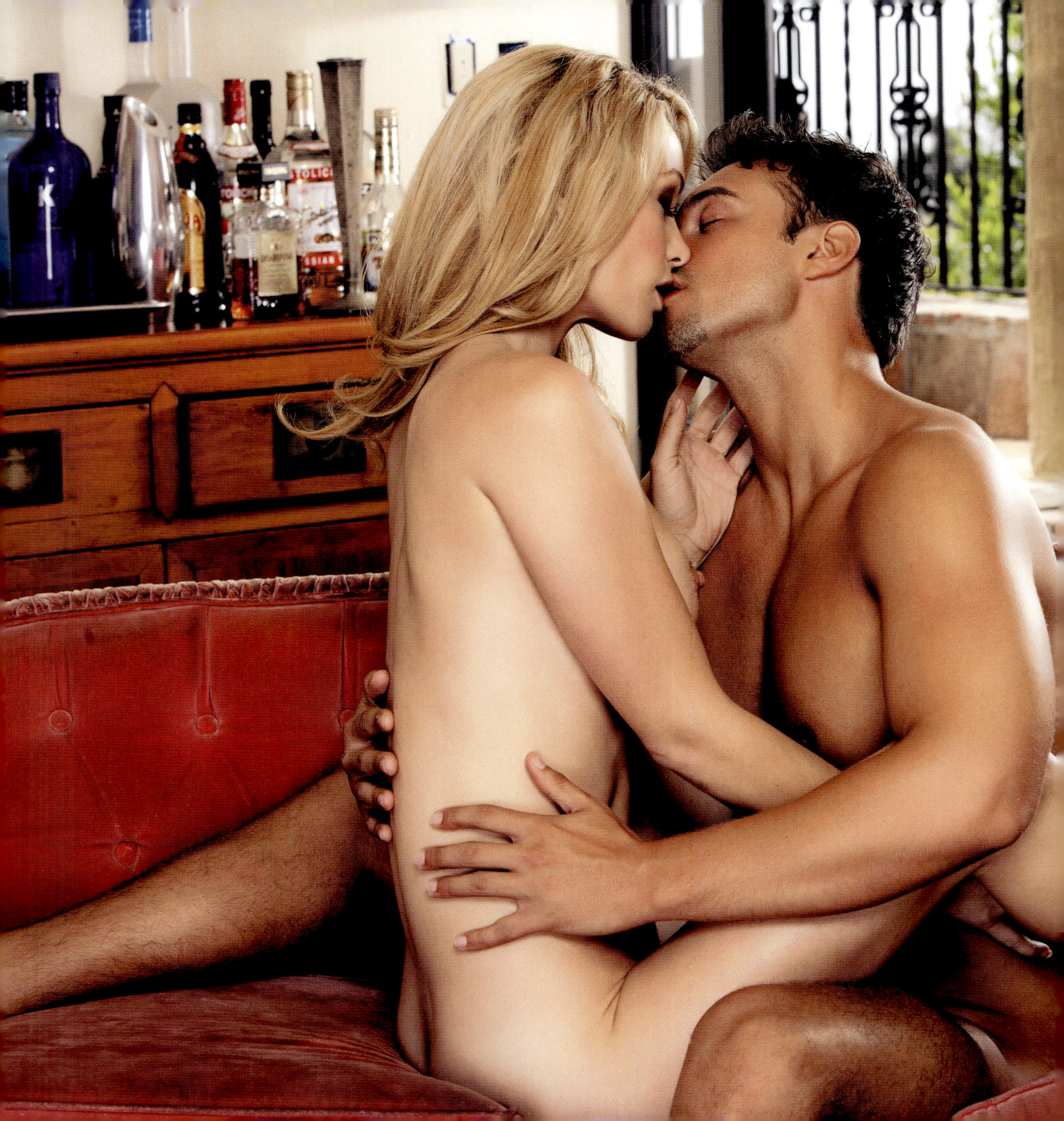

Der Staubsauger: Dieser Kuss ist Geschmackssache, manche finden ihn zu intensiv, andere hoch erotisch. Deshalb schlage ich vor, dass Sie ihn selbst ausprobieren – als Abwechslung zu den anderen Techniken. Positionieren Sie Ihre Lippen rund um seine, sodass Sie diese gerade umschließen. Dann pressen Sie Ihre Lippen fest auf seinen Mund und saugen seine Lippen sanft für einige Sekunden ein. Danach lassen Sie Ihre Zungenspitze über seine Lippen kreisen. Der Wechsel zwischen diesen beiden Empfindungen wird sein Herz zum Flattern bringen und ihn um mehr betteln lassen. (Ein Blowjob hat schließlich auch nichts mit blasen zu tun, sondern mit saugen!) Alternativ können Sie auch nur eine seiner Lippen in Ihren Mund nehmen und ganz zärtlich daran lutschen. Aber vergessen Sie die andere nicht ...

Wirbeln und stoßen: Beim Küssen kann Sie Ihre Intuition weit bringen, doch der eine oder andere Kniff sorgt für noch mehr Spaß. Dieser, der erstmals in antiken fernöstlichen Texten beschrieben wird, wird den Mund Ihrer Partnerin garantiert zum Leben erwecken (und er wird auch wie ein Zauber auf ihre untere Region wirken – wenn die Zeit dafür gekommen ist). Beginnen Sie während eines Zungenkusses (siehe „Der Forscher" und „Die Reise zum Mittelpunkt der Erde" auf Seite 32), Ihre Zunge in ihrem Mund herumwirbeln zu lassen – vom Gaumen über die Seiten bis zum Mundboden. Nach ein paar Umdrehungen wechseln Sie zu einem entschlossenen Stoßen (nicht zu tief) und wieder zurück zum Wirbeln. Beobachten Sie ihre Reaktion, um herauszufinden, ob sie Gefallen daran findet und welcher Druck angenehm für sie ist. Sehr wahrscheinlich wird sie bald das Gleiche bei Ihnen tun.

Das Dach erklimmen: Ein Schlüssel zu einem fantastischen Vorspiel ist – wie Sie in den kommenden Kapiteln noch sehen werden –, sich den Körperregionen zu widmen, die oftmals vernachlässigt werden. Beim Küssen haben Sie ebenfalls Gelegenheit dazu, indem Sie den Gaumen Ihres Partners stimulieren. Kümmern Sie sich während eines Zungenkusses ausgiebig um diese erogene Zone, indem Sie sie mit Ihrer Zunge streicheln und sanften Druck auf den inneren Rand ausüben. Achten Sie aber darauf, dabei nicht in den Rachen vorzudringen, da das einen Würgereflex auslösen kann.

Zähne und Zahnfleisch: Ist die eben beschriebene Technik etwas „zu viel Zunge" für Ihren Partner, probieren Sie Folgendes: Fahren Sie mit Ihrer Zunge über seine/ihre Zähne, sein/ihr Zahnfleisch, den Vorhof und den Mundboden.

Seitenwechsel: Die meisten Paare nehmen beim Küssen automatisch die Kopfhaltung ein, die für sie am bequemsten ist – Ihr Kopf neigt sich in die eine Richtung, der Ihres Partner in die entgegengesetzte. Tauschen Sie doch zur Abwechslung einmal die Seiten oder halten Sie beide den Kopf beim Küssen ganz gerade beziehungsweise neigen Sie ihn zur gleichen Seite. Und hier noch eine besondere Variante: Küssen Sie sich Stirn-zu-Kinn. Das ist ein großartiger Auftakt, wenn einer von Ihnen sich auf den Weg nach „unten" machen will, um seinen Mund dort zum Einsatz zu bringen.

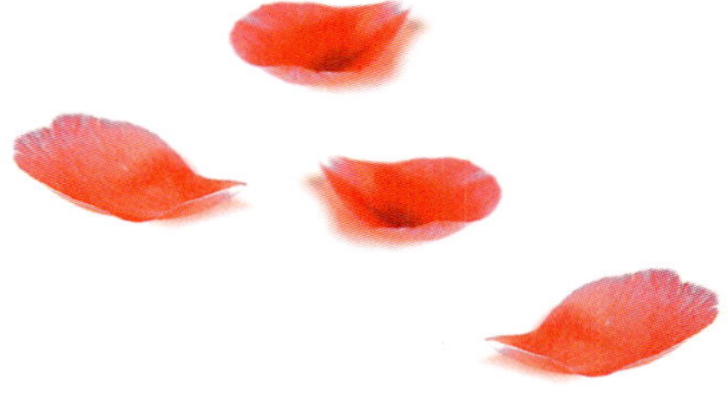

Helfende Hände

Die vorangegangenen Vorschläge sind ein guter Anfang, aber das Küssen beschränkt sich nicht nur auf das Gesicht. Denken Sie daran: Das Vorspiel ist eine Ganzkörpererfahrung, und je mehr Sie von sich darin einbringen, desto heißer wird es. Was machen Sie mit Ihren Füßen, Ihrem Becken und Ihrem Oberkörper, während Sie küssen? Und wie steht es mit Ihren Händen? Hände, Hände, Hände ... es gibt so viel für sie zu erkunden und so viele Einsatzmöglichkeiten (mehr dazu finden Sie in den Kapiteln 3 und 4). Versuchen Sie doch einmal Folgendes:

Der Kreis der Liebe: Ein Kuss ist wie eine Umarmung: Umfassen Sie mit Ihren Armen seine Hüften und ziehen Sie ihn zu sich heran. Halten Sie ihn fest, damit er weiß, dass er genau da ist, wo er hingehört, und dass Sie nirgendwo hingehen werden.

Ein schöner Rücken ... Massieren Sie mit kreisenden Bewegungen Ihrer Handflächen sanft ihren Rücken. Erkunden Sie ihre Schulterblätter, ihre Hüften und jeden einzelnen Wirbel. Variieren Sie den Druck von zart über leicht bis kräftig. Achten Sie jedoch darauf, nicht zu stark auf das Rückgrat zu drücken, da das einigen Menschen Schmerzen bereitet.

Lassen Sie Ihre Finger auf Wanderschaft gehen: Fahren Sie sanft mit Ihrem Zeigefinger ihre Wirbelsäule entlang - von oben nach unten und umgekehrt. In dieser Region befinden sich so viele Nervenenden, dass ihr das eine Gänsehaut bescheren wird. Ebenso prickelnd ist es für viele, wenn jemand mit seinem Finger zwischen den hinteren Hüften entlangfährt. Oder versuchen Sie Folgendes: Lassen Sie Ihren Finger in das obere Ende ihrer Poritze gleiten. Dann streichen Sie mit Ihren Händen ihre Pobacken entlang und umfassen diese.

Entdeckungstour: Lassen Sie Ihre Hände seitlich an seinem Körper hinabgleiten - von seinen Achselhöhlen hinab zu seinen Hüften und dann die Schenkel entlang. Verweilen Sie ruhig etwas an den Stellen, die sich gut anfühlen. Hat er über seinen Pobacken jeweils ein kleines Grübchen? Dann necken Sie ihn dort mit Ihren kleinen Fingern.

Rendezvous mit dem Po: Nach einer zärtlichen Rückenmassage umfassen Sie mit Ihren Händen fest ihre Pobacken. Spüren Sie die Weichheit dieser beiden wunderschönen kugelförmigen Gebilde und drücken Sie sie sanft. Lassen Sie Ihre kleinen Finger den Übergang zwischen ihrem Po und den Schenkeln entlangwandern, in Richtung ihrer Vagina. Aber berühren Sie sie nicht - noch nicht!

Brustschwimmen für Anfänger: Obwohl Sie sich zu diesem Zeitpunkt nicht zu sehr auf ihre Brüste konzentrieren sollten, können Sie mit Ihren Handrücken deren Seiten und Unterseite erforschen. Dabei handelt es sich mehr um ein leichtes Darüberstreichen und weniger um ein Drücken.

Greifen Sie zu: Unterstreichen Sie mit Ihren Händen das, was Ihr Mund tut. Schieben Sie ihm Ihre Zunge tief in den Mund, ziehen Sie ihn zu sich heran - entweder an seinem Gürtel, seiner Hüfte oder seinem Po. Heizen Sie die Stimmung an, indem Sie ihn enger und fester an sich drücken und Ihre Hüfte an seiner reiben.

Auf in den Nahkampf: Positionieren Sie sich beim Küssen so, dass Sie Ihr Becken gegen ihres pressen können (eine Hand auf ihrem Kreuz unterstützt Sie dabei). Drücken Sie Ihre Oberkörper aneinander, verflechten Sie Ihre Beine oder umschlingen Sie mit Ihrem Bein seine Hüfte und pressen Ihre Ferse gegen sein Gesäß - was immer Ihre Körper miteinander verschmelzen lässt, ist erlaubt. Wenn Sie sich im Stehen küssen, drücken Sie sie gegen eine Wand und machen Sie sie bewegungsunfähig, indem Sie Ihre Schenkel zwischen ihre pressen. Das wird ihr vermutlich ein Stöhnen entlocken.

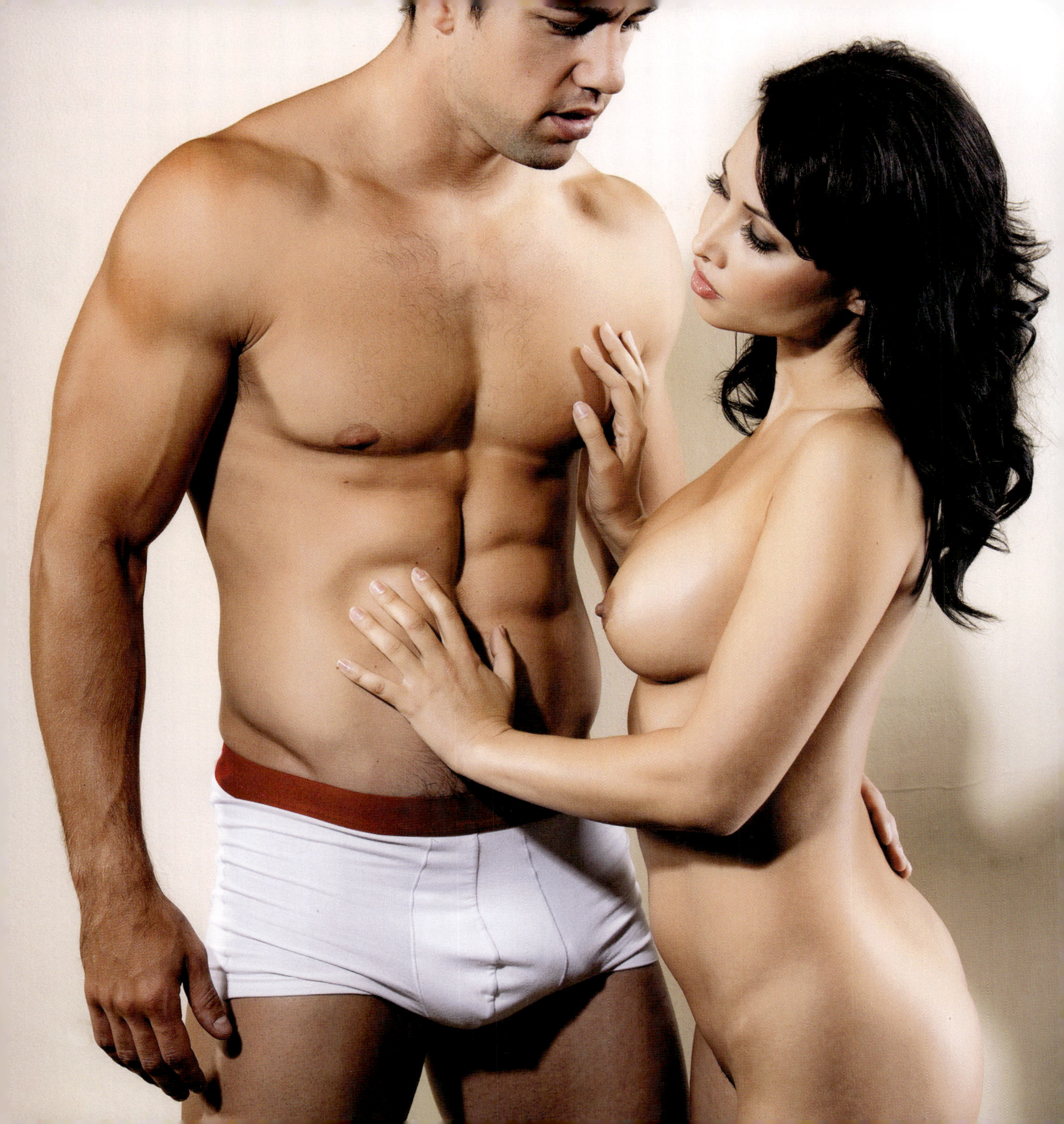

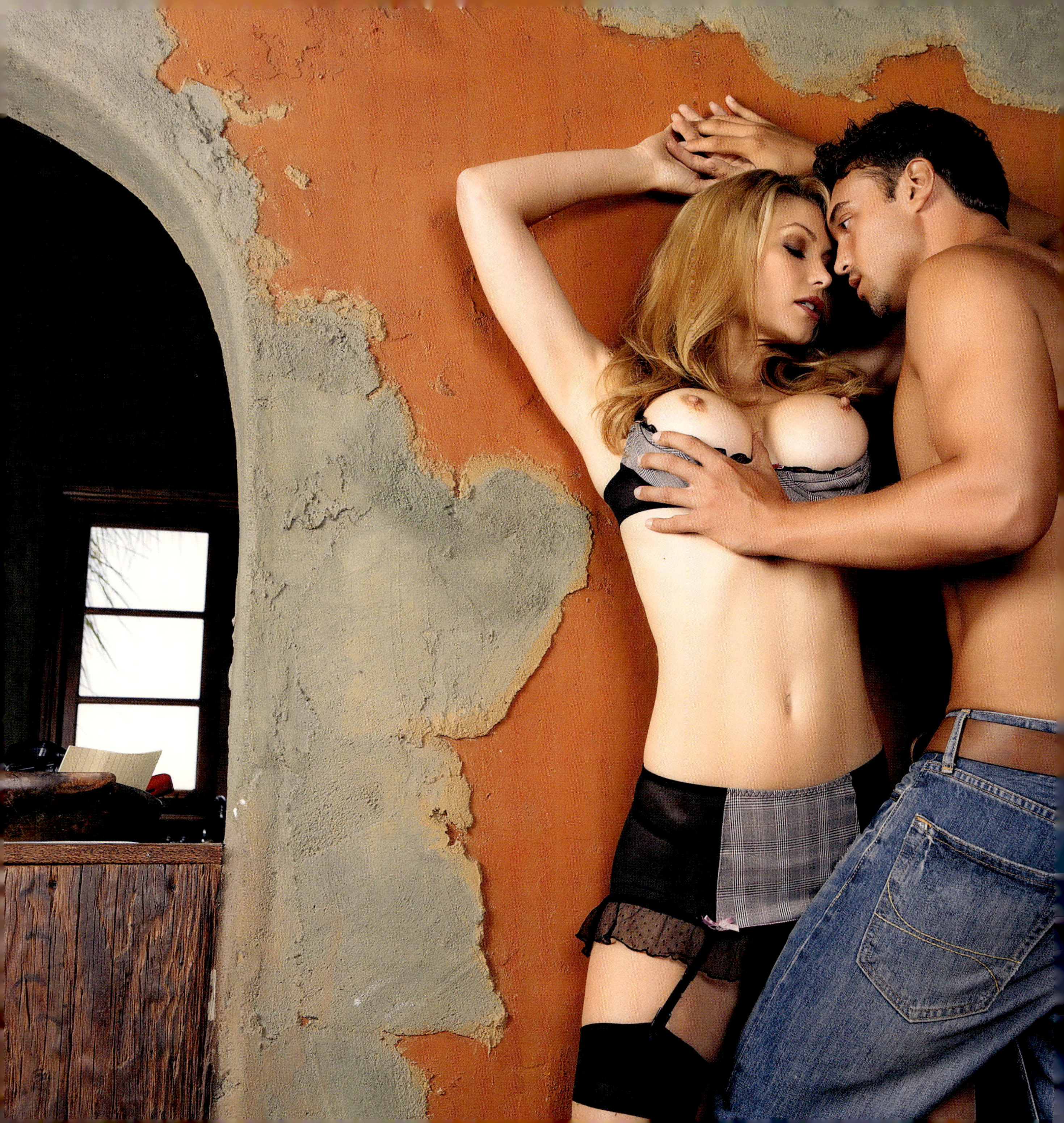

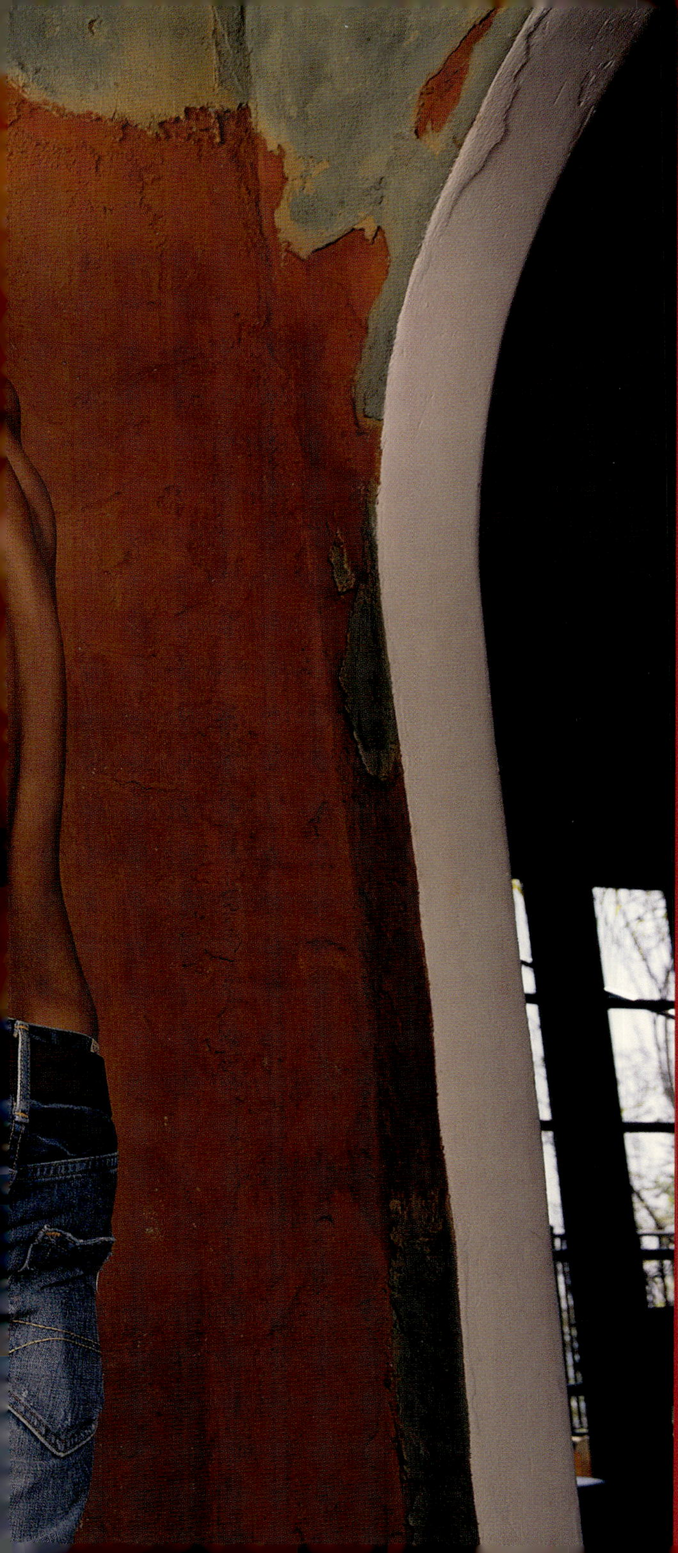

Gesicht und Nacken: Werden Sie kreativ! Stimulieren Sie zusätzlich den Bereich rund um ihren Mund, um die lustvollen Empfindungen während des Küssens noch zu steigern. Streicheln Sie ihren Hals, liebkosen Sie ihr Ohrläppchen, fahren Sie mit Ihren Fingern ihren Nacken entlang, um sie erschaudern zu lassen, und streicheln Sie ihre Backen.

Erforschen Sie ihre Brüste: Werden die Küsse heißer, können Sie die Erkundung ihrer Brüste fortsetzen – sozusagen als Vorgucker auf das, was noch kommt. Umfassen Sie sie sanft, streifen und umkreisen Sie ihre Brustwarzen oder kneifen Sie sie zart beziehungsweise pressen Sie ihre Brüste behutsam gegeneinander.

Hände überall: Lassen Sie Ihre Fantasie spielen! Egal in welcher Position Sie sich befinden, ob im Stehen, im Sitzen oder im Liegen, greifen Sie nach allem, was in Reichweite ist – erforschen Sie es, streicheln Sie es, necken Sie es. Der Einsatz Ihrer Hände eröffnet Ihnen den Weg zu mehr. Ist es der Situation angemessen, öffnen Sie die Kleidung Ihres Partners oder fahren Sie mit Ihrer Hand einfach darunter – überrumpeln Sie ihn aber nicht damit und akzeptieren Sie seine Grenzen. Zur Erinnerung: Es gibt keinen Grund zur Eile, denn das Hinauszögern, das Necken und die Vorfreude machen ein Vorspiel erst richtig gut.

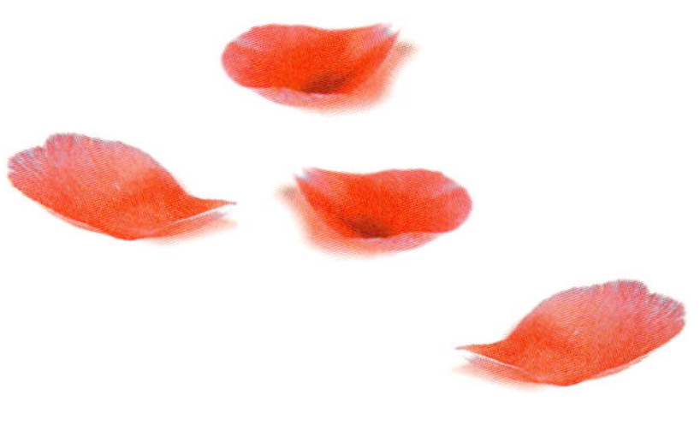

Noch mehr Küsse

„A kiss is just a kiss", heißt es in einem alten Lied. Aber wir wissen, dass ein Kuss so viel mehr sein kann. Denn schließlich können Sie nicht nur den Mund Ihres Partners küssen, sondern seinen ganzen Körper. Hier einige Vorschläge, um in Fahrt zu kommen:

Feuerring: Beginnen Sie bei ihrem Mund und arbeiten Sie sich bis zu ihrem Hals hinab. Dort angekommen legen Sie ihr - bildlich gesprochen - eine Kette aus Küssen um. Im Nacken und am Hals befinden sich zahlreiche Adern, die das Gehirn mit Blut versorgen, insbesondere die Halsschlagader, die nahe am Ohr verläuft. Dieser Bereich ist besonders empfänglich für Ihre Küsse. Suchen Sie gleichzeitig nach der Vertiefung in der Mitte ihres Halses und erforschen Sie diese mit Ihrer Zunge - eine unglaubliche Empfindung, die Sie beide genießen werden. Suchen Sie mit Ihren Lippen hinter dem Ohr nach ihrem Puls und fühlen Sie, wie sich ihr Herzschlag mit jedem Kuss erhöht.

Handarbeit: Nehmen Sie die Hand Ihres Geliebten und lutschen Sie nacheinander an jeder seiner Fingerspitzen. Denken Sie daran: Das sind die Hände, die Ihnen so viel Lust bereiten. Liebkosen Sie seinen Handrücken beziehungsweise Unterarm und schnüffeln Sie daran. Küssen Sie seine Handfläche und die Innenseite seines Handgelenks (auch hier verlaufen zahlreiche Adern) und arbeiten Sie sich über die seidig-weiche Arminnenseite und Ellenbeuge hinauf bis zu seiner Achselhöhle. Ist Ihr Partner dort kitzelig, meiden Sie sie besser, denn sein Gekicher würde die Stimmung zerstören. Ist das nicht der Fall, können einige Zungenschläge Wunder wirken - und Sie können sich an dem verführerischen Geschmack und Geruch erfreuen. (Das moschusartige Aroma der Haut kann sehr erregend wirken, sofern Sie beide die Grundregeln der Körperhygiene beherzigen.)

Bauchtanz: Ist sein Hemd offen oder hat er es bereits ganz ausgezogen, könnte es an der Zeit sein, den Bauch Ihres Geliebten näher zu erforschen. Teilen Sie seinen Torso mit Ihrer Zungenspitze in zwei Hälften, beginnend bei seinem Hals bis hinab zu seinem Bauchnabel. Tauchen Sie in diesen ein und lecken Sie ihn ausgiebig. Viele Leute sagen, dass ihnen dieses Gefühl bis tief ins Mark geht und von dort bis in die Fingerspitzen und Zehen ausstrahlt. Und vergessen Sie nicht den Bereich zwischen seinem Bauchnabel und dem Schamhaar. Bedecken Sie ihn mit zarten kleinen Küssen, während Sie kraftvoll seine Schenkel streicheln. Er wird dieses Zusammenspiel von sanft und hart ganz sicher genießen.

Meister der Schenkel: Die Beine und Füße sind voller erogener Zonen, die besonders empfindlich auf einen Kuss reagieren. Richten Sie Ihre Aufmerksamkeit dabei besonders auf die weichen Innenseiten der Schenkel (so nah am Ziel!), die Kniekehlen, die Schienbeine, die Knöchel und den Fußrücken. Bedecken Sie diese Bereiche mit kleinen Küssen oder streifen Sie mit Ihren leicht geöffneten Lippen darüber.

Fußfreuden: Und das bringt uns schließlich zu den Zehen. Verwöhnen Sie diese genauso hingebungsvoll wie die Finger Ihres/Ihrer Geliebten. Schließlich müssen unsere Füßen den ganzen Tag Schwerstarbeit leisten, sodass etwas Aufmerksamkeit und Wertschätzung für diese Gliedmaßen mit einem dankbaren Seufzer quittiert werden.

Die Rückseite: Vergessen Sie nicht, Ihren Geliebten umzudrehen und seinen herrlichen Rücken und seine Pobacken zu erforschen. Bescheren Sie ihm ein wohliges Kribbeln, indem Sie an jedem seiner Wirbel - bis hinab zum Gesäß - saugen. Dann küssen Sie seine Pobacken einige Male und er wird um mehr betteln. Lassen Sie Ihre Zunge auch hier auf Wanderschaft gehen, während Sie gleichzeitig seinen Bauch streicheln. Alternativ können Sie auch seinen Nacken und seine Ohrläppchen küssen, daran knabbern oder schnüffeln, während Ihre Hände seine Vorderseite auf und ab streichen.

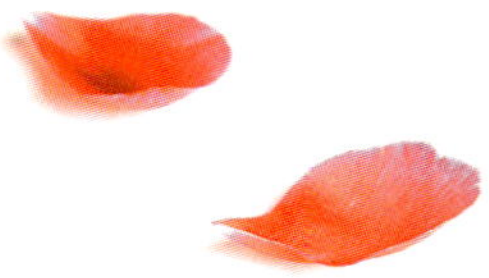

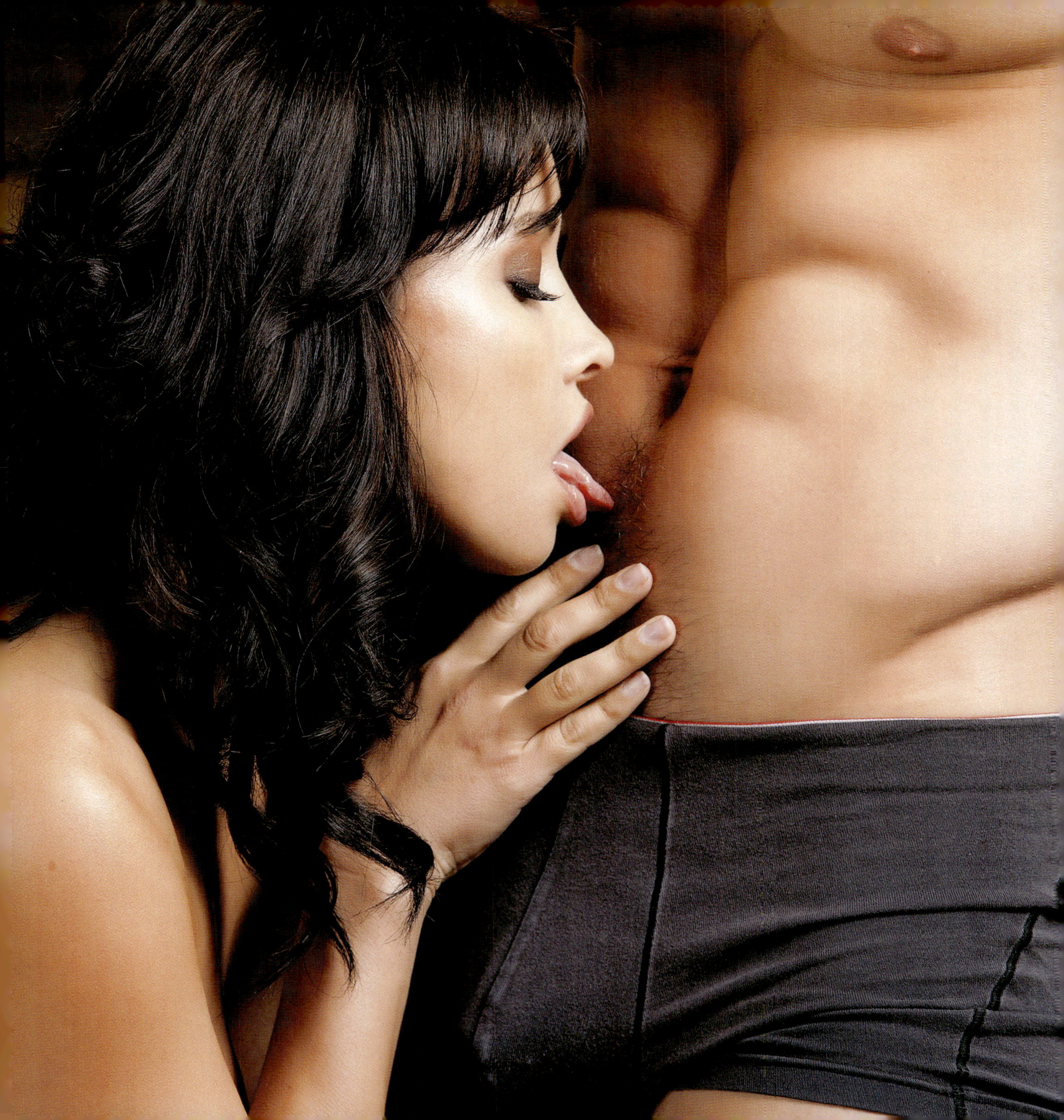

Zungentricks

Über das „normale" Küssen hinaus gibt es noch weitere Möglichkeiten, wie Sie Ihren Geliebten/Ihre Geliebte mit Ihrem Mund verwöhnen können:

Kneifen und Beißen: Beziehen Sie in Ihr Küssen auch spielerisches Kneifen und behutsames Beißen ein und beobachten Sie, wie Ihr Partner darauf reagiert. Im Allgemeinen stehen eher Männer auf sanfte Gewalt wie Beißen oder Saugen, aber auch Frauen mögen es manchmal etwas härter. Meistens reagieren sie jedoch mehr auf zärtliche Küsse unter Einsatz einer sanften Zunge und sanfter Lippen. Daher ist es besser, abzuwarten, bis sie Sie zu mehr drängt, als sie von sich aus damit zu überfordern - speziell in diesem Stadium des Akts. Geeignete Kneif- und Beißstellen sind der Hals, der Bauch, die Innenseiten der Schenkel, die Pobacken und sogar die Brustwarzen - sofern sie das erregend findet.

Knutschflecke: Apropos saugen, Sie wissen doch sicher, was ein Knutschfleck ist, oder? Er entsteht durch das Platzen kleiner Blutgefäße infolge kräftigen Saugens und Beißens an einer bestimmten Körperstelle. Natürlich kann das hoch erotisch sein, wenn Lust und Schmerz in dieser Intensität für einige Sekunden aufeinandertreffen, aber bedenken Sie die sichtbaren Spuren, die es hinterlässt. Eine Möglichkeit, dies zu vermeiden, ist, rechtzeitig aufzuhören oder sich auf Stellen zu beschränken, die andere normalerweise nicht zu Gesicht bekommen. (Und wenn Ihr Partner Sie darum bittet, damit aufzuhören, tun Sie das natürlich sofort - wie auch bei allem anderen.) Der klassische Knutschfleck findet sich meist am Hals, aber niemand sagt, dass Sie Ihrem Partner nicht auch einen Knutschfleck auf der Brust, auf der hinteren Hüfte oder sonst wo machen dürfen.

Lecken, züngeln, dehnen, herumwirbeln, knabbern, bohren - seien Sie kreativ, sowohl was Ihre Technik angeht als auch das „Einsatzgebiet". Und kehren Sie von Zeit zu Zeit zu den wunderbaren Mund-zu-Mund-Freuden zurück, die Sie beide näher zusammenbringen und Sie in Richtung sexueller Erfüllung treiben lassen.

Atmen Sie tief ein

Lassen Sie uns beim Thema „Mund" auch kurz auf die Rolle der Atmung im Vorspiel eingehen. Egal ob Sie ein passionierter Yogi sind oder nur dann darüber nachdenken, wenn Sie zur Bushaltestelle rennen müssen und völlig außer Atem sind, Sie sollten wissen, dass das Atmen mehr als nur ein körperliches Bedürfnis ist. Bewusstes Atmen kann sowohl das Vorspiel als auch den Sex verbessern und ist deshalb ein wichtiger Bestandteil Ihres Liebes-Fundus. Probieren Sie die folgenden Tipps aus, um Ihrem Vorspiel neues Leben einzuhauchen:

Im Einklang atmen: Koordinieren Sie Ihre Atmung, während Sie sich küssen, um sich mit Ihrem Geliebten im Einklang zu fühlen. Teilen Sie sich einige Atemzüge, indem Sie in seinen Mund ausatmen, während er einatmet - und umgekehrt. Der reduzierte Sauerstoffgehalt der Atemluft kann dazu führen, dass Ihnen ein wenig schwindlig wird.

Hitze-Austausch: Während Sie den Körper Ihrer Geliebten küssen, halten Sie Ihren Mund ganz leicht von ihrer Haut entfernt und atmen Sie kräftig aus, als wollten Sie ein Fenster zum Beschlagen bringen. Wiederholen Sie dies an anderen Körperstellen und kreieren Sie auf diese Weise lauter kleine Hotspots.

Ohr-Extase: Kommen Sie mit Ihrem Mund ganz nah an sein Ohr und atmen Sie sanft aus. Das wird ihm spontan Schauer über den Rücken jagen. Das im Wechsel mit kleinen Küssen, Knabbern am Ohrläppchen und einer wirbelnden Zunge in seinem Ohr wird Ihren Geliebten in Ekstase versetzen.

Atem-Experimente: Atmen Sie während der Erkundung des Körpers Ihres Partners erst langsam und tief, dann schnell und flach. Versuchen Sie im Anschluss daran, Ihrem Atmen etwas Klang zu verleihen, sodass Sie beim Atmen verschiedene Töne erzeugen. Probieren Sie auch, durch die Nase ein- und den Mund auszuatmen, und wechseln Sie dann die Reihenfolge. Betrachten Sie das Experimentieren mit Ihrem Atmen als Teil des Vorspiels und Sie werden merken, dass das, was Sie tun, sich viel natürlicher anfühlt und auch befriedigender ist. Atem ist schließlich *Leben*!

Fragen an Dr. Sex

Um Ihre Vorspiel-Techniken zu perfektionieren und den Gipfel der Lust zu erreichen, ist es wichtig, dass Sie genau wissen, was während der Erregungsphase in Ihrem Körper passiert. Hier also eine kurze Zusammenfassung der Biologie hinter dem Feuerwerk:

Das Wort *Vorspiel* beschreibt sämtliche psychologischen und physiologischen Handlungen, die dazu dienen, anziehend auf den Partner zu wirken und den Körper auf den Geschlechtsakt vorzubereiten (oder andere Handlungen, die Sie zum Orgasmus bringen sollen). Das Ziel aus psychologischer Sicht ist, Hemmungen ab- und emotionale Nähe aufzubauen. Aus physiologischer Sicht geht es darum, bei Männern eine Erektion hervorzurufen beziehungsweise ein Anschwellen der Geschlechtsteile und die Absonderung von Gleitflüssigkeit bei der Frau.

Bei beiden Geschlechtern steigen zudem Puls und Blutdruck sowie die Atemfrequenz an. Fast alle Frauen erleben ein Anschwellen der Brustwarzen – genau wie 60 Prozent der Männer. Eine Rötung der Haut ist ebenfalls häufig zu beobachten. Einige Experten glauben, dass ein Zusammenhang zwischen dem Grad der Rötung und der Intensität der Erregung besteht. (Je röter desto besser, könnte man sagen.)

Für die Herren: Das Vorspiel wird bei Ihnen schnell zu einer (teilweisen) Erektion führen. Allerdings ist es ganz normal, dass diese im Laufe des Vorspiels mal zu- und mal abnimmt. Zudem richten sich die Hoden in Richtung Perineum auf und der Hodensack dehnt sich.

Für die Damen: Ihre Venen werden sichtbarer und treten hervor, vor allem dort, wo die Haut dünn ist (zum Beispiel an den Innenseiten der Arme und an den Brüsten). Ihre Brustwarzen schwellen an und werden hart, gerade so, als ob sie um Aufmerksamkeit betteln würden, und auch die Brüste selbst können sich ein wenig vergrößern. Im „unteren Bereich" schwellen Klitoris und Schamlippen an, wobei die inneren Schamlippen etwas hervortreten. (Wer behauptet eigentlich, Frauen hätten keine Erektion?) Zudem fühlen Sie, wie Ihre Vagina beginnt, Sekret abzusondern, deren Wände nun dunkler und weicher als normal sind. Nicht ganz so offensichtlich ist, dass der Uterus sich anhebt – quasi den Weg frei macht – und dass sich die inneren zwei Drittel der Vagina um bis zu 10 Prozent ausdehnen.

Dabei ist jedoch zu beachten, dass es keine „normale" Reaktion auf sexuelle Stimulation gibt, weil die Erregungsphase bei jedem von uns unterschiedlich verläuft. So variiert zum Beispiel die Zeit, bis wir erregt sind, sehr stark (nicht nur von Person zu Person, sondern auch von Mal zu Mal) und auch das Ausmaß der Erregung ist nicht immer gleich. Zudem reagiert jeder von uns anders und unterschiedlich schnell auf bestimmte Techniken (worum es ja in diesem Buch geht).

Und da wir schon beim Thema Biologie sind, sollten Sie Folgendes bedenken: Das Vorspiel ist etwas, das uns Menschen von den Tieren unterscheidet. Wir sind die einzigen Primaten, deren männliche Vertreter keinen Penisknochen besitzen. Das heißt, wir sind die Einzigen, die erregt sein müssen, um eine Penetration durchführen zu können. Also, wie wichtig ist das Vorspiel? Ich würde sagen, es ist überlebenswichtig für die menschliche Spezies!

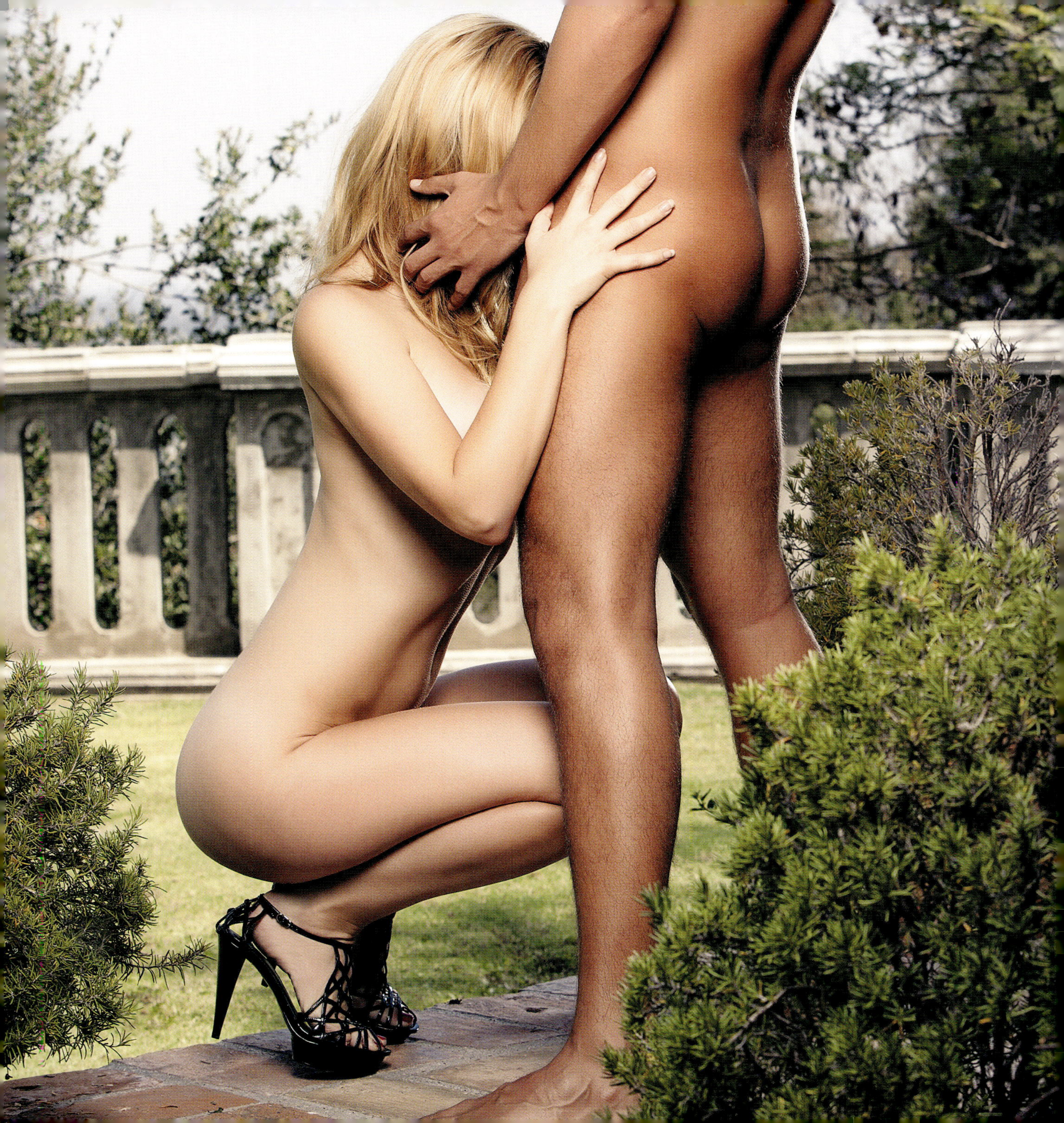

Summen

Summen als Vorspiel? Das klingt zugegebenermaßen etwas komisch, doch das Summen kann ein natürlicher Vibratorersatz sein - zum Beispiel wenn Sie während des Oralverkehrs summen (funktioniert sowohl bei ihm als auch bei ihr). Aber auch alles andere, was Sie mit dem Mund machen, wird durch die beim Summen entstehende Vibration verstärkt. Vielleicht müssen Sie beide dabei lachen, aber es fühlt sich großartig an - und eine kleine Auflockerung schadet auch nie.

Ein Loblied auf das Küssen

Erkennen Sie allmählich, was für ein fantastisches Hilfsmittel Ihr Mund in Bezug auf das Vorspiel sein kann? Machen Sie mit Ihrer Zunge das, was Sie später beabsichtigen mit seinem Penis zu tun. Oder stellen Sie sich vor, Sie würden mit Ihrer Zunge nach ihrem G-Punkt suchen, während Sie mit Ihrer Zunge die Unterseite ihrer Zunge erkunden. Ihre Münder sind sinnliche Körperöffnungen - Geschlechtsorgane wenn Sie so wollen -, die genauso empfindsam sind wie die weiter unten, wenn sie gekonnt und mit Leidenschaft verwöhnt werden.

Gehen Sie die Kuss-Phase des Vorspiels mit Energie, aber auch mit Umsicht an und genießen Sie jeden Augenblick. Denn Sie erwecken damit das gegenseitige Verlangen und bringen Ihre Libido perfekt in Einklang. Und dann gehen Sie zur nächsten Stufe über: die sinnliche Berührung.

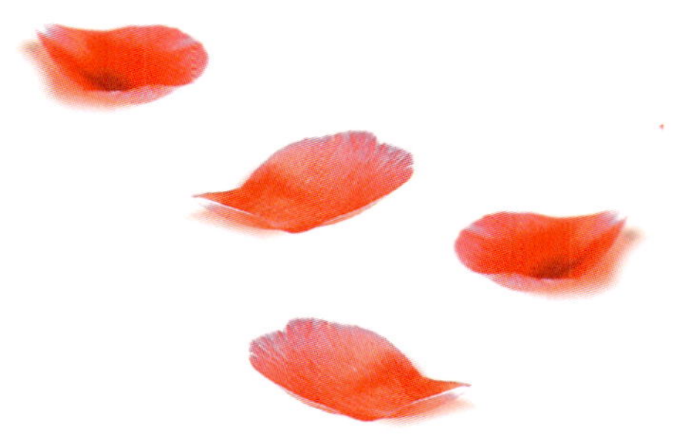

KAPITEL 3

Das fühlt sich gut an!

Die Haut ist Ihr größtes Sexualorgan und sie fleht geradezu darum, gestreichelt und verwöhnt zu werden. Sie ist durchzogen von sensiblen Nervenenden (davon haben wir Frauen übrigens mehr als Männer, was erklären würde, warum wir während des Vorspiels so gern berührt werden). Bereits als Babys hat uns eine zärtliche Berührung beruhigt und gewärmt. Wir fühlten uns unbeschwert, geliebt und sicher. Und sie hat auch heute noch den gleichen Effekt – womit sie uns den Weg ebnet für zutiefst befriedigenden Sex.

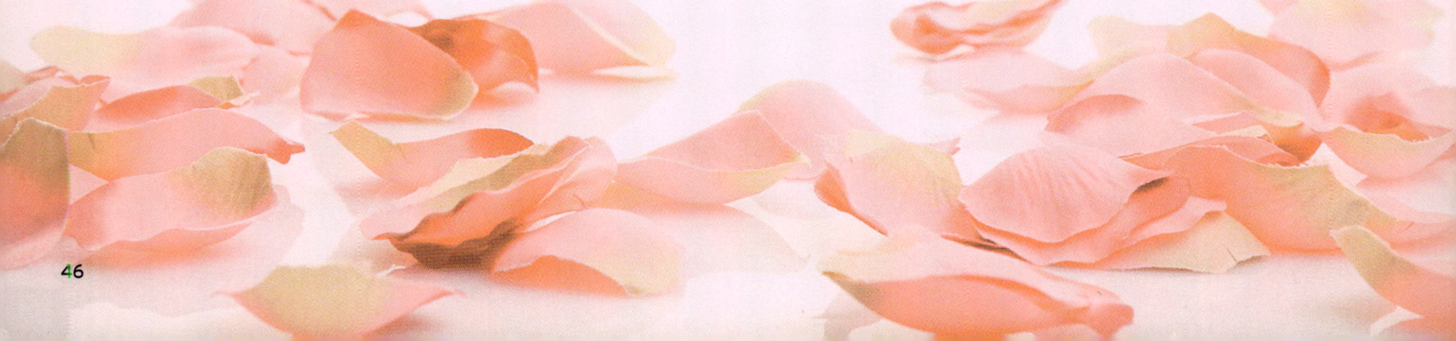

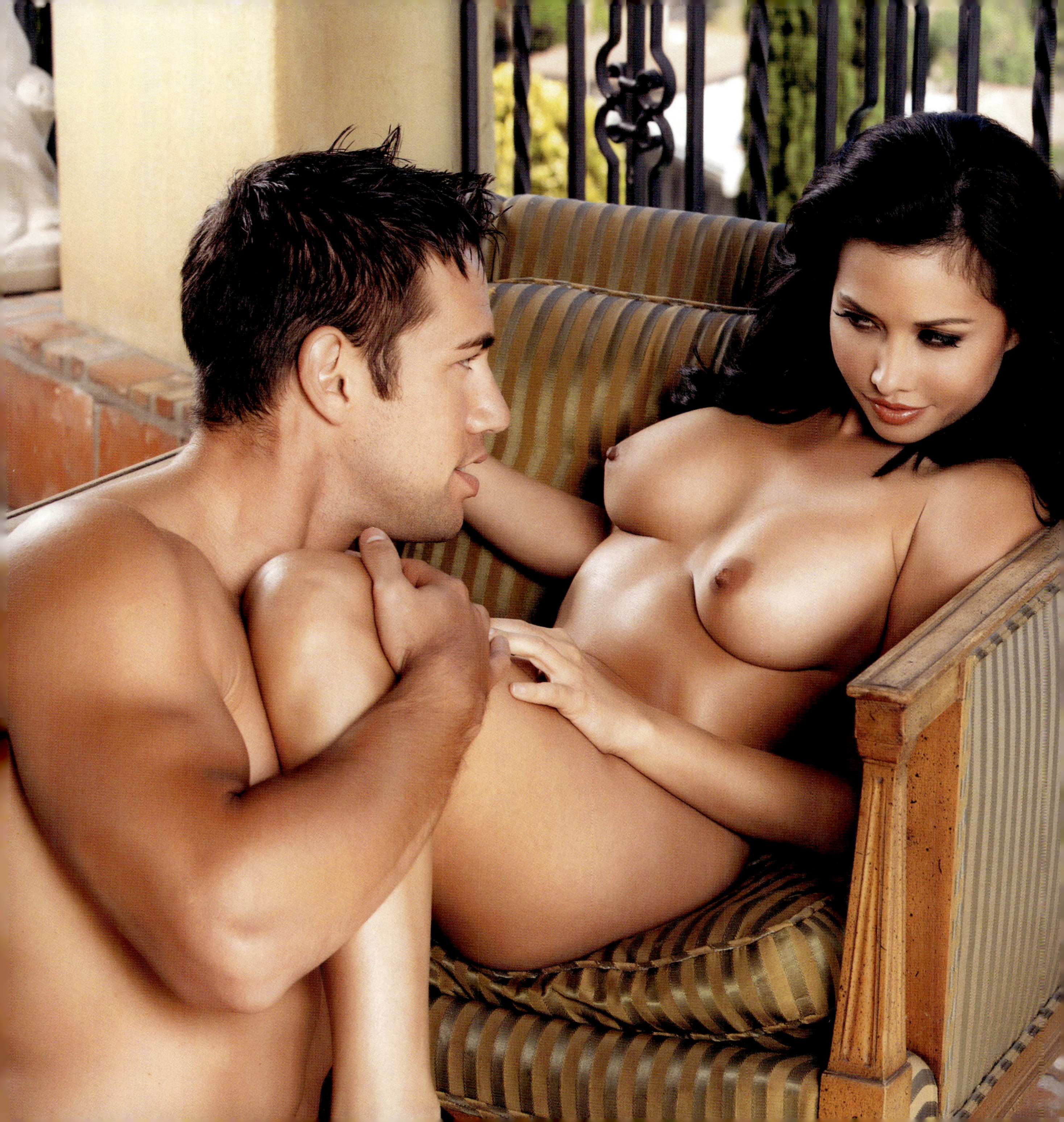

Vieles von dem, was Sie mit Ihren Händen während des Vorspiels tun, ist wahrscheinlich instinktgesteuert. Sie genießen den Moment, lassen sich treiben und tun das, was Ihnen gerade richtig erscheint. Und das ist toll! (Schließlich ist Sex keine Arbeit, sondern die höchste Form des Vergnügens!) Aber sich ein wenig darauf zu konzentrieren, was genau Sie mit Ihren Händen und anderen beweglichen Körperteilen tun, kann Ihr Vorspiel-Vokabular erweitern und bietet neue, spannende Möglichkeiten, Ihren Partner zu reizen und zu verwöhnen. Der besseren Übersicht halber arbeiten wir uns dabei von oben nach unten, vom Kopf zu den Zehen (wobei wir die Genitalien vorerst auslassen und später in einem eigenen Kapitel behandeln). Das heißt aber nicht, dass Sie sich während des Vorspiels auch an diese Route halten müssen. Kombinieren Sie verschiedene Techniken, seien Sie erfinderisch und überraschen Sie Ihren Partner. Der durchschnittliche menschliche Körper besitzt 72 Kilometer Nerven und mit etwas Kreativität werden Sie alle zum Kribbeln bringen.

Und hier gleich etwas sehr Wichtiges, das Sie bei dem Bemühen, Ihre Vorspiel-Fertigkeiten zu verbessern, stets im Hinterkopf haben sollten: Wir neigen dazu, jemanden so zu berühren, wie wir selbst berührt werden möchten. Achten Sie also ganz genau darauf, auf welche Art und Weise Ihr Partner Sie berührt, weil das sehr wahrscheinlich die Techniken sind, von denen er oder sie möchte, dass Sie sie bei ihr oder ihm zum Einsatz bringen. Streicht sie mit ihren Händen sanft Ihren Körper auf und ab, versuchen Sie das Gleiche auch bei ihr – Sie werden eine begeisterte Reaktion erhalten. Liebt er es, Ihre Schulter mit seine Daumen und Fingerspitzen zu massieren? Dann revanchieren Sie sich bei ihm und Sie werden merken, wie seine Erregung steigt.

Aber auch der Umkehrschluss ist hilfreich. Gibt es etwas, von dem Sie sich wünschen, dass es Ihr Partner während des Vorspiels tut? Dann zeigen Sie es ihm! Wenn Sie eine sanfte, kitzelnde Berührung mehr erregt, dann berühren Sie Ihren Partner auf diese Weise und er wird es Ihnen vermutlich nachmachen. Hätten Sie es gern, wenn sie Ihren Kopf massieren würde, weisen Sie ihr mit Ihren Fingern den Weg. Natürlich ist das nicht die einzige Möglichkeit, Ihrem Partner mitzuteilen, was Sie möchten beziehungsweise nicht möchten. Manchmal ist auch ein klärendes Gespräch angesagt (Tipps dazu finden Sie im hinteren Teil des Buches). Aber wenn Sie sich insgeheim fragen, was Ihr Partner sich wünscht, dann entspannen Sie sich und achten Sie darauf, was er oder sie bei *Ihnen* tut. Sein Verhalten zu spiegeln ist ein guter Anfang.

Und noch ein Hinweis zum Thema Massage: Öle und Lotionen sind zwar nicht unbedingt notwendig, sie erhöhen aber die Gleitfähigkeit und machen die Massage somit für beide angenehmer. Gleitmittel sind nicht nur beim Geschlechtsverkehr sinnvoll, Sie sind auch ein hervorragendes Hilfsmittel für das Vorspiel.

Die verschiedenen Arten der Berührung

Bevor wir unsere taktile Reise starten, lassen Sie uns kurz einen Blick auf die verschiedenen Berührungstechniken werfen. Und denken Sie daran, wenn Sie den fabelhaften Körper Ihres Partners erkunden, dass Abwechslung – sowohl in Bezug auf die Art als auch die Intensität der Berührung – das Salz in der Suppe ist. Hier einige Basis-Techniken zum Ausprobieren. Sie können aber jederzeit auch Ihre eigenen erfinden:

Klopfen oder Trommeln fühlt sich besonders gut auf dem Rücken, der Hüfte und den Beinen, also den etwas weniger empfindlichen Körperteilen, an. Aber auch ihre Geschlechtsorgane sind (in sanfter Form!) dafür aufgeschlossen, beispielsweise als Auftakt für eine intensivere Untersuchung.

Das **Wirbeln** mit den Fingerspitzen über die Brüste oder Pobacken fühlt sich großartig an. Sie können sie auch um ihre Brustwarzen oder ihr Schulterblatt kreisen lassen.

Die Finger den Bauch, die Schenkel, den Rücken oder die Pobacken entlang **wandern zu lassen**, nimmt etwas Tempo aus dem Geschehen und wirkt sehr aufreizend. Sich nahe an erogene Zonen heranzutasten und die Finger dann schnell wieder zurückzuziehen, steigert ebenfalls die Vorfreude.

Für eine herrliche Massage **reiben** Sie **kräftig** die Arme und Hände, die Waden und Füße sowie den Rücken Ihres Partners.

Zupacken und loslassen ist eine nette Variante, wenn Sie sich um die Gliedmaßen oder die Hüfte Ihrer Partnerin kümmern. Ihr Nacken, ihre Schultern und ihr Po freuen sich ebenfalls darüber, allerdings in sanfter Form.

Berühren und verschwinden: Hierfür muss Ihr Partner die Augen schließen, damit Ihre Berührung eine Überraschung für ihn/sie darstellt. Verwenden Sie eine der hier vorgestellten Techniken und wechseln Sie von Berührung zu Berührung.

Langes Abwärtsstreichen fühlt sich überall gut an. Benutzen Sie beide Hände, die Finger leicht gespreizt, und variieren Sie die Geschwindigkeit. Besonders angenehm ist das für ihn, wenn er auf Ihnen liegt. Streichen Sie mit Ihrem ganzen Unterarm seinen Rücken entlang bis hinunter zu seinen Schenkeln.

Zwei Hände, zwei verschiedene Berührungen: Haben Sie eine gute Hand-Hand-Koordination, versuchen Sie, mit jeder Hand eine andere Technik auszuführen. Streicheln Sie zum Beispiel mit der einen Hand sanft ihren Oberschenkel, während Sie gleichzeitig mit der anderen nach ihrem Busen greifen und ihn wieder loslassen.

Leichte Klapse und Schläge auf den Hintern, die Schenkel oder sogar die Brüste empfinden einige Menschen als sehr reizvoll. Geben Sie auch seinem erigierten Penis einmal einige zarte Klapse und schauen Sie, was passiert.

Eine **Entspannungs- oder Tiefenmassage** mit Ihren Handflächen, Handballen oder sogar den Unterarmen und Ellenbogen ist eine höchst sinnliche Form des Vorspiels. Massieren Sie Ihren Partner ausgiebig und kümmern Sie sich besonders um die Stellen, auf die er stark anspricht. Das Massieren des Rückens, des Bauchs, der Gliedmaßen und – nicht zu vergessen – des Kopfes ist ein großartiger Ausgangspunkt für eine zärtliche Liebesmassage.

Ihn mit Ihren **Fingernägeln** zu **kratzen** oder sie ihm **ins Fleisch** zu **bohren** ist eine pikante Variante, die manchen wohlig erschaudern lässt. Bevorzugte Regionen dafür sind die Kopfhaut, der Rücken und die Schenkel.

Sanftes Kitzeln ist eine weitere gute Möglichkeit, das Tempo etwas zu drosseln, Ihrem Partner aber trotzdem einzuheizen. Kitzeln Sie sie vor allem an ihren Brüsten, am Rücken und an den Innenschenkeln.

Berührungen mit der Zunge: Benutzen Sie Ihre Zungenspitze wie einen Finger und erforschen Sie damit den Körper Ihres Partners. Besonders empfänglich für diese Art von Zungenspielen sind die Ohren, die Brustwarzen, die Innenseiten der Schenkel und der Bereich oberhalb der Poritze.

Sanftes Drücken und Drehen kann ebenfalls sehr sinnlich sein. Probieren Sie zum Beispiel Folgendes: Drücken Sie ihren Busen zusammen und necken Sie dann ihre Brustwarzen oder drehen Sie ganz sanft die Haut ihrer Hüften mit Ihrem Daumen und Zeigefinger.

Integrieren Sie auch Ihre Unterarme, Ellenbogen, Fäuste und Zehen in das Vorspiel und benutzen Sie Ihre Fantasie, um weitere Techniken zu erfinden, die Ihren Partner verrückt vor Lust machen.

Kopf, Nacken und Schultern

Der Kopf ist ein sehr guter Ausgangspunkt, um über Berührungen zu sprechen. Ihr Schädel ist so viel mehr als nur ein Helm, der das Gehirn schützt. Er umfasst Ihr Gesicht, die Nasen- und Nebenhöhlen, die Augen, die Ohren, die Kopfhaut und, ganz wichtig, den Hirnstamm, der Ihr Großhirn mit dem Rückenmark verbindet. Der Nacken und die Schultern sind die Arbeitstiere des menschlichen Körpers und damit am anfälligsten für Verspannungen. Ein gutes Vorspiel kann diese lösen, Sorgen vergessen machen und so den Weg für fantastischen Sex ebnen. Hier einige Ideen für den Einstieg:

Kopfarbeit: Gönnen Sie Ihrem Partner eine wohltuende Kopfmassage, indem Sie nur mit den Fingerspitzen kreisende Bewegungen ausführen. Halten Sie diese klein, um nicht an seinen Haaren zu ziehen. Nach etwa 10 Sekunden suchen Sie sich eine neue Stelle und massieren dort weiter. Verankern Sie Ihre Daumen an der Schädelbasis, auf beiden Seiten des Genicks, und massieren Sie seinen Hinterkopf. Auf diese Weise sollten die Verspannungen schnell verschwinden.

Eine haarige Angelegenheit: Sie wundern sich jetzt vielleicht, weil Sie denken, dass Sie in den Haaren gar kein Gefühl haben. Aber der Kopf und die Kopfhaut sind so empfindlich und Haare etwas so Sinnliches, dass das Spielen mit dem Haar Ihres Partners eine großartige Ergänzung Ihres Vorspiel-Repertoires darstellt. Streicheln Sie es, winden Sie es sich um den Finger, verlieren Sie sich darin, flechten Sie es, ergreifen Sie es und ziehen Sie sanft daran – oder auch härter, wenn Sie beide das wünschen. Ist es lang genug, können Sie Ihren Partner daran festhalten, was ein guter Auftakt für einige der Fesselspiele aus Kapitel 6 sein kann.

Seien Sie ganz Ohr: Erotische Ohrenspiele eignen sich fantastisch als Vorspiel. Massieren Sie das Ohr sanft mit Daumen und Zeigefinder vom oberen Ende bis zum Ohrläppchen. Widmen Sie dabei der mittleren Region, nahe der Ohrkanalöffnung, Ihre besondere Aufmerksamkeit (aber nicht die Finger hineinstecken). Sie können beide Ohren gleichzeitig massieren oder nacheinander. Und passen Sie Ihren Druck den Reaktionen Ihres Partners an. Streuen Sie auch ein paar der in Kapitel 2 erwähnten Ohr-Küsse ein und Sie werden zusehen können, wie Ihr Partner Feuer fängt.

Das Ziel vor Augen: Das Berühren der Augen verlangt etwas Finesse, da diese sehr empfindlich sind. Allerdings ist es eine wunderbare romantische Geste. Wechseln Sie zwischen dem Küssen der Augenlider und sanftem Streicheln der Region direkt unterhalb der Augenbrauen (mit dem Daumen). Sie zeigen Ihrem Partner damit, dass Sie jedes Detail seines Körpers verwöhnen möchten. Der Nasenrücken ist ebenfalls eine Stelle, an der Sie etwas verweilen sollten: Reiben Sie sanft mit Daumen und Zeigefinder darüber (das ist vor allem dann besonders angenehm, wenn Ihr Partner Brillenträger ist).

Zeit fürs Gesicht: Das Verwöhnen des Gesichts Ihres Partners ist eine wunderbare Gelegenheit, sich in die Augen zu schauen, denn Augenkontakt ist ein wesentlicher Bestandteil eines guten Vorspiels. Legen Sie Ihre Hände auf ihre Wangen und halten Sie sanft ihr Gesicht. Streifen Sie mit Ihren Fingern über ihre Lippen und arbeiten Sie sich dann mit Ihren Daumen und Fingerspitzen seitlich den Hals hinab. Das wird ihr einen Schauer über den Rücken jagen. Die Akupressurpunkte in Hals und Nacken sorgen für weitere wohlige Empfindungen.

Süßer Würgegriff: Da während des Vorspiels Vertrauen und Nähe entstehen, kann eine solche Geste, die in einem anderen Kontext eine akute Bedrohung wäre, vollkommen angemessen und willkommen sein. Das sanfte Umfassen des Halses kann Ihrem Partner ein Gefühl der Sicherheit und Fürsorge vermitteln – vor allem wenn Sie mit Ihren Fingern sein Genick massieren.

Weiche Schultern: Einige der größten und aktivsten Muskeln des menschlichen Körpers befinden sich in den Schultern. Sie sind für all das schwere Heben und Tragen in unserem Alltag zuständig. Wenn Sie also wirklich etwas für die Schultern Ihrer Geliebten tun wollen, dann lassen Sie sie sich mit dem Gesicht nach unten auf das Bett oder die Couch legen und knien Sie sich über sie. Beginnen Sie nahe dem Nacken damit, ihre Schultern mit Ihren Händen und Fingern zu massieren. Umfassen Sie ihre Schultergelenke mit Ihren Handflächen und üben Sie sanften Druck aus, während Sie mit den Daumen im oberen Rücken nach Verspannungen suchen und diese sanft lösen. Auch die Schulterblätter mögen es massiert zu werden – legen Sie Ihre Handflächen darauf und drücken sie leicht. Wechseln Sie zwischen Massage und zärtlichem Streicheln. (Wenn Sie und Ihr Partner Gefallen am gegenseitigen Massieren finden, besuchen Sie doch einen entsprechenden Kurs in der VHS oder Ihrem lokalen Fitnesscenter.)

Arme und Hände, Vorder- und Rückseite

Wir setzen unsere Reise fort und beschäftigen uns nun mit dem Oberkörper, sowohl mit der Vorder- als auch der Rückseite. Denn unsere Körpermitte bietet eine Vielzahl von Ansatzpunkten für sinnliche Berührungen aller Art.

Verwöhnprogramm für die Arme: Um die Arme Ihres Partners zu erwecken, streichen Sie mit Ihren Händen nacheinander beide Arme von der Schulter zu den Fingerspitzen in einer schnellen Bewegung entlang. Ihre Finger sind dabei gespreizt. Wiederholen Sie dies einige Male mit unterschiedlicher Geschwindigkeit, wobei Sie die Arme regelmäßig wechseln. Drehen Sie den Arm Ihrer Geliebten so, dass die Unterseite nach oben zeigt. Dann streichen Sie langsam und zärtlich über ihre extrem empfindlichen Handgelenke und Unterarme. Pusten Sie auch liebevoll darüber. Dort, wo Sie die Blutgefäße sehen können, befinden sich Unmengen von Nerven unter der Hautoberfläche, die darauf warten, stimuliert zu werden.

Handarbeit: Da sich in den Händen diverse Akupressurpunkte befinden, die ihre Wirkung im ganzen Körper entfalten, verdienen sie ebenfalls Ihre Aufmerksamkeit. Massieren Sie liebevoll, aber kräftig jeden einzelnen Finger, für die Handflächen verwenden Sie Ihre Daumen oder Ihr Kinn. Bei den Handrücken sollten Sie mit etwas weniger Druck arbeiten, da hier Knochen und Blutgefäße sehr nah an der Oberfläche liegen. Umfassen Sie die Handgelenke fest mit Daumen und Zeigefinger und üben Sie leichten Druck aus, während Sie gleichzeitig mit beiden Fingern Drehbewegungen ausführen. Ziehen Sie an jedem Finger Ihres Partners, um sie zu dehnen. Bedecken Sie seine Handrücken mit zarten Küssen und fahren Sie mit Ihrer Zunge in die Fingerzwischenräume, so als würden Sie mit Ihrer Zunge in seine Poritze gleiten.

Busenfreunde: Die Brüste Ihrer Geliebten sind der erotische Mittelpunkt des Vorspiels. Sie könnten vermutlich eine Stunde allein damit verbringen, sie mit Ihren Händen und Ihrem Mund zu verwöhnen. Wichtig dabei ist, dass Sie sich stets daran erinnern, wie empfindlich die weiblichen Brüste sind, und dass Sie sie entsprechend behandeln. Streicheln Sie sie sanft, drücken Sie sie liebevoll, lecken Sie die Brustwarzen und umkreisen Sie sie anschließend mit der Zungenspitze. Umfassen Sie die Brüste Ihrer Partnerin von unten und spüren Sie deren Gewicht, deren Geschmeidigkeit und deren Rundungen. Vergraben Sie Ihr Gesicht zwischen ihren Brüsten und schmecken Sie das Salz ihrer Haut. Kneifen Sie die Brustwarzen zart, rollen Sie sie zwischen Daumen und Zeigefinger und erkunden Sie sie mit Ihren Handflächen und Fingern. Fühlen Sie, wie sie hart werden? Für eine fast unmerkliche Berührung halten Sie Ihre Handfläche über ihre Brustwarze (ohne diese zu berühren) und versuchen Sie, dass sie sich Ihnen „entgegenstreckt" – nur mithilfe der Wärme Ihrer Hand.

Hin und her: Genießt es Ihre Geliebte, wenn Sie gleichzeitig Brust und Brustwarze stimulieren? Dann stellen Sie sich vor, wie sehr es sie erregen wird, wenn Sie beide Brüste auf diese Weise stimulieren! Drücken Sie die Brüste sanft aneinander und verwöhnen Sie die Brustwarzen mit Ihrem Mund – lecken Sie sie, saugen Sie daran und beißen Sie zärtlich hinein. Wechseln Sie dabei schnell von einer Brust zur anderen. Das wird sie dahinschmelzen lassen.

Schauen und lernen Sie: Jetzt probieren Sie Folgendes: Bitten Sie Ihre Geliebte, selbst ihre Brüste zu streicheln, während Sie zuschauen. Das wird Sie nicht nur beide erregen, Sie werden dabei auch lernen, wie sie gern berührt werden möchte. Notieren Sie im Geiste jede ihrer Bewegungen und machen Sie sie nach, sobald Sie wieder an der Reihe sind.

Auch Männer haben welche: Wussten Sie, dass die Brust und die Brustwarzen auch bei Männern erogene Zonen sind? Zwar variiert die Empfindlichkeit von Mann zu Mann, aber vertrauen Sie mir: Lassen Sie diesen Bereich bei ihm nicht aus! Streicheln Sie seine Brust mit der flachen Hand und legen Sie von Zeit zu Zeit eine Pause ein, um seine Brustwarzen unter Ihren Handflächen zu spüren. Merken Sie, dass sie genauso hart werden wie Ihre? Nun lecken und saugen Sie sanft daran. Seine Reaktion darauf verrät Ihnen, ob Sie auf Gold gestoßen sind. Falls ja: Machen Sie weiter!

Rücken-Glück: Der Rücken ist zwar nicht ganz so erogen wie die Vorderseite, trotzdem gibt es zahlreiche Möglichkeiten, ihn zu berühren und zu streicheln, die Ihr Partner sicher genießen wird.

Rufen Sie sich noch einmal alle bereits besprochenen Techniken ins Gedächtnis und variieren Sie zwischen schnellem Entlangstreichen, sanftem Kneifen, liebevollen Klapsen und kräftigem Kneten mit den Fingerknöcheln. Der untere Rücken ist besonders empfänglich, sowohl für zarte als auch für festere Berührungen. Widmen Sie ihm also Ihre besondere Aufmerksamkeit.

Rückenmassage: Bedenken Sie: Relativ wenige Menschen bezahlen für Sex, sehr viele aber für eine Massage. Und darüber hinaus ist das Massieren eine gute Fitnessübung. Sie verbrennen Kalorien, während Sie gleichzeitig die Voraussetzungen für tollen Sex schaffen. Sie können dabei – wie bereits beschrieben – über Ihrem Partner knien, ihn in der Löffelchen-Stellung verwöhnen oder von Angesicht zu Angesicht. Letztere Position hat den Vorteil, dass Sie sich küssen und miteinander turteln können, während Sie sich gegenseitig den Rücken massieren. Verwenden Sie dazu sowohl leichte, neckende Berührungen als auch kräftiges Kneten. Beziehen Sie zudem die Hüften mit ein, denn sie sind ein besonders schöner Ort, um dort ein wenig zu verweilen.

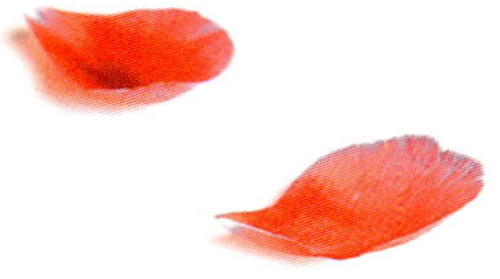

Zusehen und lernen

Bitten Sie Ihre Geliebte, selbst ihre Brüste zu streicheln, und machen Sie im Geist Notizen. Es wird Sie nicht nur beide erregen, Sie werden auch lernen, wie sie gern berührt werden möchte.

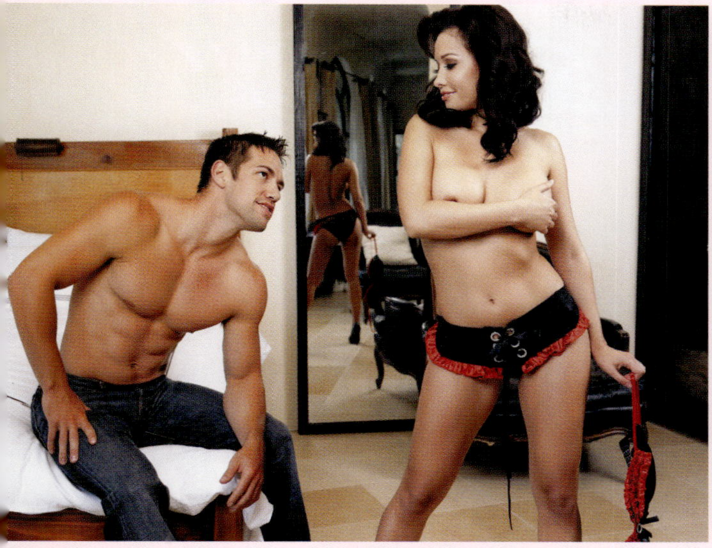

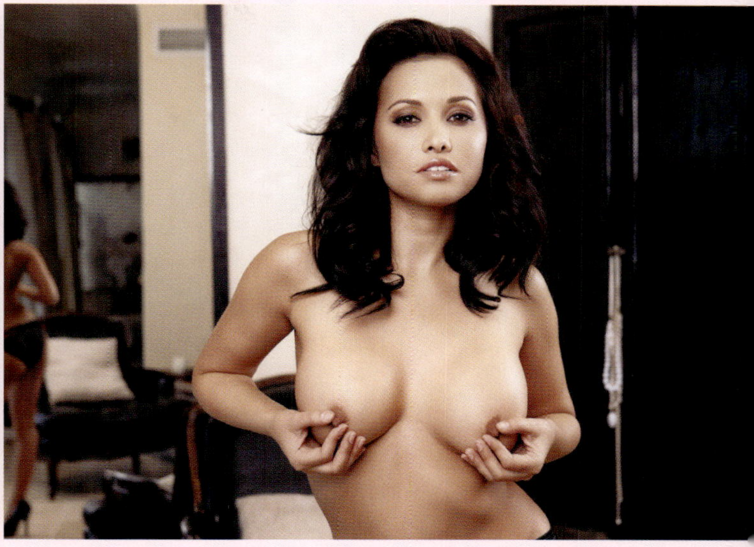

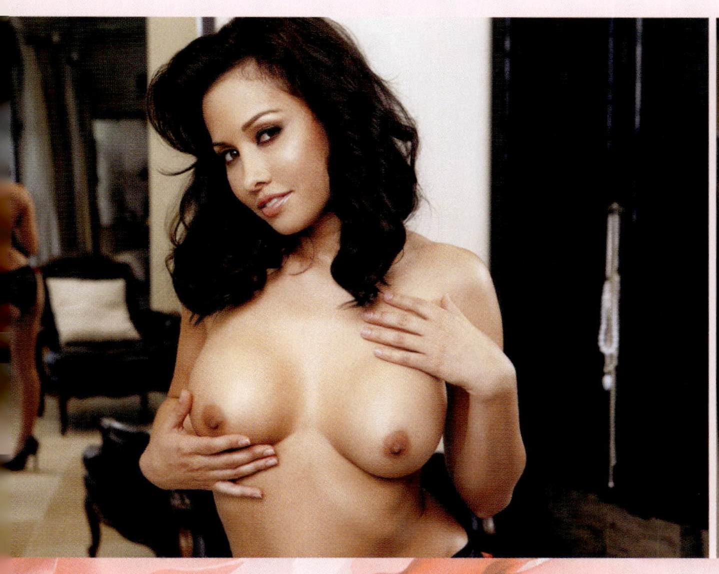

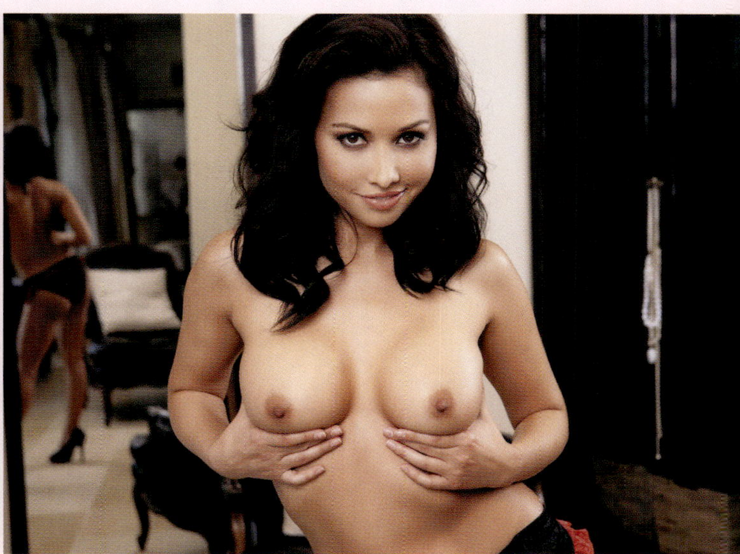

Und vergessen Sie nicht, mit Ihren Händen seitlich am Oberkörper Ihres Partners auf und ab zu streichen. Das sorgt für wohlige Schauer bei ihm.

Auch die Oberarme sollten Sie nicht vernachlässigen. Gleiten Sie mit Ihren Händen von den Schultern abwärts und kneten Sie sanft seine Ober- und Unterarme. Am Rücken können Sie zusätzlich Ihre Fingernägel ins Spiel bringen. Es muss ja nicht unbedingt gleich Blut fließen, ein leichtes Kratzen kann ebenfalls für Gänsehaut beim ihm sorgen – vor allem im Wechsel mit langsamem Auf-und-ab-Streichen und zartem Kneifen. Kümmern Sie sich zudem um die extrem empfindliche Wirbelsäule und streichen Sie liebevoll über jeden Wirbel, von oben nach unten. Professionelle Masseure verwenden zudem oftmals ihre Unterarme und Ellenbogen zum Massieren. Vielleicht ist das ja auch etwas für Sie? Je mehr Sie Ihren Körper einbeziehen, desto näher fühlen Sie sich Ihrem Partner und desto mehr faszinierende Empfindungen werden Sie beide erleben.

Bauchkitzler: Nun sind wir also am Bauch angelangt, der Startbahn zum Paradies, wo es langsam spannend wird. Einige von uns sind in Bezug auf ihren Bauch gehemmt, aber etwas liebevolle Zuwendung und Ermunterung geben Ihrem Partner das Gefühl, sexy und begehrenswert zu sein. Verwöhnen Sie seinen Bauch ausgiebig mit Händen und Zunge, insbesondere den wunderbar sensiblen Bereich, der sich von der Brust gerade nach unten zum Bauchnabel erstreckt. Zartes Lecken und Küssen im Wechsel mit einer leichten Massage wird sein Blut garantiert in Wallung bringen. Und egal ob Sie Ihre Zunge oder Ihre Fingerspitzen verwenden, vergessen Sie nicht das kleine, aufregende, höchst erotische Körperteil in der Mitte zu verwöhnen, den Bauchnabel. Halten Sie Ihren Geliebten an den Hüften und bedecken Sie seinen Bauch mit zärtlichen Küssen. Er wird vor Lust stöhnen und darum betteln, dass Sie weiter nach unten gehen. Lassen Sie sich davon aber nicht beeinflussen und machen Sie ihn erst richtig heiß, ehe Sie überhaupt darüber nachdenken seinem Drängen nachzugeben.

Rücken, Beine und Zehen

Hintern hoch: Nun ist es an der Zeit, den wunderschönen Pobacken Ihres Partners Tribut zu zollen, denn auch die Muskeln hier arbeiten hart und verdienen ein wenig Zärtlichkeit – sowohl bei Männern als auch bei Frauen. Beginnen Sie damit, dass Sie die Pobacken Ihrer Partnerin packen und sie nah zu sich heran ziehen. Liebkosen Sie ihr Gesäß und berühren Sie mit Ihren Fingern leicht ihre Ritze sowie die herrlichen Falten, wo das Gesäß in die Beine übergeht. Sie wollen wissen, ob sie auf zartes Kneifen und leichte Klapse steht? Probieren Sie es aus, aber achten Sie genau auf ihre Reaktion. Drehen Sie Ihre Partnerin auf den Bauch und betrachten Sie einfach ihren hübschen Po. (Das Vorspiel besteht auch aus einer visuellen Komponente.) Halten Sie ihn, drücken Sie ihn, küssen Sie ihn, betasten Sie ihn ... Lassen Sie Ihre Partnerin wissen, wie sehr Sie ihn schätzen. Kneten Sie ihre Pobacken, als wären es ihre Brüste, necken Sie ihre Ritze und gleiten Sie dann ein wenig tiefer, um sanft die Region zwischen ihrem Anus und ihrer Vagina zu liebkosen. Lecken Sie zärtlich über das obere Ende ihres Pos, während Sie auf der Vorderseite mit einer Hand ihr Schambein streicheln. Schon sehr bald wird sie um mehr betteln ...

Endspiel: Seinen Po küssen? Unbedingt! Das gerade Beschriebene gilt auch für Sie, meine Damen. Lassen Sie Ihren Partner wissen, dass sein männliches Hinterteil eine Augenweide ist und dass Sie es gern anfassen, necken, küssen und streicheln. Verwöhnen Sie auch den Bereich zwischen seinem Hodensack und seiner Poritze und achten Sie dabei genau auf seine Reaktion. Mag er es, dort berührt zu werden, dann lassen Sie Ihre Finger etwas höher gleiten und drücken mit der Fingerspitze leicht auf seinen Anus. (Mehr zu diesem Thema folgt später.)

Geliebte Beine: Ein kräftiges Auf-und-ab-Streichen entlang den Beinen kann extrem angenehm sein, da diese Gliedmaßen nur selten auf diese Weise verwöhnt werden. Massieren und streicheln Sie die Beine Ihres Partners, wobei Sie Ihre Aufmerksamkeit besonders auf die Innenseiten der Schenkel und die Kniekehlen richten. Denn diese sind genauso empfindlich wie die Unterarme und die Armbeugen. Auch die Achillessehne, die am besten direkt hinter dem Knöchel zu ertasten ist, ist stets für eine sanfte Massage dankbar, um die Verspannungen zu lösen, die sich im Alltag ergeben. Aber wie überall können Sie auch hier außer der Massage noch diverse andere Techniken einsetzen. Bringen Sie beispielsweise Ihre Fingernägel ins Spiel, kneten Sie sanft die Knie und erinnern Sie sich an die Kniekehlen-Küsse und -Zungenspiele.

Für Fußliebhaber: Zu guter Letzt noch die Füße. Und mal ehrlich: Gibt es etwas Lustvolleres als Fußerotik? Frauen, die sich eine professionelle Fußpflege gönnen, wissen: Das warme Sprudelbad und die Fußmassage sind das Beste daran. Widmen Sie sich jedem Fuß Ihres Partners einzeln und konzentrieren Sie sich auf jeden einzelnen Zeh und die Zehenzwischenräume. Machen Sie eine Faust und reiben Sie damit über seine Fußsohlen. Verwenden Sie Ihre Daumen, um die Zehengrundgelenke (auf der Unterseite, wo Zehen und Fuß ineinander übergehen), den Fußrücken und das Fersenbein zu massieren. Schieben Sie Ihre Finger zwischen seine Zehen, schließen Sie die Hand und drücken Sie. Sie werden sich jetzt vielleicht fragen, was das alles mit Sex zu tun hat, aber ich versichere Ihnen, es hat damit zu tun. Die Akupressurpunkte, die Sie dabei stimulieren, entfalten ihre Wirkung im ganzen Körper. Und noch einmal: Zehen lieben es, wenn man an ihnen saugt, der Fußrücken liebt es, geküsst zu werden und der Fuß an sich liebt es, massiert zu werden. Zur Abwechslung können Sie ihn auch einmal zwischen Ihre Schenkel pressen.

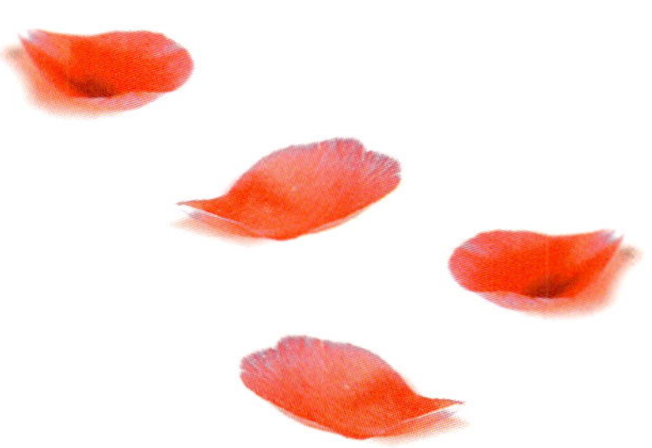

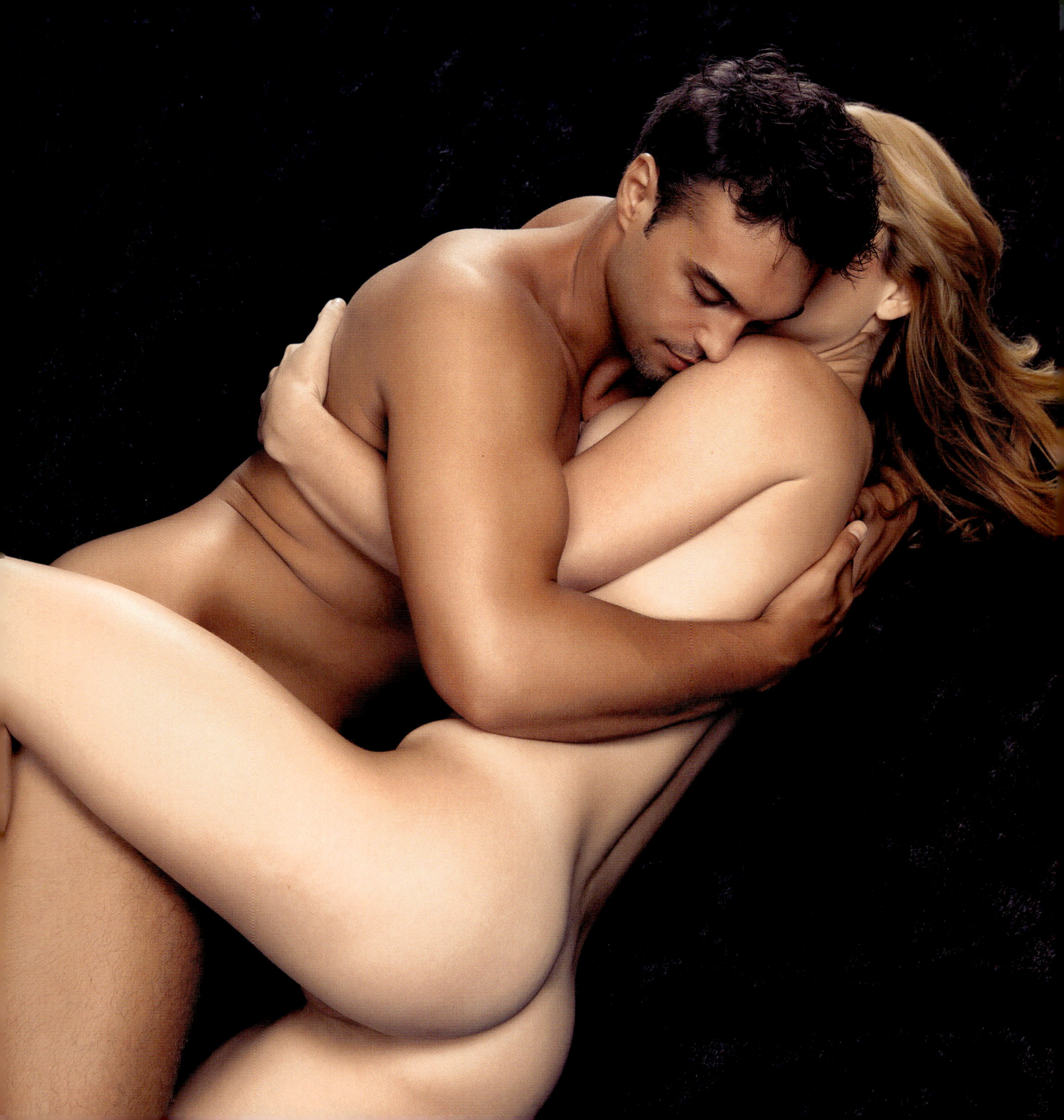

Die Umarmung

Und da wir beim Thema „Berührungen" sind, lassen Sie uns etwas ganz Wichtiges nicht vergessen: die Umarmung. Eine Umarmung kann heilsam sein, sie kann aber auch hoch erotisch sein und damit ein wichtiger Teil des Vorspiels und des entstehenden Bandes zwischen Ihnen. Umarmen Sie sich also oft und ausgiebig. Versuchen Sie dabei, möglichst viel Körperkontakt zu bekommen, und bewegen Sie sich kontinuierlich, um Reibung zu erzeugen. Umarmen Sie sich im Stehen, im Sitzen und im Liegen. Schauen Sie sich dabei in die Augen oder umarmen Sie Ihren Partner von hinten. Hier ist noch eine lustige Variante: Legen Sie sich beide auf den Rücken und wenden Sie sich einander zu, sodass sich die Hüften dicht beieinander befinden. Nun schlingen Sie Ihre Beine jeweils um die Hüfte des Partners – eine Bein-Umarmung sozusagen. (Händchenhalten ist dabei eine schöne Ergänzung.) Oder stellen Sie sich Rücken an Rücken, verschränken Sie Ihre Arme mit denen des Partners und versuchen Sie, sich selbst zu umarmen. Die beiden Hintern, die sich aneinanderpressen, fühlen sich gut an, oder? Als Nächstes legen Sie sich seitlich hin, das Gesicht einander zugewandt und die Arme eng um den Partner geschlungen. Ihr Kinn ruht jeweils auf der Schulter des anderen. Diese Haltung eignet sich hervorragend, um zu entspannen und Nähe aufzubauen.

Denken Sie sich weitere Varianten aus. Die Geborgenheit, die eine Umarmung bietet, und der Körperkontakt sind ein wunderbarer Übergang zum Sex.

Kleidung als Hindernis

Wenn Sie den Körper Ihres/Ihrer Geliebten mit den Händen und der Zunge erkunden, denken Sie daran, dass ein bisschen Kleidung (im Gegensatz zu immer ganz nackt sein) ziemlich sexy sein kann. Es fühlt sich an, als würde man etwas Verbotenes tun, beziehungsweise versetzt einen zurück in die Jugend, als man sich nicht traute, sich völlig auszuziehen, egal wie sehr man es wollte. Berührungen durch die Kleidung hindurch sind himmlisch und Sie werden beide vor Verlangen schwitzen. Doch keine Angst, die Flecken trocknen wieder.

Statt ihr die Kleider vom Leib zu reißen, liebkosen Sie ihre Brüste durch die Bluse und den Büstenhalter. Streicheln Sie ihre Schamlippen erst durch ihr Seidenhöschen und schieben Sie es dann beiseite, um sie direkt zu berühren und sie zum Stöhnen zu bringen.

Meine Damen, Ihr Mann wird jede Sekunde lieben, die Sie seinen (schnell steif werdenden) Penis durch seine Hose hindurch streicheln, bevor Sie den Reißverschluss öffnen und ihn herausholen. Angezogen oder zum Teil angezogen zu bleiben kann dem Vorspiel einen verruchten Touch geben – und verrucht kann aufregend sein.

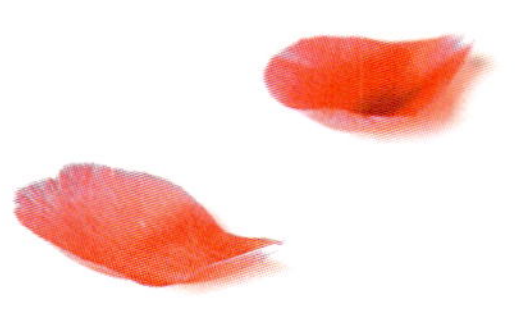

Vom Scheitel bis zur Sohle

Stellen Sie sich vor, Sie wären Kolumbus und der Körper Ihrer Partnerin eine unerforschte neue Welt. Es ist an der Zeit, jeden Zentimeter zu kartografieren. Zeichnen Sie die Körperumrisse Ihrer Geliebten vom Kopf bis zu den Zehenspitzen nach. Verwenden Sie dazu die Spitze Ihres Zeigefingers, Ihre Nase oder eine Reihe von Küssen. Lassen Sie sich Zeit, verweilen Sie an jeder Stelle ihres Körpers einen Moment und bewundern Sie sie. Möchte Ihre Partnerin ihre Position verändern, bitten Sie sie, sich nicht zu bewegen (oder Sie fesseln sie sanft). Obwohl diese Art der Aufmerksamkeit subtil und vergleichsweise unschuldig ist, wird sie viel erotische Spannung aufbauen und Ihre Säfte zum Fließen bringen. Denn nicht nur Ihre Partnerin wird es genießen, Ihre Finger (Ihre Nase oder Ihre Küsse) auf ihrem Körper zu spüren, die exquisiten Empfindungen Ihrer Finger werden auch direkt an das Lustzentrum Ihres Gehirns weitergeleitet. Das Erforschen des Körpers Ihres Partners mit den Händen sollte daher niemals zu kurz kommen, doch auch hier gilt: Weniger ist manchmal mehr. Je weniger Sie tun, desto mehr fühlen Sie. Und wo wir gerade davon sprechen ...

Die Beinahe-Berührung

Wussten Sie, dass Sie Ihren Partner auch massieren können, ohne ihn zu *berühren*? Ja, das ist möglich. Ihre Hände strahlen Energie und Wärme ab, die Ihr Partner selbst dann spüren kann, wenn Sie ihn nicht berühren. Bitten Sie ihn, seine Augen zu schließen. Halten Sie Ihre Hände ganz nah an seinen Körper und führen Sie mit ihnen kreisförmige Bewegungen, langsame Streichbewegungen oder schnelle Wellenbewegungen aus. Diese Beinahe-Berührungen werden ihn wild vor Verlangen nach echten Berührungen machen, bitten Sie ihn aber trotzdem, sich zu konzentrieren und der Energie zwischen Ihnen beiden nachzuspüren.

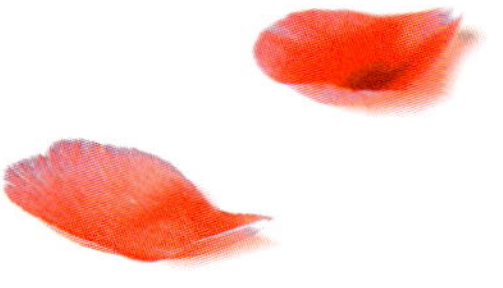

Kommen oder nicht kommen?

Ich entschuldige mich für diese Anleihe bei Shakespeare, aber: Kommen oder nicht kommen? Das ist hier die Frage. Angesichts der Fülle an Lust-Techniken in diesem Buch werden Sie sich vielleicht fragen, wie es mit dem Thema Orgasmus während des Vorspiels aussieht.

Auf die eingangs gestellte Frage gibt es keine richtige oder falsche Antwort. Viele Frauen können mehr als einen Orgasmus erleben und haben kein Problem damit, ihren Gefühlen freien Lauf zu lassen. Für Männer dagegen sind multiple Orgasmen schwer zu erreichen und sehr zeitaufwendig, sodass einige sich sehr bemühen, einen Orgasmus während des Vorspiels zu vermeiden.

Es ist nicht meine Aufgabe, Ihnen zu sagen, wann das Vorspiel aufhört und der „richtige" Sex anfängt, aber nach meiner Erfahrung ist ein Orgasmus der Frau beim Vorspiel für beide Partner tief befriedigend und kein Hindernis für tollen Sex danach. Es gibt also keinen Grund für eine Frau, ihren Orgasmus zurückzuhalten – es sei denn, sie will es. Und es gibt auch keinen Grund, warum sie im Laufe eines lustvollen Liebesspiels nicht mehrmals kommen sollte. Aber seien Sie gewarnt, meine Herren: Haben Sie die Multiorgasmusfähigkeit in Ihrer Geliebten erst einmal geweckt, gibt es kein Zurück mehr! (Behalten Sie dabei aber im Hinterkopf, dass der Körper Ihrer Partnerin nach einem Orgasmus hypersensibel sein kann und deshalb trotzdem eine Erholungsphase benötigt.)

Meine Damen, möchten sowohl Sie als auch Ihr Partner, dass er während des Vorspiels kommt, dann geben Sie ihm danach ausreichend Zeit und Zuwendung, um wieder zu Kräften zu kommen. Die Länge der Erholungsphase, die Männer zwischen zwei Orgasmen benötigen, hängt stark vom Alter, aber auch von anderen Faktoren ab. Studien haben ergeben, dass 18-Jährige bereits nach 15 Minuten wieder einsatzbereit sind, während 70-Jährige eine Pause von 20 Stunden benötigen. Die durchschnittliche Dauer liegt bei einer halben Stunde.

Möchten Sie während des Vorspiels *nicht* kommen, können die folgenden Tipps Ihnen helfen, den Orgasmus zurückzuhalten:

Die Signale erkennen: Um Ihrem Partner helfen zu können, seinen Orgasmus zurückzuhalten (oder diesen zu fördern), müssen Sie wissen, wann es so weit ist. Achten Sie deshalb auf die sichtbaren Vorboten: Ihr Partner macht mehr/stärkere Geräusche (er stöhnt, gibt Anweisungen), er windet sich oder liegt vollkommen still da (bei einigen Frauen der Fall), die Klitoris zieht sich unter ihre Vorhaut zurück, der Penis schwillt an und die Hoden verlagern sich Richtung Unterkörper. Wollen Sie einen Orgasmus verhindern, warten Sie nicht, bis er begonnen hat!

Desensibilisieren: Befürchten Sie, zu früh zu kommen, streifen Sie ein Kondom über. Der kleine Desensibilisierungseffekt, den die Latexschicht bewirkt, kann Ihnen dabei helfen, den Orgasmus lange genug zurückzuhalten.

Eis: Ein Eiswürfel im Nacken oder auf dem Rücken kann die perfekte Ablenkung sein, aber überraschen Sie ihn nicht völlig damit. Sie riskieren sonst den Zorn eines völlig abgekühlten und erschrockenen Partners.

Stopp: Merken Sie, dass Ihr Partner mit großen Schritten auf den Orgasmus zusteuert, dann verlangsamen Sie Ihr Tun – oder hören ganz damit auf. Warten Sie, bis die Erregung etwas abgeklungen ist, und machen Sie dann weiter. Sexuelle Reaktionen verlaufen wellenförmig und manchmal ist es besser, vor dem Brechungspunkt aus- und später wieder einzusteigen.

Teil II:
Weitere Spielarten

KAPITEL 4

Jackpot: Spaß unter der Gürtellinie

Nachdem wir bereits hüfttief im Vorspiel stecken und viele Möglichkeiten kennengelernt haben, den Körper des Partners zu reizen und zu erwecken, sind nun die Genitalien an der Reihe. Vielleicht haben Sie erwartet, dass wir uns ausschließlich mit diesen Körperteilen befassen, und sich schon gewundert, wann wir endlich zur Sache kommen. Aber mittlerweile verstehen Sie sicher, dass das Vorspiel ein variantenreiches, ganzkörperliches Unterfangen ist. Nichtsdestotrotz kommt irgendwann der Zeitpunkt, an dem die Slips fallen und es ernst wird.

Viele Elemente des Vorspiels sind geschlechtsunabhängig: Was gut für die Gans ist, ist auch gut für den Gänserich. Deshalb haben wir in den meisten Kapiteln des Buches nicht zwischen Mann und Frau differenziert. Südlich des Körper-Äquators sieht das allerdings anders aus, weshalb Sie hier – je nach Geschlecht – unterschiedliche Techniken benötigen, um Ihren Partner wild vor Lust zu machen. Insofern konzentrieren wir uns zuerst auf die Damen und richten unsere Aufmerksamkeit dann auf die Herren.

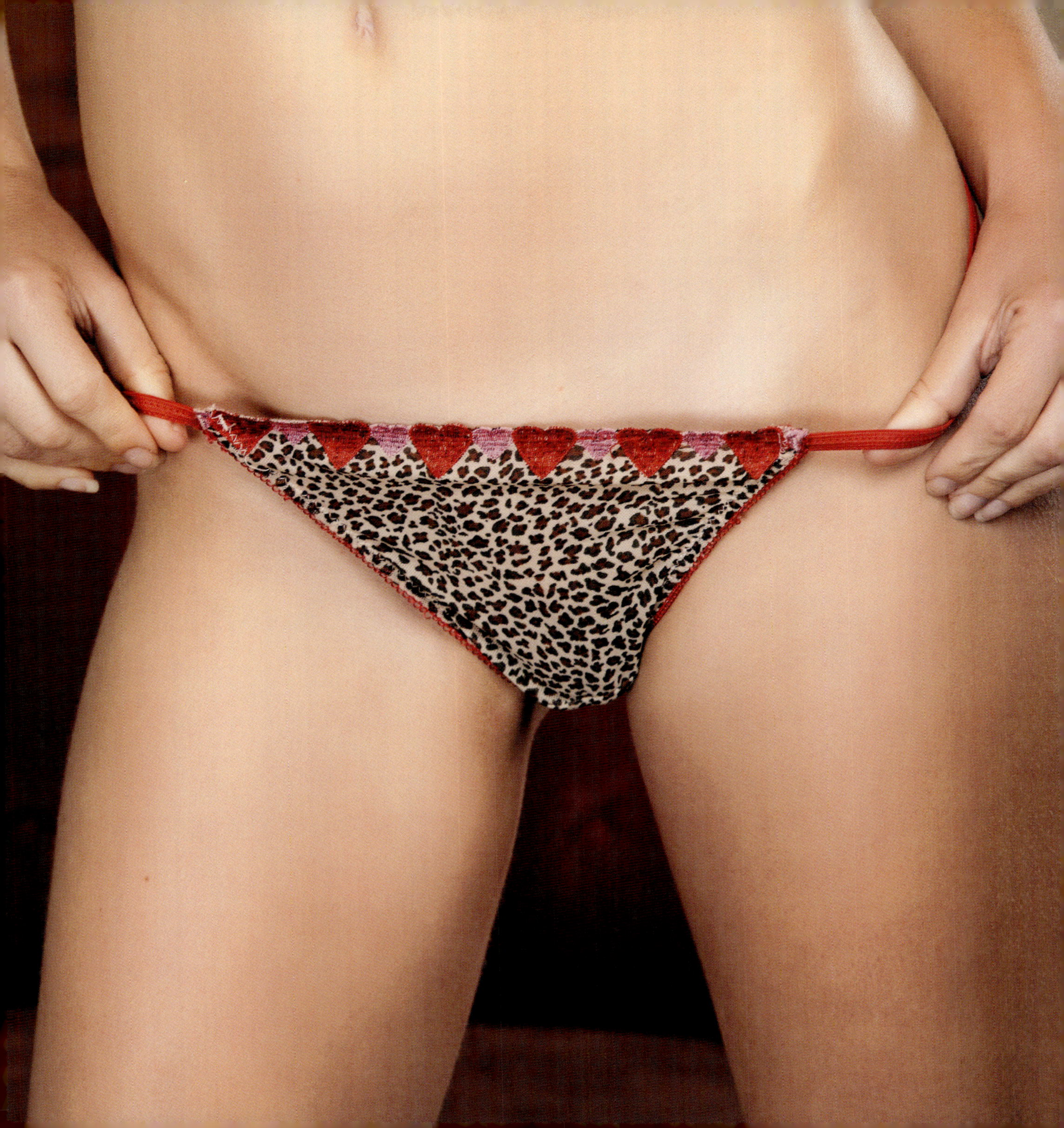

Der Lust-Guide für Männer

Jetzt wird es heiß. Sie haben geflirtet, umschmeichelt, massiert, geneckt und gestreichelt. Sie haben sich Zeit genommen, sich ganz auf Ihre Partnerin konzentriert und sich auf sie eingestimmt. Ihr Penis ist (mindestens) halbsteif und ihre Scheide beginnt feucht zu werden. Doch bevor Sie jetzt mit Ihrer Zunge oder Ihrem Penis in Ihre Partnerin eindringen, hier noch einige anregende Tipps, die für zusätzliche Stimulation sorgen. Danach wird sie darum betteln, von Ihnen genommen zu werden!

Aber zuerst eine Übersicht über die weiblichen Geschlechtsorgane zur besseren Orientierung:

Vielleicht kennen Sie sich ja auch schon gut „da unten" aus, aber es ist immer von Vorteil, wenn man die offiziellen Bezeichnungen kennt. Als *Vulva* bezeichnet man die äußeren Geschlechtsorgane – also das, was für das Vorspiel wichtig ist. Die Labia majora und Labia minora sind zwei doppelt auftretende längliche Hautfalten (große und kleine), die den Scheideneingang, die Harnröhrenöffnung und die Klitoris bedecken (Labia bedeutet Lippen – und genauso sehen sie auch aus beziehungsweise fühlen sie sich an). Die Klitoris (die Betonung liegt auf der ersten Silbe) ist ein kleiner Hügel aus besonders berührungsempfindlichem Gewebe, das von einer Vorhaut vor zu intensiver Stimulation geschützt wird. Sie ist das Gegenstück zum Penis und genauso leicht reizbar. Der Scheideneingang schließlich ist die Schnellstraße zum Paradies, auf die Sie die ganze Zeit zugesteuert sind. (Wir sprechen später noch darüber, wie Sie ihn mit Ihrer Hand verwöhnen können.)

Nachdem Sie nun die Beschaffenheit des Geländes kennen, ist es an der Zeit, die Hotspots Ihrer Partnerin auf eine Art und Weise zu erkunden, die sie wirklich erregt. Dabei gilt wie immer: Sorgen Sie für Abwechslung, machen Sie Pausen und achten Sie auf ihre Reaktionen, damit Sie Ihre Techniken entsprechend anpassen können.

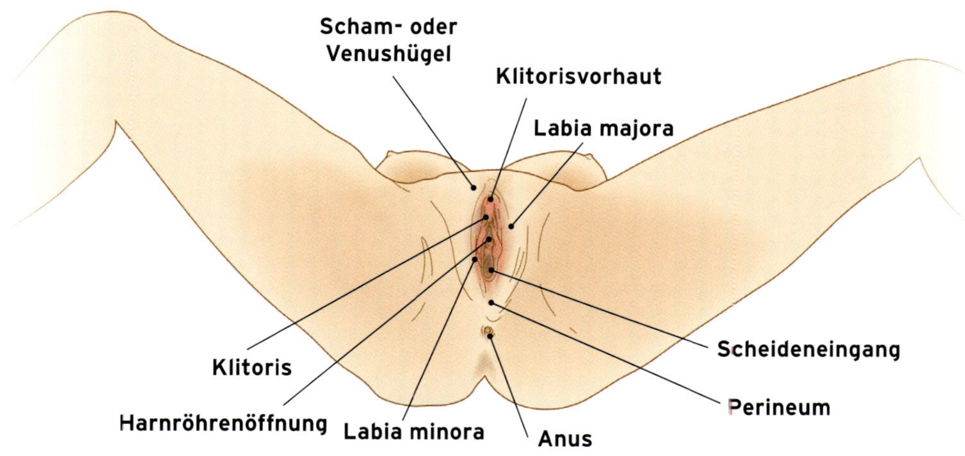

Erst schauen, dann anfassen: Bevor Sie Hand an Ihre Geliebte legen, nehmen Sie sich eine Minute Zeit und bewundern Sie das, was Sie sehen. Setzen Sie sie auf das Bett oder das Sofa und ziehen Sie ihr alle verbliebene Kleidung aus. Spreizen Sie – während Sie ihre Schenkel liebkosen – sanft die Beine Ihrer Geliebten und bewundern Sie ihre Klitoris, ihre Schamlippen und ihren Scheideneingang. Einige Frauen sind gehemmt, was das Aussehen ihrer Geschlechtsteile angeht, was wahrscheinlich darauf zurückzuführen ist, dass sie *selbst* noch nie genau hingeschaut haben. Sie können das Selbstvertrauen Ihrer Partnerin stärken, indem Sie ihre Geschlechtsorgane liebevoll betrachten, bei deren Anblick ein oder zwei Mal lustvoll keuchen und ihr diesbezüglich haufenweise Komplimente machen.

Erklimmen Sie jeden Berg: Wenn die Zeit des Berührens gekommen ist, beginnen Sie damit ganz oben. Der liebliche Venushügel, an dessen Fuße das Schambein Wache hält, ist das Delta ihres tiefen, fruchtbaren Flusses. Streicheln Sie diese Region sanft mit Ihren Fingerspitzen, bevor Sie Ihre Hand auf ihren wunderbaren Hügel legen. Ihre gespreizten Finger sollten dabei in Richtung Bauch zeigen und nicht in Richtung Scheideneingang (wo sie vermutlich enden werden). Halten Sie Ihre Partnerin so eine Minute lang und spüren Sie die Wärme, die sie abstrahlt. Variieren Sie den Druck Ihrer Hand, quasi als eine Art Massage. Dann lassen Sie Ihre Finger allmählich wieder bis zu ihrem Schambein nach unten gleiten. Kneifen Sie zwischendurch auch zart die Haut rund um diese Region oder ziehen Sie sanft an ihrem Schamhaar. Das sollte einige positive Reaktionen hervorrufen.

Dem Himmel so nah: Erkunden Sie auch die Falten zwischen den Schenkeln und der Vulva, die von der Vorderseite der Beine bis zum Po verlaufen. Diese Falten befinden sich verführerisch *nah* an ihren Geschlechtsorganen und doch weit genug davon entfernt, was sie zu einem verlockenden Objekt für zärtliche Neckereien macht, zumal sich dort zahlreiche Nervenenden befinden. Fahren Sie mit Ihren Zeigefingern 8 bis 10 Mal über diese Falten, sofern Ihre Partnerin dort nicht zu kitzelig ist. Danach wird sie betteln, dass Sie weitermachen.

Lippen soll man verwöhnen: Inzwischen werden sich die äußeren und inneren Schamlippen deutlich geweitet und eine dunklere Farbe angenommen haben (aufgrund der stärkeren Durchblutung). Auch sind sie wesentlich empfindlicher als normal, sodass Sie zu Beginn nur ganz zart mit Ihren Fingerspitzen dort entlangstreichen sollten. Viele Frauen empfinden das langsame Streicheln ihrer äußeren Schamlippen genauso erregend wie die Penetration an sich. (Während Frauen zarte, leichte Berührungen oftmals als angenehmer empfinden, bevorzugen Männer die härte Gangart. Das liegt daran, dass sie generell eine dickere Haut und weniger Nervenenden haben.) Verändern Sie sowohl die Geschwindigkeit als auch die Länge Ihrer Bewegungen, um herauszufinden, was sie am liebsten hat. Stoßen und knuffen Sie die Schamlippen zärtlich, die sich mittlerweile wunderbar schwammig anfühlen. Drücken Sie sie zusammen, so als wollten Sie den „Mund" schließen, und massieren Sie sie. Anschließend spreizen Sie sie mit Daumen und Zeigefinger wieder auseinander. Konzentrieren Sie sich eine Weile nur auf die äußeren Schamlippen, um die Vorfreude Ihrer Partnerin auf die kommenden tieferen Berührungen noch zu steigern. Pusten Sie lediglich sanft über die inneren Lippen. Schon das wird ihr einen wohligen Schauer über den Rücken jagen. Führen Sie nun kreisförmige Bewegungen aus, beginnend bei den Schenkelinnenseiten, und arbeiten Sie sich zunächst zu den äußeren Teilen der Vulva vor, dann zu den inneren. Abschließend lassen Sie Ihre Zunge um die Klitoris kreisen. Die meisten Frauen finden kreisförmige Bewegungen ausgesprochen erregend. Das hat wohl etwas damit zu tun, dass nacheinander alle Bereiche berührt werden, während Sie *der einen Stelle* immer näher kommen.

Positionswechsel: Sie müssen nicht die ganze Zeit in ein und derselben Stellung verharren. Setzen Sie Ihre Geliebte seitlich auf Ihren Schoß, legen Sie sich beide hin (das Gesicht einander zugewandt), knien Sie sich zwischen ihre Beine, während sie auf dem Rücken liegt, setzen Sie sich hinter sie und lassen Sie sie sich zurücklehnen, sodass Sie währenddessen an ihrem Hals knabbern können.

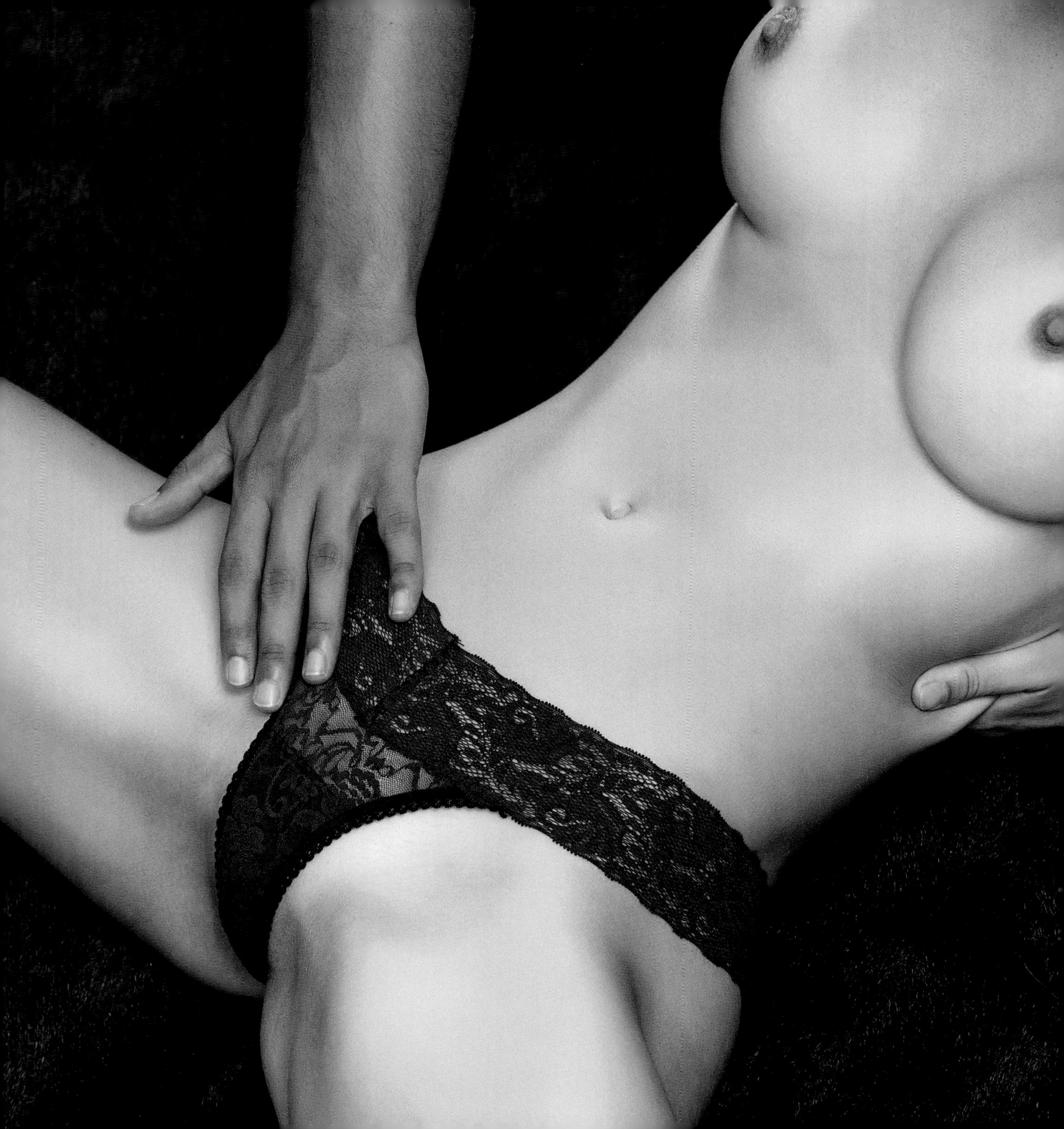

Rhythmus im Blut: Hier eine Gemeinsamkeit zwischen Männern und Frauen: Wiederholung ist der Schlüssel zum Orgasmus. Das heißt, obwohl Abwechslung das Salz in der Suppe ist und das Wechseln der Berührungstechniken die ganze Sache spannender macht, sollte Ihr Vorgehen im Genitalbereich diesbezüglich etwas zurückhaltender sein. Bringt das, was Sie tun, Ihren Partner zum Stöhnen, dann machen Sie eine Weile genauso beziehungsweise genau an dieser Stelle weiter, damit er sich in Ihrer Berührung verlieren kann. (Das gilt auch, wenn nicht sogar noch mehr, für den Oral- und den Geschlechtsverkehr.) Wiederholungen sorgen für den erotischen Impuls, der zu einem umwerfenden Orgasmus führt.

Achtung, Rutschgefahr: Wenn Sie Ihre Aufmerksamkeit stärker auf die inneren Schamlippen richten, werden Sie merken, dass diese zunehmend feucht werden – aber womöglich nicht feucht genug. Nicht jede Frau sondert gleich viel Sekret ab und auch das Alter spielt dabei eine Rolle, da die Produktion mit den Jahren nachlässt. Befeuchten Sie in diesem Fall Ihre Finger also zusätzlich mit etwas Speichel oder einem leichten Gleitgel, bevor Sie sie tiefer auf Wanderschaft schicken. Beginnen Sie damit, ihre inneren Schamlippen, die den Scheideneingang umgeben, mit Ihren Fingerspitzen oder den Fingerknöcheln Ihrer Zeigefinger zu erkunden. Stoppen Sie Ihre Bewegungen jedoch kurz vor der Klitoris und ändern Sie hin und wieder die Richtung. Verstärken Sie dabei schrittweise den Druck, immer geleitet von den Reaktionen Ihrer Partnerin.

Das Mysterium Klitoris: Diese kleine Lustknospe, versteckt unter der Klitorisvorhaut, ist bei den meisten Frauen so empfindlich, dass eine unmittelbare Berührung fast schon schmerzhaft ist. Sorgen Sie daher für ausreichend Gleitflüssigkeit, wenn Sie diese Region Ihrer Partnerin erkunden, und versuchen Sie herauszubekommen, ob sie die direkte Stimulation bevorzugt oder eher die indirekte, also das Verwöhnen der Bereiche rund um die Klitoris. Massieren Sie den Venushügel, die Klitorisvorhaut und die Schamlippen. Klopfen, streicheln, wackeln und drücken Sie sanft – und variieren Sie dabei das Tempo. Eine schnelle, dafür aber sanfte, vibrierende Auf-und-ab- beziehungsweise Hin-und-her-Bewegung mit Ihren Fingern oder Ihren Handflächen im Bereich der Vulva, kann die Klitoris zum Singen bringen. Diese Bewegungen funktionieren natürlich auch direkt bei der Klitoris, sofern dies gewünscht wird.

Insiderbericht: Möchten Sie danach versuchen, mit Ihren Fingern in Ihre Partnerin einzudringen, werden Sie vielleicht gar kein zusätzliches Gleitmittel mehr benötigen. Denn zu diesem Zeitpunkt hat sich der Scheidenkanal vermutlich bereits erweitert, um Sie in sich aufzunehmen. Beginnen Sie damit, dass Sie einen Finger langsam, Stück für Stück hineinschieben (die Handfläche zeigt dabei nach oben). Sind Sie bis zum großen Fingerknöchel eingedrungen, wackeln Sie mit Ihrem Finger, als ob Sie sagen wollten „Komm her". Und wissen Sie was? Damit haben Sie wahrscheinlich ihren G-Punkt massiert! Der ist nämlich kein Mythos und eigentlich auch gar nicht so schwer zu finden, oder? Stimulieren Sie ihn weiter und Ihre Partnerin wird sich vor Lust winden. Drehen und wenden Sie Ihren Finger, während sie ihn mit ihrer Scheide „umarmt". Dringen Sie mit Ihrem Finger etwas tiefer ein und ziehen Sie ihn dann wieder heraus. Etablieren Sie dabei einen Rhythmus, der für Ihre Geliebte angenehm ist. Wedeln Sie mit Ihrem Finger in einer Ts-ts-ts-Bewegung hin und her oder ziehen Sie ihn heraus und fahren Sie mit ihm in einer flüssigen Bewegung ihre Vulva entlang und rund um ihre Klitoris, ehe Sie ihn wieder in ihre Scheide stecken. Das wird sie nicht nur unglaublich erregen, sondern auch ihre Klitoris für die nächste Bewegung anfeuchten: Ihr Finger befindet sich noch immer in der Scheide Ihrer Partnerin, während Sie mit Ihrem Daumen ihre Klitoris necken und stimulieren. Nehmen Sie dazu die Vorhaut zwischen Ihren Daumen und den Finger in der Scheide und massieren Sie sie. Dann heben Sie Ihren Daumen an und dringen mit Ihrem Finger schnell noch ein wenig tiefer ein. Bringt das Ihre Geliebte zum Stöhnen?

Alle drin: Wenn Sie die Ein-Finger-Möglichkeiten zur beiderseitigen Zufriedenheit genutzt haben (während Sie mit der anderen Hand den Rest des Körpers Ihrer Partnerin liebkost haben, speziell ihren Po), können Sie zum Daumen, zwei oder sogar drei Fingern übergehen – lassen Sie sich auch hierbei von den Reaktionen Ihrer Partnerin leiten. (Presst sie ihr Becken gegen Ihre Hand, können Sie davon ausgehen, dass alles in Ordnung ist; zieht sie es weg, sollten Sie Ihre Bewegungen neu justieren oder mehr Gleitgel verwenden.) Der Fingerfick mag altmodisch sein, aber er ist heute noch genauso effektiv wie damals. Haben Sie mehrere Finger in ihr, können Sie neue Bewegungen ausprobieren: Spreizen Sie Ihre Finger leicht und ziehen Sie sie wieder zusammen, reiben Sie sie aneinander, überkreuzen Sie sie, drehen und wenden Sie sie. Und während die eine Hand in Ihrer Partnerin beschäftigt ist, verwenden Sie die andere, um eine ihrer Brüste zu streicheln, ihre Brustwarze zu kneifen, ihr über das Haar zu streichen, sie am Rücken zu kitzeln oder ihre Klitoris zu stimulieren (auch mit der Zunge). Konzentrieren Sie sich dabei nicht zu sehr auf den Scheidenkanal, sondern verwöhnen Sie die gesamte Vulva. Seien Sie dabei kreativ, aber auch fürsorglich und achten Sie auf die Reaktionen Ihrer Partnerin.

Die andere Seite: Vorausgesetzt, Sie fühlen sich beide mit einem Ausflug in die Po-Region wohl, kann das eine echte Bereicherung für Ihr Vorspiel bedeuten. Beginnen Sie damit, Ihre Finger über ihr Perineum gleiten zu lassen (das zarte Gewebe zwischen ihrem Scheideneingang und dem Anus). Sowohl bei Männern als auch bei Frauen ist diese Region extrem empfindlich, da sie direkt mit dem Schwammgewebe verbunden ist, das Sie die ganze Zeit stimuliert haben. Das Perineum verträgt einen gewissen Druck, sodass Sie hier etwas kräftiger zu Werke gehen können. Verwenden Sie dabei ihre natürliche Gleitflüssigkeit oder etwas Gleitgel, damit Sie Ihre Finger trotzdem sanft in Richtung Anus bewegen können. Lassen Sie anschließend Ihre Finger immer wieder über die gesamte Länge ihres Perineums gleiten und genießen Sie dessen samtig-zarte Beschaffenheit und die Nähe zu allen ihren Körperöffnungen, die Sie willkommen heißen.

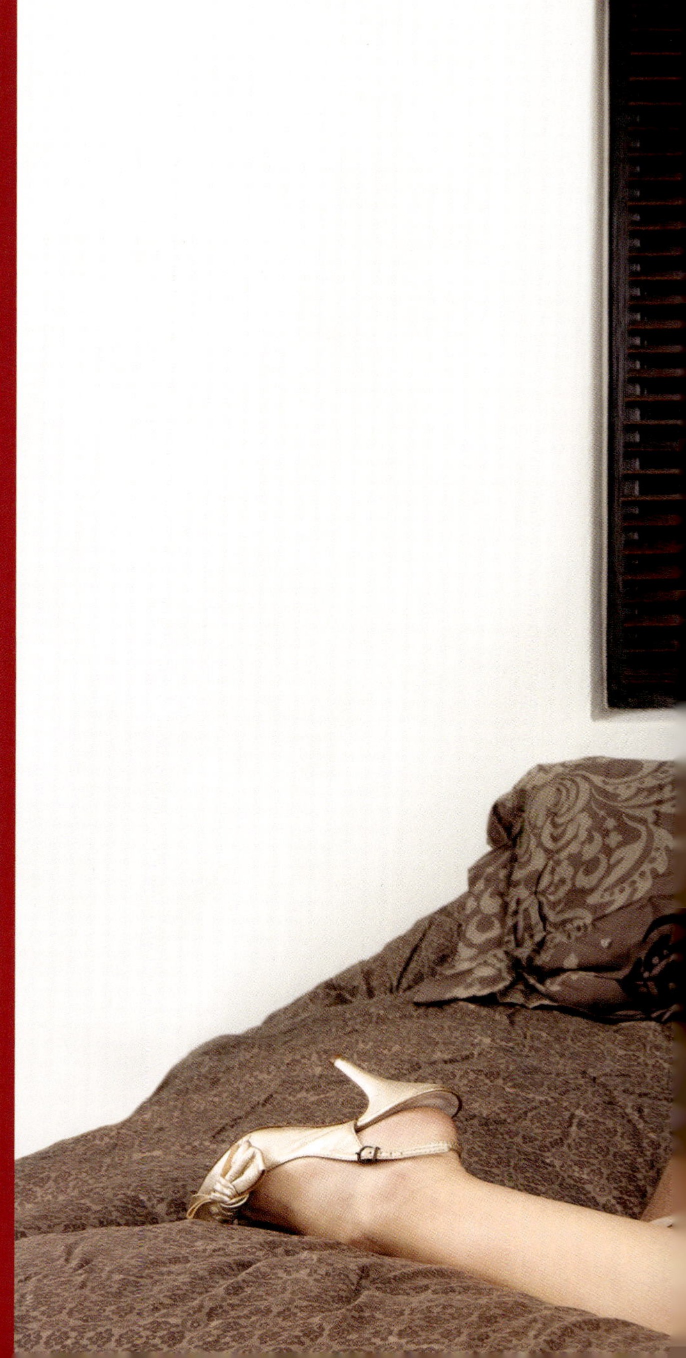

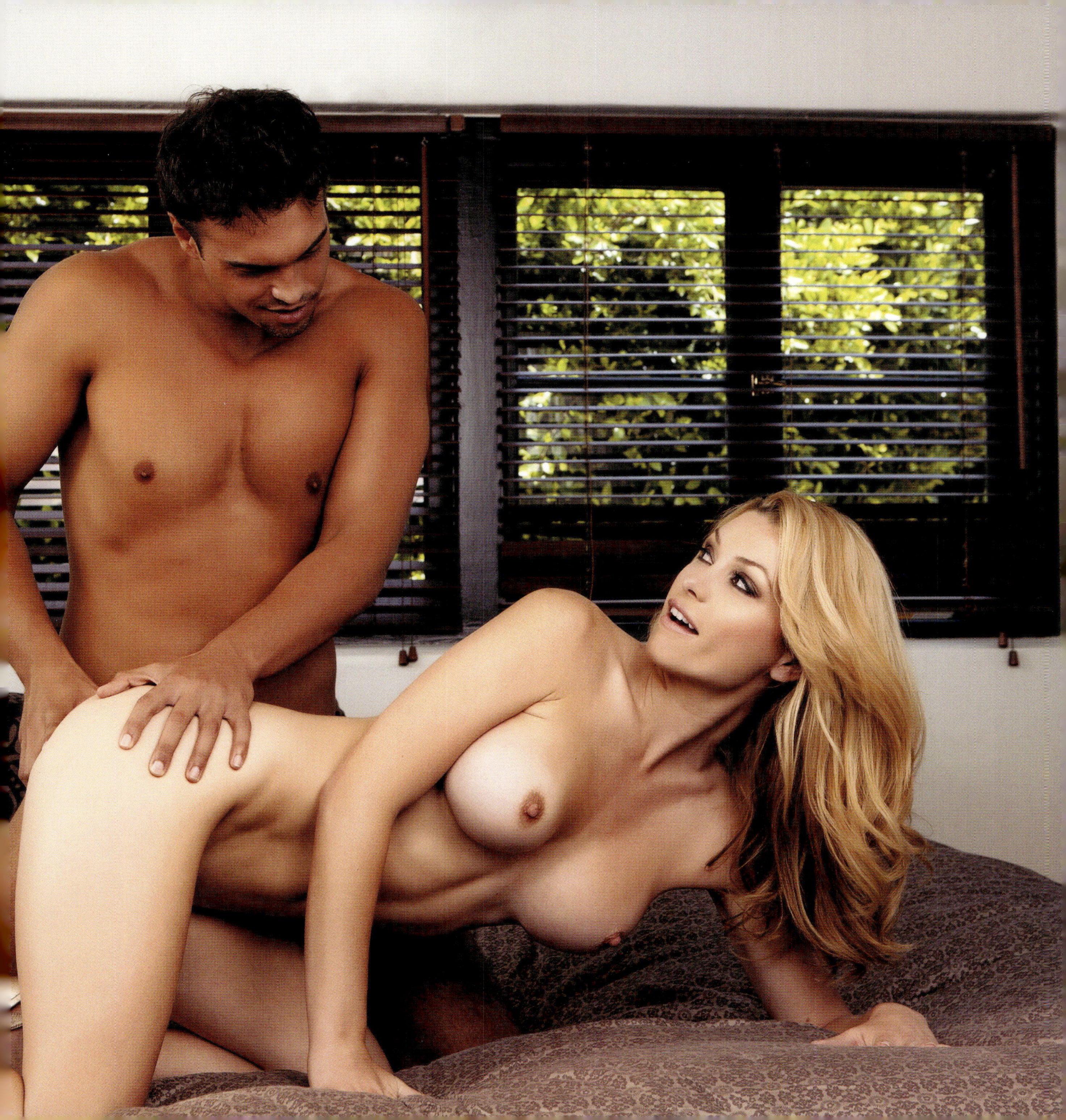

Anale Freuden leicht gemacht: Analspiele sind sowohl für Männer als auch für Frauen eine ähnlich erregende Erfahrung (obwohl die Männer in der Regel größere Vorbehalte diesbezüglich haben – über die Rolle der Prostata sprechen wir gleich noch). Wenn Sie offen mit Ihrer Partnerin kommunizieren, wissen Sie, ob sie bereit dafür ist. Und falls ja, werden Sie beide eine Menge Spaß haben. Positionieren Sie Ihre Partnerin so, dass sie flach auf dem Rücken liegt oder mit angehobenem Gesäß; dass sie auf der Seite liegt und Sie sich entweder vor oder hinter ihr befinden; dass sie über Ihren Knien liegt, so als wollten Sie ihr den Hintern versohlen. Aber auch jede andere Stellung, die für Sie beide bequem ist und in der Sie ihren Po gut erreichen können, ist in Ordnung. Überzeugen Sie sich davon, dass alles sauber und ausreichend feucht ist. Wenn Sie sich wohler fühlen, verwenden Sie einen Latexfingerling (ein kleines „Kondom" für den Finger, das in Sexshops und Apotheken erhältlich ist). Beginnen Sie damit, einen Finger über ihre Analöffnung gleiten zu lassen, und necken Sie diese. Das hilft ihr dabei, sich dort zu entspannen. Da wir gewohnt sind, dass etwas aus ihm herauskommt statt in ihn hinein, kann es sein, dass sich Ihre Partnerin verkrampft, wenn Sie dort Einlass begehren. Das ist eine ganz natürliche Reaktion. Geben Sie ihr etwas Zeit, flüstern Sie ihr etwas Aufmunterndes ins Ohr und fahren Sie mit Ihren Liebkosungen fort. Dann wird sie sich schnell entspannen.

Sich hineinwagen: Wenn Sie das Gefühl haben, dass Ihre Partnerin bereit ist, führen Sie sanft eine gut angefeuchtete Fingerkuppe ein – nur ein kleines Stück weit. Entspannt sich der Schließmuskel weiter oder werden Sie hinausgedrückt? Halten Sie Ihren Finger still, bis sich der Anus öffnet. Dann drehen Sie ihn ein wenig, immer Ausschau halten, wie Ihre Partnerin darauf reagiert. Wiegen und streicheln Sie sie mit Ihrer anderen Hand, damit sie sich sicher und behütet fühlt. (Liegt sie mit dem Gesicht nach unten, legen Sie Ihre Hand auf ihren Bauch. Das beruhigt und ist auch später praktisch, wenn Sie mehr Druck ausüben möchten. Reckt sie ihren Po in die Höhe, streicheln Sie ihre Brüste. Und wenn sie auf Ihrem Schoß sitzt, legen Sie Ihren Arm um ihre Hüfte.) Verläuft alles problemlos, dringen Sie tiefer ein und verstärken Sie Ihre Bewegungen. Wie immer beim Sex – aber vor allem bei Analspielen – gibt es kein richtiges oder falsches Gefühl beziehungsweise keinen richtigen oder falschen Verlauf. Es geht in erster Linie darum, dass Sie sich beide wohl und befriedigt fühlen.

Einführung zum Thema Oralsex – für ihn

Wie bereits zu Beginn angedeutet, werden wir uns in diesem Buch nicht intensiv mit dem Thema Oralsex beschäftigen, da es den Rahmen sprengen würde. Aber da wir in diesem Kapitel über die Stimulation der weiblichen Geschlechtsorgane sprechen, sähe es komisch aus, wenn wir nicht zumindest kurz darauf eingehen würden. Fertig zum Eintauchen?

Einige Zungenschläge: Ihre Zunge ist genauso beweglich wie Ihre Hände und Finger, also setzen Sie sie selbstbewusst und kreativ ein. Beginnen Sie damit, ihre Schamlippen und den gesamten Bereich der Vulva – vom Anus bis zum Venushügel – mit Ihrer Zunge zu umspielen. Strecken Sie Ihre Zunge dabei so weit wie möglich heraus, um möglichst viel Fläche mit einem Zungenschlag zu erreichen, und arbeiten Sie sich von hinten nach vorn. Etablieren Sie einen langsamen, stetigen Rhythmus und steigern Sie schrittweise das Tempo. Auch hier gilt: Achten Sie bei allem, was Sie tun, auf die Reaktionen Ihrer Partnerin – manche Frauen schätzen diese Art der Stimulation am meisten und kommen allein dadurch zum Orgasmus.

Der Rundlauf: Versteifen Sie die Zunge und erkunden Sie nur mit der Spitze die Falten und Furchen rund um ihre Schamlippen und umkreisen Sie den Scheideneingang. Anschließend biegen Sie ihre Beine nach hinten, sodass Ihr Gesäß freiliegt, und lassen Ihre Zunge in Richtung des Anus wandern. Verweilen Sie dort einen Moment, ehe Sie wieder zu den Schamlippen zurückkehren und diese sanft umzüngeln.

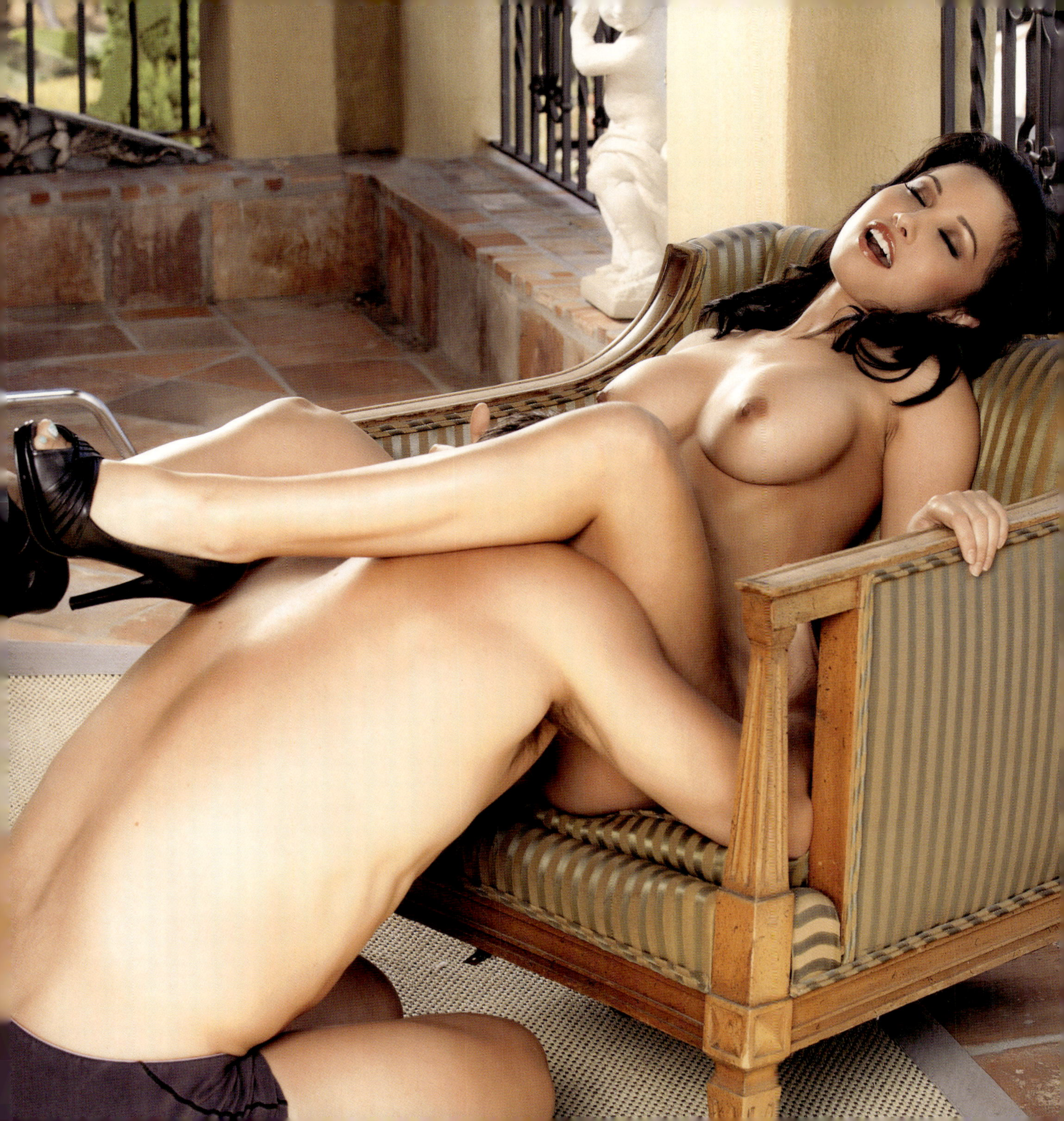

Der Wackler: Vielleicht üben Sie diese Technik erst in ihrem Mund, um warm zu werden: Bewegen Sie Ihre Zunge von einer Seite zur anderen so schnell Sie können. Jetzt tun Sie das Gleiche bei ihren Schamlippen. Beginnen Sie am unteren Ende und arbeiten Sie sich kontinuierlich nach oben bis zur Klitoris. (Wenn der direkte Kontakt zu viel für Ihre Partnerin ist, beschränken Sie sich auf die Klitorisvorhaut – es wird ihr trotzdem durch und durch gehen.) Stimulieren Sie auf diese Weise die gesamte Region zwischen ihrem Bauch und ihren Pobacken.

Tiefe Stöße: Ihre Zunge ist nicht Ihr Penis, aber Sie können sie wie Ihren Penis einsetzen. Die Empfindungen dabei unterscheiden sich, sind aber ebenfalls wunderbar. Stoßen Sie mit Ihrer Zungenspitze in ihre Vagina und steigern sie allmählich Druck und Tiefe. Wechseln Sie zwischen dieser Art der Stimulation und dem Umkreisen des Scheideneingangs sowie dem Lecken der Klitoris.

Mund und Hand: Es gibt keinen Grund, warum Sie Ihre Partnerin nicht gleichzeitig mit Mund und Hand verwöhnen sollten. Benutzen Sie Ihre Hände, um ihre Schamlippen zu spreizen und zu streicheln, während Sie mit Ihrer Zunge die inneren Regionen erkunden. Oder führen Sie einen Finger in ihre Vagina ein, während Sie diese mit Ihrer Zunge umkreisen. Eine andere Möglichkeit: Führen Sie die Spitze Ihres Daumens ein und drücken Sie nach unten, während Sie mit Ihrer Zunge Druck auf den oberen Teil und die Klitoris ausüben und diese lecken.

Penis-Power

Und während wir uns auf dem schmalen Grat zwischen Vorspiel und Sex bewegen: Wussten Sie eigentlich, dass Sie mit Ihrem Penis nicht unbedingt in die Frau eindringen müssen, um ihn als Lustinstrument einsetzen zu können? Gehen Sie kreativ mit Ihrem Zauberstab um und treiben Sie Ihre Partnerin damit zum Wahnsinn.

Nehmen Sie Ihren (inzwischen steifen) Penis in die Hand und schwingen Sie ihn wie ein Schwert, beginnend bei ihrem Bauchnabel. Drücken Sie die Spitze hinein und gleiten Sie langsam nach unten zu ihrem Venushügel, in den Sie nach Belieben stechen und ihn umkreisen. Vollführen Sie einige sanfte Hiebe und umkreisen Sie anschließend ihre Scheide, wo Sie mit den Schamlippen spielen und die Klitoris necken. Vielleicht wollen Sie ja sogar ein wenig mit ihrem Anus flirten? (Vermutlich hat Ihr Penis mittlerweile etwas Präejakulat abgesondert, sodass die Eichel feucht ist. Wenn nicht, verwenden Sie etwas Speichel oder ein leichtes Gleitgel.) Drehen Sie Ihre Partnerin auf den Bauch und versohlen Sie ihr mit Ihrem Penis den Hintern oder wedeln Sie mit Ihrem Penis über ihre geschwollenen Schamlippen, bis sie um mehr bettelt.

Der Lust-Guide für Frauen

Okay, meine Damen, jetzt sind Sie an der Reihe. Hier ist Ihr Leitfaden für den Körper Ihres Geliebten, der Ihnen alle in diesem Zusammenhang wichtigen Teile zeigt (siehe Zeichnung):

So sieht Ihr Partner also aus. Einige der Informationen mögen Ihnen zu detailliert erscheinen, aber denken Sie daran, dass die Stimulation der äußeren Körperteile auch Druck auf das ausüben kann, was auf der Innenseite liegt. Deshalb ist es wichtig, zu wissen, wo sich was befindet und wie es sich anfühlt. (Vielleicht schauen Sie sich die Zeichnung ja zusammen mit Ihrem Partner an, da viele Männer nicht mehr über ihren Körper wissen als Sie.) Bei Männern befinden sich mehr Geschlechtsorgane außerhalb des Körpers als bei Frauen, was jedoch nicht heißt, dass sie nicht genauso geheimnisumwittert sind.

Ob Ihr Geliebter beschnitten ist oder nicht, spielt in diesem Fall keine große Rolle. Besitzt er seine Vorhaut noch, beziehen Sie sie einfach in Ihr Spiel ein, indem Sie sie auf und ab bewegen. Hat er keine Vorhaut mehr, stimulieren Sie den Schaft und die Eichel direkt mit Ihren Händen oder Ihrem Mund. Beides fühlt sich für ihn fantastisch an. Die meisten Männer stimmen zudem überein, dass die Vorhaut die sexuelle Empfänglichkeit des Mannes weder herabsetzt noch fördert (und wenn es sich tatsächlich ein wenig anders anfühlt, wird Ihr Partner es nicht merken, da ihm in der Regel der Vergleich fehlt). Also legen wir los:

Nur schauen: Beginnen Sie damit, zunächst einmal nur zu schauen. Spreizen Sie die Beine Ihres Geliebten, knien Sie sich dazwischen und betrachten Sie seine Männlichkeit. Egal ob sein Penis zu diesem Zeitpunkt schlaff, halb erigiert oder steinhart ist, Ihr liebevoller Blick wird ihn – und Sie – erregen. Erkunden Sie seinen Penis, streichen Sie über sein Schamhaar und liebkosen Sie zärtlich seine Hoden. Das führt dazu, dass sich der Hodensack dehnt und in Richtung Unterleib verlagert und das Blut die gesamte Genitalregion durchflutet.

Damit es flutscht: Bevor Sie Hand an Ihren Partner anlegen, sollten Sie noch einmal zum Gleitgel greifen. Im Gegensatz zu Ihnen sondert Ihr Geliebter nur sehr wenig Sekret ab, das Präejakulat (auch Glücks- oder Lusttropfen) genannt wird. Dementsprechend benötigen seine Kurbelwelle und sein Getriebe etwas Öl, damit sie funktionieren – genau wie beim Auto. Sind Ihre Hände ausreichend feucht (Sie werden vermutlich beide benutzen), beginnen Sie mit dem naheliegendsten Teil: dem Penisschaft.

Ring frei: Formen Sie mit Daumen und Ringfinger einen Kreis („Okay-Zeichen") und umfassen Sie damit das untere Ende des Schafts, am Übergang zum Hodensack. Anschließend fahren Sie mit leichtem Druck den Schaft auf und ab. Stoßen Sie auf die Kranzfurche, die den Schaft mit der Eichel verbindet, erhöhen Sie den Druck ein wenig, da dieser Teil besonders empfindlich ist, insbesondere das Frenulum. (Diese ultimative Art der Stimulation führt bei den meisten Männern zum Orgasmus, aber so weit sind wir noch nicht.) Variieren Sie von Zeit zu Zeit Druck und Geschwindigkeit, achten Sie aber darauf, einen Rhythmus zu finden, der für ihn angenehm ist.

Fliegende Fäuste: Als Nächstes führen Sie die gleiche Bewegung mit der ganzen Hand aus. Befeuchten Sie gegebenenfalls noch einmal Ihre Hände und achten Sie sorgfältig auf seine Reaktionen. Wenn Sie ihn nur erregen, nicht aber zum Höhepunkt bringen wollen (was beim Vorspiel üblicherweise der Fall ist), bremsen Sie sich oder wechseln Sie die Technik, sobald Sie merken, dass er auf den Orgasmus zusteuert. Sie sind sich nicht sicher? Fragen Sie ihn ...

Die Rhythmus-Sektion: Etablieren Sie einen angenehmen Rhythmus, während Sie seinen Penis mit Ihrer Hand bearbeiten, und bleiben Sie eine Weile dabei. Wechseln Sie hin und wieder die Hand oder verwenden Sie beide Hände kurz nacheinander. Sie können auch nur die Abwärtsbewegung ausführen, aber passen Sie auf, dass er dabei nicht zu schnell kommt.

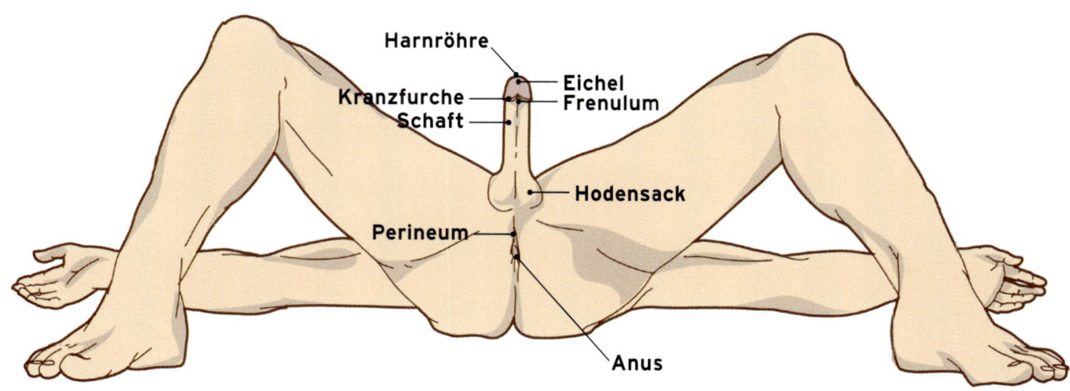

Let's do the Twist: Kombinieren Sie die Auf-und-ab-Bewegung Ihrer Hände mit einer Drehbewegung oder bauen Sie eine „Trommelbewegung" mit ein, indem Sie den Druck variieren, den Sie nacheinander mit den einzelnen Fingern ausüben.

Weniger ist manchmal mehr: Konzentrieren Sie sich zur Abwechslung stärker auf die Penisunterseite. Fahren Sie mit einem Finger erst gerade von oben nach unten, dann in Schlangenlinien. (In Bezug auf die Penisunterseite kann weniger mehr sein – gehen Sie also behutsam vor, es sei denn, Ihr Partner bittet Sie um das Gegenteil.) Umkreisen Sie mit Ihrer Fingerspitze immer wieder die Eichel und die Kranzfurche. Nutzen Sie seine Lusttropfen dabei als natürliches Gleitmittel.

Der Schraubverschluss: Stellen Sie sich vor, seine Eichel wäre der Verschluss eines Glases oder einer Flasche, und führen Sie mit Ihrer Hand (vorsichtig!) eine entsprechende Drehbewegung aus, um ihn zu öffnen beziehungsweise zu schließen.

Ball-Spiele: Zeit, seinem Schaft eine kleine Pause zu gönnen? Dann wenden Sie sich seinen Hoden zu, denn auch sie sind sehr reizempfindlich. Nehmen Sie einen in jede Hand und spüren Sie seine Form, sein Gewicht und seine Textur, die an die Haut einer Orange erinnert. Der Hodensack verfügt wie der Penis über eine Menge Hautreserven, sodass er sich ausdehnen und zusammenziehen kann. Im Normalzustand hängt er lose und schlaff herunter. Bei Erregung jedoch schwillt er an und verlagert sich Richtung Unterleib. Oftmals ist einer der Hoden größer, aber trotzdem sind beide gleich empfänglich für Stimulation. Also streicheln Sie sie, lassen Sie sie in Ihrer Hand kreisen und fahren Sie mit Ihren Daumen rund um die Peniswurzel. Denken Sie jedoch daran, dass Ihr Partner an den Hoden kitzelig sein kann.

Der Pfad der Lust: Erkunden Sie sein Perineum, den Bereich zwischen der Peniswurzel und dem Anus. Beginnen Sie damit, Ihre Finger darübergleiten zu lassen. Das Perineum verträgt einen gewissen Druck, sodass Sie hier etwas kräftiger zu Werke gehen können. Verwenden Sie dabei etwas Gleitgel, damit Sie Ihre Finger trotzdem sanft in Richtung Anus bewegen können. Fahren Sie mit Ihren Fingern auf und ab und genießen die samtig-zarte Textur.

Der männliche G-Punkt: Ein wesentlicher Unterschied zwischen Mann und Frau ist, dass Männer eine Prostata haben. Die sogenannte Vorsteherdrüse ist verantwortlich für einen Teil der Spermaproduktion. Das klingt vielleicht nicht sehr sexy, aber das Stimulieren der Prostata kann extrem lustvoll sein, weshalb der Bereich rund um die Prostata auch als männlicher G-Punkt gilt. Das wiederholte Umkreisen dieser Region unter leichtem Druck kann eine überwältigende neue Erfahrung für Ihren Partner sein – und ihn schneller zum Orgasmus bringen, als Sie bis drei zählen können. Es heißt nicht umsonst: die Prostata melken. Manche Männer können diesen magischen Punkt durch ihr Perineum hindurch fühlen. Versuchen Sie also, ihn zu finden, indem Sie hier zunächst leichten Druck ausüben. Die Stimulation über den Enddarm funktioniert aber auf jeden Fall.

Anale Freuden leicht gemacht: Analspiele eröffnen Ihrem Partner eine ganze Reihe neuer Empfindungen während des Vorspiels. Überzeugen Sie sich als Erstes davon, dass alles sauber und ausreichend feucht ist, dann umkreisen Sie mit Ihrem Finger seinen Anus und necken diesen, damit er sich öffnet.

Sich hineinwagen: Ist Ihr Partner bereit, führen Sie sanft einen gut angefeuchteten Finger ein kleines Stück weit ein. Halten Sie einen Moment still, bis Ihr Partner sich entspannt und öffnet. Dann drehen Sie Ihren Finger ein wenig, immer Ausschau haltend, wie Ihr Partner darauf reagiert. Genießt er Ihr anales Fingerspiel, dringen Sie tiefer ein und verstärken langsam Ihre Bewegungen.

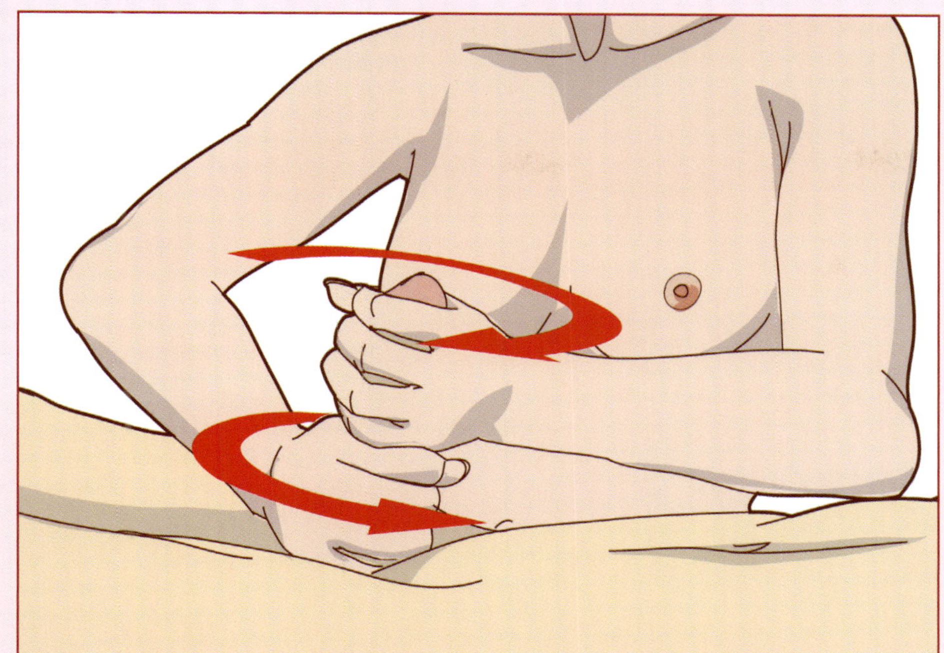

Let's do the Twist
Kombinieren Sie die Auf-und-ab-Bewegung Ihrer Hände mit einer Drehbewegung. Das wird seine Erregung deutlich steigern. Sorgen Sie dabei für ausreichend Feuchtigkeit.

Der Pfad der Lust
Erkunden Sie mit Ihrer Hand sein Perineum, den Bereich zwischen der Peniswurzel und dem Anus.

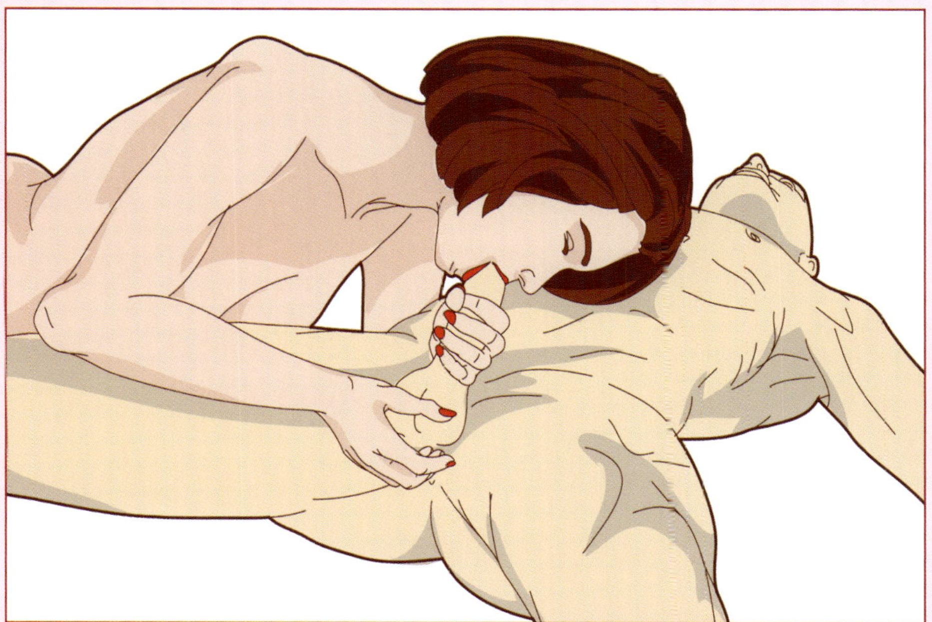

Einführung zum Thema Oralsex – für sie

Wie ich bereits in dem Abschnitt für Männer geschrieben habe, wäre es falsch, das Thema Oralsex an dieser Stelle auszusparen, obwohl das Buch sich damit eigentlich nicht befasst. Deshalb hier einige grundlegende Techniken, die Sie anwenden können, wenn die Party richtig losgeht:

Der Gipfel der Lust: Ergreifen Sie mit einer Hand seinen Penis und fahren Sie mit der Zungenspitze rund um die empfindliche Eichel. Umkreisen Sie sie, necken Sie sie und schieben Sie Ihre Zungenspitze ein kleines Stück weit in seine Harnröhrenöffnung. Umschließen Sie die Eichel mit Ihren Lippen und saugen Sie daran. Dann umkreisen Sie mit Ihrer Zunge die Kranzfurche, während Sie mit Ihren Lippen seine Eichel auf und ab fahren.

Den Schaft verwöhnen: Umfassen Sie mit Ihrem Daumen und Zeigefinger seinen Penis an der Wurzel, um ihm zusätzliche Stabilität zu verleihen. Nun umkreisen Sie mit Ihrer Zunge seinen Schaft und bewegen sie dabei auf und ab. Immer wenn Sie seine Eichel erreichen, geben Sie ihr mit der flachen Zunge einen Klaps.

Köstlich: Halten Sie Ihre Zunge so flach wie möglich, während Sie die Unterseite seines Schaftes entlanglecken. Beginnen Sie mit einem langsamen, gleichbleibenden Rhythmus und werden Sie dann schneller, während Sie gleichzeitig die Zunge eher spitz machen, um mehr Druck auf das Frenulum ausüben zu können. Legen Sie kurze Pausen ein, um mit Ihrer Zunge seinen Hoden zu erkunden, oder wechseln Sie zwischen der langen Auf-und-ab-Bewegung und kurzen, schnellen Zungenschlägen.

Am Maiskolben knabbern: Möchten Sie einmal etwas anderes ausprobieren? Dann bewegen Sie Ihren Mund und Ihre Lippen so seinen Schaft entlang, als würden Sie an einem Maiskolben knabbern. Nach jedem vierten oder fünften Mal nehmen Sie zudem seine Eichel in den Mund, ehe Sie wieder zu der „Maiskolben-Bewegung" zurückkehren.

Hoden-Lust: Die Hoden können ziemlich mysteriös auf uns Frauen wirken, da wir selbst keine haben – aber sie sind extrem erogen und können geradezu sexy sein. Erkunden Sie sie zunächst mit Ihren Händen. Spüren Sie ihr Gewicht und ihre Form. Streicheln Sie sie sanft mit Ihren Fingern und bringen Sie auch Ihren Mund ins Spiel. Küssen Sie sie, lecken Sie sie ausgiebig oder knuffen Sie sie zärtlich mit Ihrer Zunge. Und keine Bevorzugung: Verwöhnen Sie beide gleich. Sie werden jede Menge positive Resonanz bekommen!

Ideen und Varianten

Nun, da Sie das Wesentliche über die Anatomie des jeweils anderen wissen, hier noch einige weitere Anregungen für Sie beide. Denken Sie sich darüber hinaus eigene Wege aus, um Ihren Partner zu stimulieren. Sicherheit und Vergnügen sollten dabei jedoch immer im Vordergrund stehen.

Nerz & Co.: Außer Ihren bloßen Händen gibt es viele andere Dinge, mit denen Sie Ihren Partner berühren können, um etwas Abwechslung ins Spiel zu bringen und ihm einige wohlige Schauer zu bescheren. Wickeln Sie Ihre Hand beispielsweise in einen Seidenschal oder die Seidenunterwäsche Ihres Partners und stimulieren Sie ihn damit. Sie, meine Damen, können den Seidenschal um seinen Penis und Hodensack wickeln, während Sie, meine Herren, ihn verführerisch über die Klitoris Ihrer Partnerin gleiten lassen können. Haben Sie lange Haare, können Sie auch damit seinen Penis streicheln oder ihn sogar damit auspeitschen. Eine weitere Möglichkeit für die Männer ist, mit einer Perlenkette über die Schenkel, die Schamlippen und die Klitoris zu streichen. (Verwenden Sie jedoch keine echten Perlen, da sie ihre Farbe verlieren könnten.) Erhöhen Sie die Reibung dabei je nach Wunsch.

Tief atmen: Nutzen Sie neben Ihren Händen auch Ihren Atem: Pusten Sie sanft über bestimmte Körperstellen und Ihr Partner wird vor Lust aufstöhnen.

Warme Gefühle: Reiben Sie Ihre Hände aneinander oder wärmen Sie sie über einer Kerze oder Heizung an, bevor Sie Ihren Partner berühren. Die zusätzliche Wärme fühlt sich gut auf der Haut an und wird das innere Feuer nähren, das Sie mit Ihrer Berührung entfachen.

Mal was anderes: Die Harnröhrenöffnung ist für viele ebenfalls eine erotische Stelle. Experimentieren Sie ein wenig. Umkreisen und massieren Sie sie mit einem gut angefeuchteten Finger. Sie können damit sogar ein kleines Stück weit in sie eindringen.

Bloß nicht vergessen: Beziehen Sie auf jeden Fall auch die Pobacken Ihres Partners in das Vorspiel ein – das gilt für Sie beide! Massieren, liebkosen und streicheln Sie sie. Auch sanftes Beißen und kleine Klapse sind erlaubt.

Das Löffelchen: Die meisten Dinge, die Sie von Angesicht zu Angesicht tun können, können ebenso in der Löffelchen-Stellung ausgeführt werden – sowohl im Liegen als auch im Sitzen. Dieses Gefühl des Eingehülltseins und Verschmelzens sorgt für Nähe.

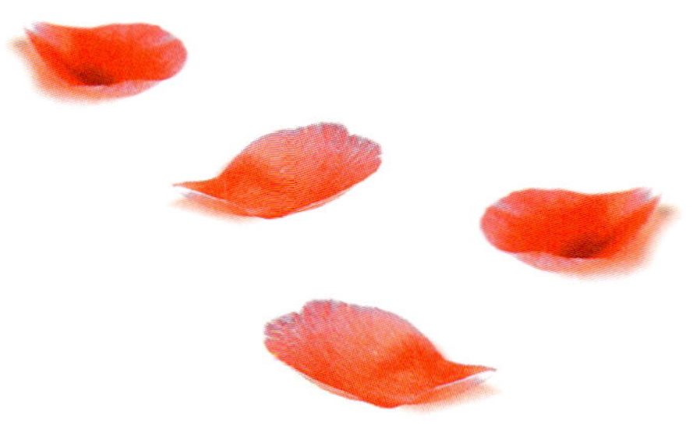

Allein und doch zusammen: Masturbieren als Vorspiel

Lassen Sie uns mit den Fakten beginnen: Selbstbefriedigung kann eine stärkende und tief befriedigende Erfahrung sein. Sie erfahren dabei, wie Ihr Körper reagiert, und es macht Sie empfänglicher für sexuelle Stimulation (also genau das Gegenteil von dem, was einige alten Mythen behaupten). Ich gehe davon aus, dass Sie beide regelmäßig masturbieren und eine Lieblingstechnik haben (oder mehrere). Ist das nicht der Fall und sollten Sie mehr darüber wissen wollen, gibt es einige sehr gute Bücher zu diesem Thema. Trotzdem kann es nicht schaden, seinen Horizont zu erweitern und neue Positionen und Techniken auszuprobieren – allein oder während des Vorspiels.

Macht Sie der Gedanke, sich vor Ihrem Partner selbst zu berühren, nervös, üben Sie vor einem Spiegel. Das hilft Ihnen, sich mit der Idee anzufreunden, und Sie werden darüber hinaus vermutlich auch noch das eine oder andere über Ihren Körper und Ihre Bedürfnisse lernen. Denken Sie daran: Sich selbst zu lieben beginnt damit, sich selbst zu kennen, also genießen Sie Ihr Spiegelbild.

Masturbation als Vorspiel hat mehrere Vorteile: Es ist eine sexy Darbietung für Ihren Partner, die ihm Hinweise darauf gibt, wie und wo Sie gern berührt werden möchten. Und es steigert natürlich Ihre Erregung, da niemand Ihren Körper und Ihre Vorlieben so gut kennt wie Sie selbst. Studien haben gezeigt, dass Menschen, die sich regelmäßig selbst befriedigen, auch mit ihren Sexualpartnern öfter einen Orgasmus erleben. Eigentlich keine große Überraschung ...

Um die Sache ins Rollen zu bringen, setzen Sie sich aufrecht hin oder lehnen Sie sich zurück und fangen an, sich selbst auf die Weise zu streicheln, wie Sie es gern haben. Halten Sie dabei Augenkontakt mit Ihrem Partner. Zu Beginn möchten Sie vielleicht noch einige Kleidungsstücke anbehalten, denn nichts ist aufregender, als sich durch seine Seidenunterwäsche zu streicheln und zu spüren, wie diese allmählich feucht wird. Greifen Sie in Ihren Slip und verbergen Sie so Ihre genauen Bewegungen für eine Weile vor den Blicken Ihres Partners. Zeigen Sie Ihre Gefühle: Sie genießen Ihre Berührungen und das sollten Ihre Augen, Ihre Zunge (lecken Sie Ihre Lippen), Ihr Stöhnen und Ihre Seufzer widerspiegeln.

Nun ist es an der Zeit, sich völlig auszuziehen und Ihrem Partner alles zu zeigen. Verwöhnen Sie, meine Damen, Ihre Schamlippen und Ihre Klitoris mit den Fingern oder der Hand, dann achten Sie darauf, dass er genau sehen kann, was Sie machen und wie schnell. Und Sie, meine Herren, wie mögen Sie es am liebsten? Führen Sie ihr Ihre Lieblingstechnik vor, anstatt nur ihre Bewegungen zu dirigieren.

Denken Sie jedoch daran, dass für oder mit einem Partner zu masturbieren nicht das Gleiche ist, wie es allein zu machen. In letzterem Fall gehen wir manchmal sehr zielorientiert vor, um so schnell wie möglich zu kommen. Das ist aber in der Regel nicht die Absicht, die wir mit dem Vorspiel verfolgen. Lassen Sie sich also Zeit, präsentieren Sie Ihrem Partner Ihre wundervollen Geschlechtsteile und zeigen Sie ihm, wie diese auf die

Stimulation reagieren. Vielleicht möchten Sie dabei zum Orgasmus kommen oder Sie halten ihn zurück, bis er Sie berührt, schmeckt und umfängt.

Sie können sowohl nacheinander masturbieren als auch gleichzeitig, wobei die Wahrscheinlichkeit hoch ist, dass Ihr Partner mitmacht, wenn Sie erst einmal angefangen haben. Und vergessen Sie nicht, Ihren gesamten Körper einzubeziehen. Streicheln Sie Ihre Brust, kneifen Sie Ihre Brustwarzen und lassen Sie Ihre freie Hand über Ihre anderen erogenen Zonen gleiten. Ihr Partner wird sich diese sicher merken.

Was die Position angeht, sind Sie vollkommen frei. (Sollten Sie es allerdings bevorzugen in der Hündchenstellung zu masturbieren oder dabei auf dem Bauch zu liegen, ist es besser, eine Position zu wählen, die etwas mehr Einblick gewährt.) Ob im Sitzen, im Stehen, zurückgelehnt oder auf dem Rücken liegend mit angezogenen Knien – was immer für Sie angenehm ist und Ihrem Partner eine gute Show liefert ist perfekt.

Benutzen Sie normalerweise einen Dildo, einen Vibrator oder ein anderes Sexspielzeug? Dann scheuen Sie sich nicht, das auch jetzt zu tun.

Fantasie und Selbstbefriedigung gehören zusammen – und daran ändert sich nichts, wenn Sie gemeinsam mit Ihrem Partner masturbieren. Lassen Sie Ihrer Fantasie freien Lauf, ob Sie nun an den wilden Sex denken, den Sie gleich mit Ihrem Geliebten haben werden, oder an jemand anders. Ihr Gehirn ist schließlich Ihr erogenstes Körperteil.

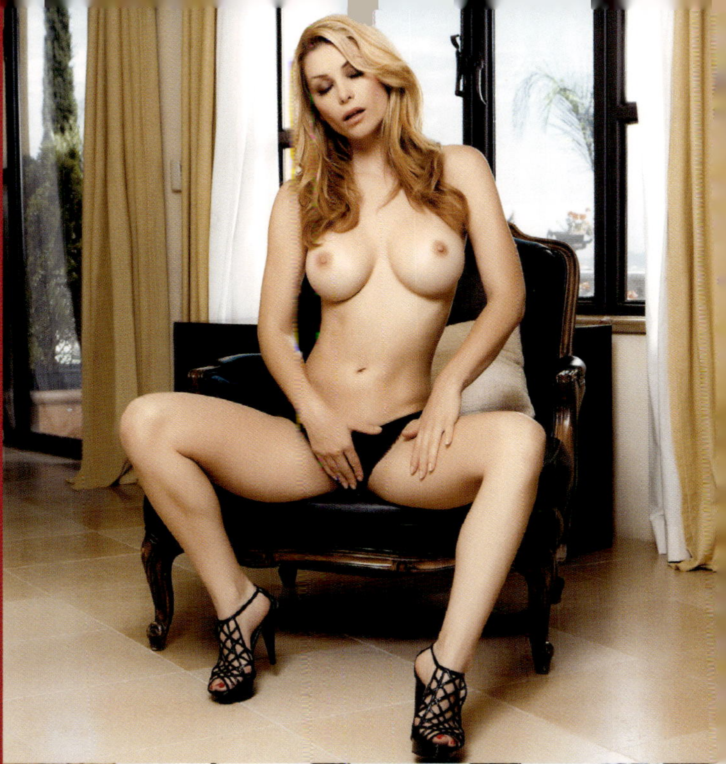

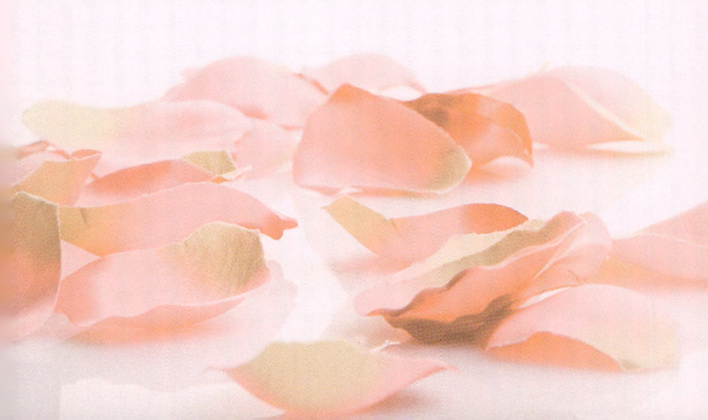

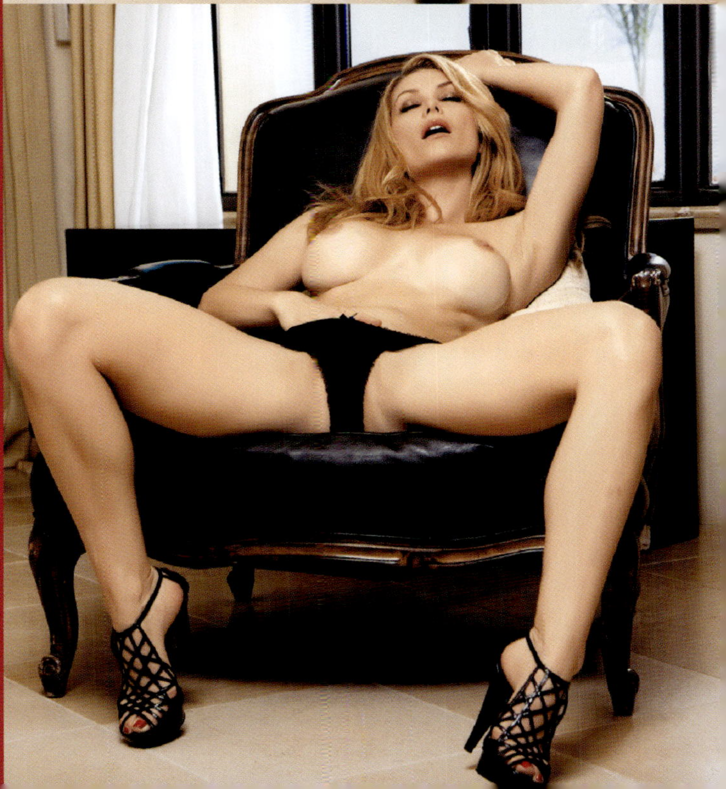

KAPITEL 5

Rollenspiele, die rocken

Nachdem Sie nun Ihr Repertoire an Berührungstechniken vergrößert und eine gute Vorstellung von dem Wann, Wo und Wie eines fantastischen Vorspiels haben, ist es an der Zeit, in die Welt der erotischen Rollenspiele einzutauchen.

Für eine kurze Zeit so zu tun, als sei man jemand anders, kann extrem befreiend wirken. Denken Sie einmal darüber nach: Der Charakter, den Sie darstellen, kann all die Dinge tun, die Sie niemals tun würden! In eine Rolle zu schlüpfen kann Ihnen helfen, Ihre Hemmungen während dieser Zeit abzulegen und neue Wege zu gehen – und es gibt Ihrem Partner die Möglichkeit, Spaß mit einem „Fremden" zu haben!

Rollenspiele sind ein großartiges Mittel, um Ihre Beziehung etwas aufzufrischen und der Routine ein Schnippchen zu schlagen. Besprechen Sie diese Idee mit Ihrem Partner und denken Sie sich einige Szenarien aus, die Ihnen Spaß machen würden.

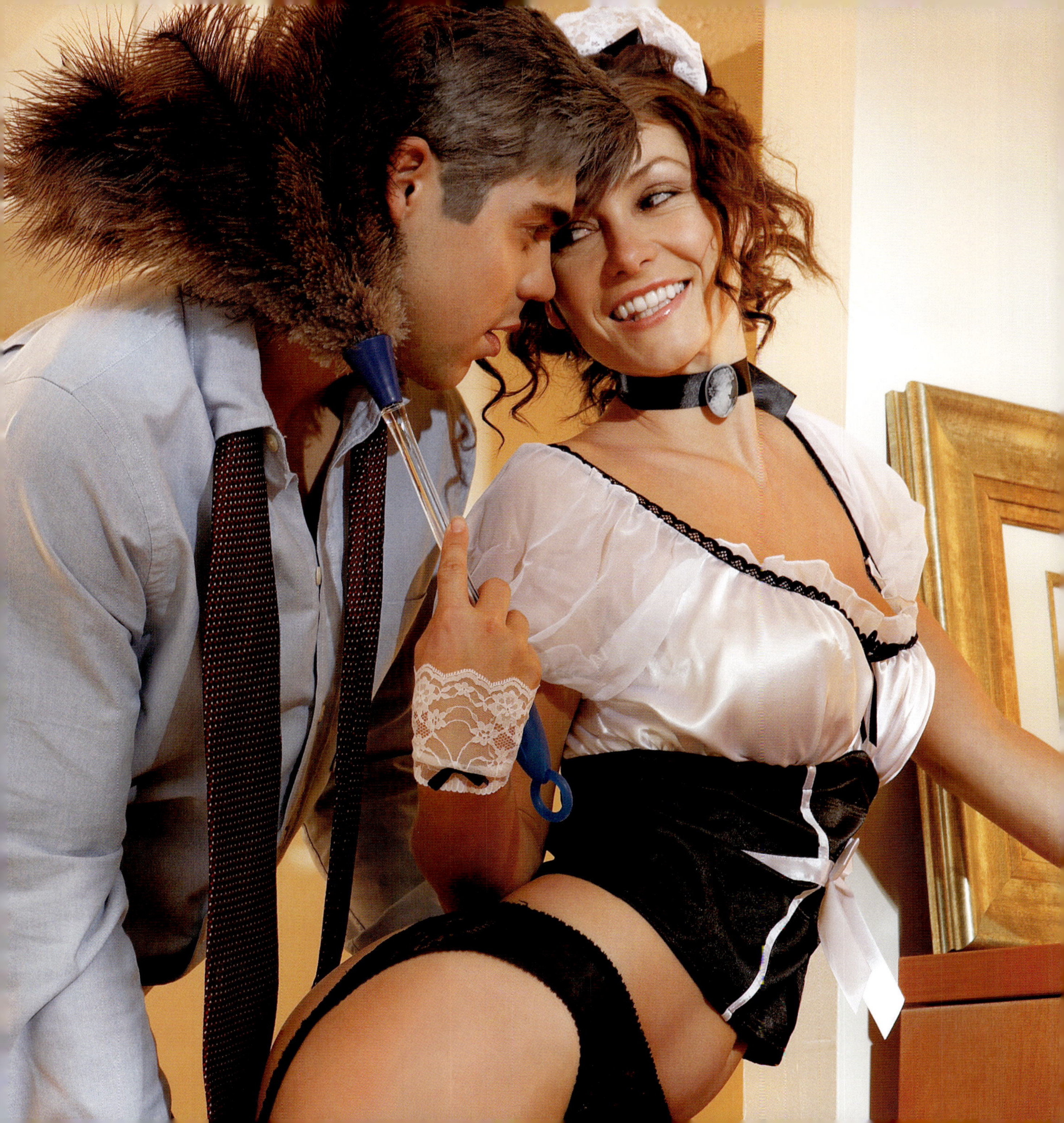

Rollentausch

Eine Möglichkeit, das Thema Rollenspiele anzugehen, ist, einfach mal die Rollen zu tauschen. Sie übernehmen seine Rolle und er Ihre. Und, Jungs, wenn ihr denkt, dass es sich komisch anfühlt, so zu tun, als wärt ihr eure Geliebte (ob nun mit Klamotten, Schuhen und Make-up oder ohne), dann macht euch auf eine Überraschung gefasst. Besonders wenn sie wie ihr ins Zimmer stolziert kommt und euch genau auf die Weise behandelt, wie sie es eigentlich gern hat. „Hey, Süße, komm und gib deinem Mann einen Kuss." Dieser Satz reicht, um den Ball ins Rollen zu bringen, und ehe ihr darauf gefasst seid, findet Ihr euch auf dem Bett wieder und werdet von eurer „männlichen" Partnerin begrapscht. Sie, meine Damen, sollten versuchen, völlig in Ihrer neuen Rolle aufzugehen, inklusive der zusammengerollten Socke in der Unterhose, die Sie verheißungsvoll gegen seinen Unterleib pressen können, während Sie seine Hände über seinem Kopf festhalten und ihn nach allen Regeln der Kunst verführen.

Die Sachen aus ihrem Kleiderschrank anzuziehen kann Spaß machen, Jungs. Das Gefühl ihrer Seidenunterwäsche oder ihres Nachthemds auf eurer Haut und der Hauch ihres Geruchs, der ihm anhaftet, werden euch zusätzlich erregen. Betritt eure Geliebte dann das Schlafzimmer, geht auf eure hübschen Knie und bietet ihr den besten Blowjob an, den sie jemals bekommen hat – und tut es, genau wie sie es tun würde.

Dieses spezielle Rollenspiel hat nichts mit Transvestismus zu tun. Es ist lediglich eine kleine Übung in Sachen Empathie, gewürzt mit Ihren Fantasien von dem, was Sie tun würden, wenn Sie er beziehungsweise sie wären. Genau wie in dem Masturbationsspiel im vorangegangenen Kapitel ist es eine Möglichkeit, mehr darüber zu erfahren, was Ihren Partner antörnt – dieses Mal, indem Sie sehen, wie er oder sie sich verhalten würde, wenn die Rollen vertauscht wären.

Fantasie-Dreier

Sie sind vielleicht noch nicht bereit für einen echten Dreier, aber Sie können so tun, oder? Dieses Szenario kann, sofern Sie voll und ganz darin aufgehen, sehr erregend und befriedigend für Sie beide sein.

Entscheiden Sie als Erstes, wer die Führung übernehmen soll. (In unserem Beispiel haben Sie das Sagen, meine Damen.) Manövrieren Sie Ihren Partner ins Schlafzimmer und sorgen Sie dafür, dass er es bequem hat. Ein spezielles Outfit ist nicht nötig, ich schlage wenig bis gar keine Kleidung vor. Als Nächstes dimmen Sie das Licht und verbinden ihm die Augen. Sagen Sie ihm, dass Sie ihm die Überraschung nicht verderben wollen. Anschließend erzählen Sie ihm, dass Sie eine zweite Frau für einen flotten Dreier eingeladen haben und dass sie bereits im Gang wartet. Bevor Sie sie jedoch „hereinlassen", beschreiben Sie sie ihm ausführlich: dunkle Augen, lange blonde Haare, mit wohlgeformten Brüsten und einem knackigen Hintern, Minirock, Seidenunterwäsche – was immer ihn antörnt. Es kann sich dabei um eine vollkommen fremde Person handeln oder um jemanden, von dem Sie glauben, dass er seine Fantasie anregt, zum Beispiel eine Schauspielerin oder die Bedienung aus Ihrem gemeinsamen Lieblingsrestaurant. Dann bitten Sie sie herein, stellen sie Ihrem Geliebten vor und schließen die Tür hinter ihr.

Da seine Augen verbunden sind, müssen Sie ihm alles, was vor sich geht, genau beschreiben, und zwar aus Sicht beider Protagonistinnen. „Angelika sieht heute Abend fantastisch aus. Sie trägt enge Jeans, High Heels aus schwarzem Leder und eine durchsichtige Seidenbluse, die ich gerade aufknöpfe. Mmmm, Ihre Brüste fühlen sich fantastisch an, so weich und rund ..." Erzählen Sie ihm, wie sich Ihre neue Freundin langsam auszieht und sich ihm nähert, während Sie es in Wirklichkeit selbst tun.

Versuchen Sie, dabei so glaubhaft wie möglich zu sein, und nutzen Sie die Möglichkeiten, die Ihnen Ihre Rolle bietet. Brechen Sie aus Ihren gewohnten Bahnen aus und probieren Sie einige neue Techniken, wenn Sie ihn berühren. Er muss wirklich das Gefühl haben, er wird von jemandem verwöhnt, den er noch nie in seinem Leben getroffen hat. Sind Sie in Bezug auf seine Hoden und seinen Po sonst eher zurückhaltend, stürzen Sie sich mit Genuss auf sie. Sind Sie normalerweise eher der stille Typ, stöhnen und keuchen Sie ausgiebig, während Sie bei ihm zugange sind. Lassen Sie Ihre Brüste über seinen wartenden Lippen baumeln und befehlen Sie ihm, an Ihren Brustwarzen zu saugen.

Seien Sie *tatsächlich* jemand anders und genießen Sie die Macht und die Freiheiten, die Ihnen das Rollenspiel ermöglicht.

Sagen Sie ihm, dass es heute nur um sein Vergnügen geht und dass er sich keine Gedanken um Sie machen soll. Sagen Sie ihm auch, wie sehr Ihr „Dreier" Sie erregt: „Zu sehen, wie Angelika dir einen runterholt, macht mich total heiß. Meine Muschi ist schon so feucht, dass ich zu tropfen anfange. Möchtest du probieren?" Gleichzeitig schöpfen Sie die Rolle der aktiven Partnerin bis zum Maximum aus: Verwöhnen Sie seinen Penis mit der einen Hand und seinen Anus mit der anderen. Drücken Sie seine Pobacken, während Sie seinen Penis tief in Mund nehmen, und versuchen Sie, ihn während des Herausgleitens mit Ihren Lippen festzuhalten. Machen Sie mit Ihren Händen und Ihrem Mund so viele Dinge gleichzeitig wie möglich, um ihm das Gefühl zu geben, dass wirklich zwei Frauen anwesend sind.

Können Sie sich vorstellen, dass ihm das Bild von zwei Frauen, die sich gegenseitig verwöhnen, gefällt (und welchem Mann gefällt das nicht?), dann sagen Sie ihm, dass Sie Gefallen an Ihrer neuen Freundin gefunden haben und dass Sie nun an der Reihe sind. Beschreiben Sie ihm, was Sie beide tun. Küssen Sie sich leidenschaftlich? Streicheln Sie sich gegenseitig die Brüste und die Pobacken? Lecken Sie sich gegenseitig? Wenn Sie möchten, können Sie sich währenddessen selbst berühren (dann ist das Stöhnen und Keuchen nicht nur gespielt) und auch Ihren Mann dazu auffordern. So werden Sie beide schnell in Ekstase geraten, verloren in der Fantasie Ihres perfekten Dreiers.

Das Erschaffen dieser dritten Person verlangt ein wenig Kreativität, aber es ist die Mühe in jeder Hinsicht wert. Zum Abschluss bitten Sie die Fremde, zu gehen (bildlich gesprochen), und fallen mit neu gewonnener Lust über Ihren Partner her, nachdem Sie ihn von seiner Augenbinde befreit haben.

Das nächste Mal sind *Sie* dann diejenige, welche die Augenbinde trägt, und Ihr Partner lädt einen Überraschungsgast ein – egal ob männlich oder weiblich!

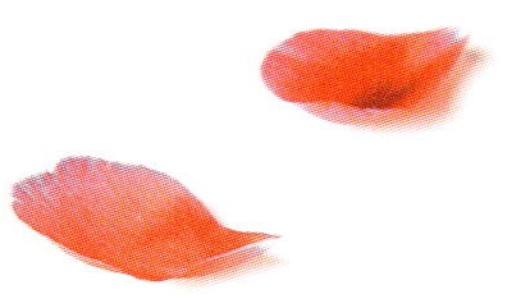

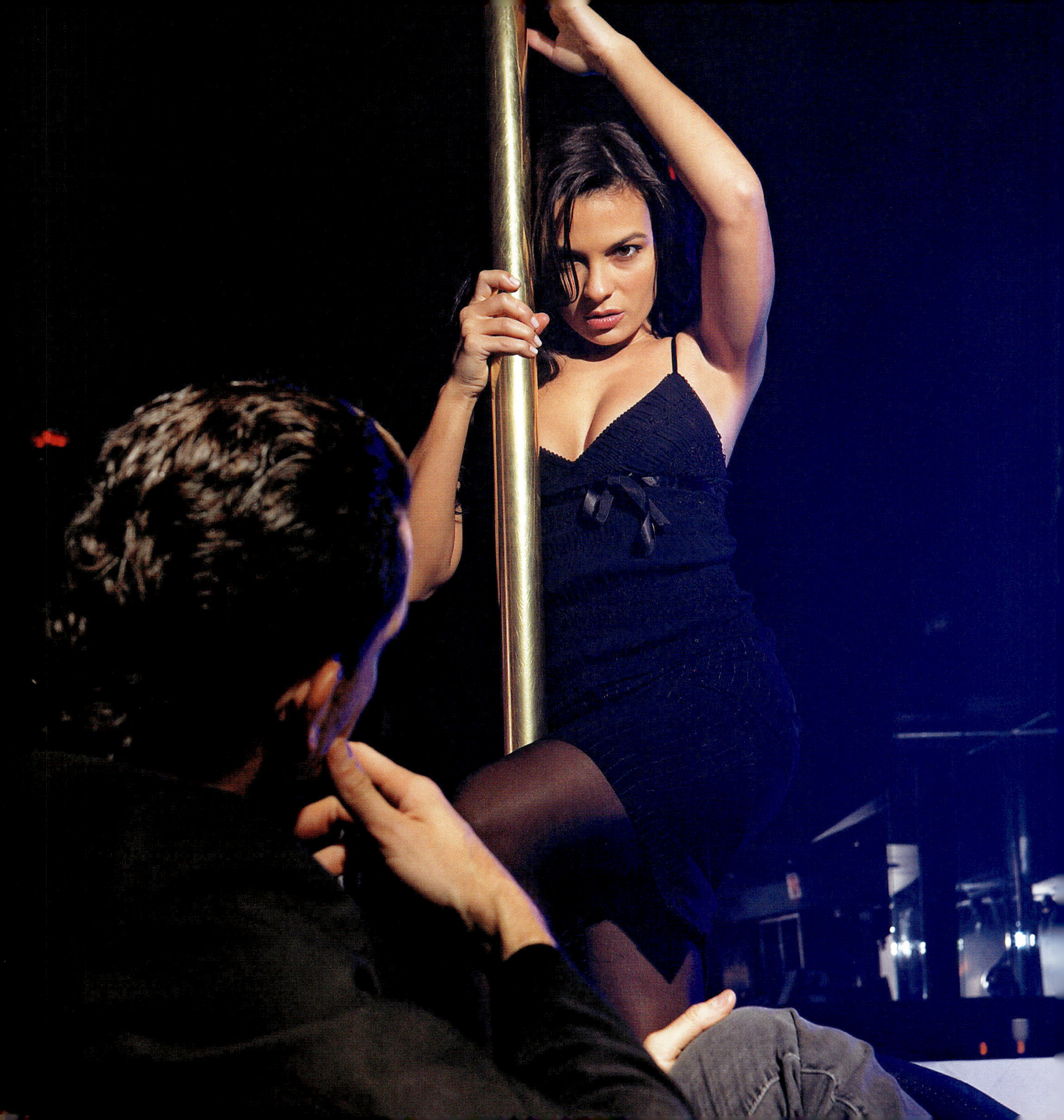

Licht, Kamera, Action!

Jetzt sind Sie dran, meine Herren (obwohl bei den meisten dieser Szenarien beide die Führungsrolle übernehmen können): Stellen Sie sich vor, Sie drehen einen Pornofilm oder machen Aufnahmen für ein Erotikmagazin. Sie sind dabei der Regisseur, Ihre Partnerin eine gewiefte Pornoqueen, die alle Tricks kennt und gern vor der Kamera agiert.

Als Erstes richten Sie das Schlafzimmer als Studio her, inklusive Scheinwerfern, die auf das Bett gerichtet sind. Vergessen Sie dabei die Requisiten nicht, zum Beispiel seidene Bettwäsche, eine Federboa und natürlich jede Menge weiche Kissen. Alternativ bietet sich für den Ort der Handlung auch eine Couch oder ein flauschigen Teppich vor dem Kamin an.

Wollen Sie Fotos aufnehmen, sagen Sie Ihrem „Model", sie seien für ein Hochglanzmagazin. Weisen Sie sie an, sich anfangs nicht völlig auszuziehen, aber trotzdem verführerische Einblicke zu gewähren, zum Beispiel indem sie sich lasziv mit gespreizten Beinen zurücklehnt oder auf alle viere geht und der Kamera ihre üppigen Brüste präsentiert. Bringen Sie Handschellen, einen Dildo oder einen Vibrator ins Spiel und lassen Sie sie diese Accessoires Ihren Anweisungen gemäß einsetzen. Das Gesicht Ihrer Partnerin sollte dabei ihre wachsende Erregung widerspiegeln, wie es auch bei einem richtigen Pornostar der Fall wäre.

Für Filmaufnahmen können Sie eine echte Kamera einsetzen und tatsächlich filmen oder Sie tun nur so, als ob – nehmen Sie Ihre Rolle als Regisseur aber auf jeden Fall ernst und machen Sie Ihrer Geliebten klar, dass sie der Kamera etwas bieten muss, oder sie wird gefeuert. Auch sollten Sie sich Ihrer Rolle gemäß kleiden. Und machen Sie Ihre Hausaufgaben, sofern Sie wirklich einen Film drehen wollen: Schauen Sie sich einige Pornos und Sexmagazine an, um Anregungen für Kulissen, Requisiten und Posen zu bekommen.

Ihr Star könnte in einem Negligé mit wenig oder gar nichts darunter auftreten oder mit einer sexy Korsage mit Strapsen, Strümpfen und High-Heels. Sie als Regisseur sind der Boss. Machen Sie ihr also klar, dass sie Ihren Anweisungen zu folgen hat. Lassen Sie sie zunächst ein wenig posieren, um in Stimmung zu kommen: Sagen Sie ihr, sie soll ihre Brüste, ihre Brustwarzen und ihre Klitoris streicheln und sich dann einen oder mehrere Finger in die Vagina stecken, um geil zu werden. Anschließend lassen Sie sie ihren Kopf in die Kissen schmiegen und ihr Hinterteil der Kamera entgegenrecken. Ihr Blick sollte dabei in die Kamera gerichtet sein. Und da Sie hier einen Film drehen, brauchen Sie Action: Also geben Sie ihr ihren Lieblingsdildo und entsprechende Anweisungen, wie sie ihn einsetzen soll. Und natürlich muss es so aussehen, als hätte sie Spaß dabei.

Danach beschreiben Sie ihr die Szene, die gleich gedreht werden soll. Vielleicht ist sie eine Frischvermählte, die sehnsüchtig darauf wartet, dass ihr Mann nach Hause kommt, um ihn mit etwas ganz Besonderem zu überraschen. Oder es geht um eine Prostituierte, die einen neuen Kunden erwartet.

Wenn der eigentliche Dreh beginnt, geben Sie das Kommando: „Action!" und dirigieren sie anschließend durch die Szene. Vielleicht ruft der Ehemann an, weil er sich leider verspäten wird. Hmmm, was könnte eine junge Frau, die es nach Sex gelüstet, jetzt wohl machen? Sie fängt schon mal allein an. Leiten Sie Ihren Pornostar an, sich effektvoll und hemmungslos vor der Kamera selbst zu befriedigen und dabei alle ihre Lieblingstechniken und -positionen auszuprobieren. Vielleicht möchten Sie, dass sie ihre Hände einsetzt, den Dildo oder ein anderes Sexspielzeug – immerhin sind Sie der Regisseur und Ihr Wort gilt.

Sie können die Szene an jedem beliebigen Punkt abbrechen und Ihren Star auf die Castingcouch bitten – oder Sie schlüpfen selbst in die Rolle eines Darstellers und beenden die Szene als der verspätet nach Hause kommende Ehemann. Sie werden überrascht sein, auf was für tolle Ideen Sie kommen, wenn Sie sich vorstellen, dass die Kamera läuft!

Und obwohl das Ganze nur ein Spiel ist, können Sie Ihren „Pornostar" ja tatsächlich filmen; nur sollten Sie das Ergebnis als Ihre absolute Privatsache betrachten und sorgfältig aufbewahren. Weder Ihren Kinder noch Ihren Eltern, Freunden oder Bekannten sollten die Aufnahmen zufällig in die Hände fallen. Sie hingegen sollten sie sich anschauen, wann immer Ihnen danach ist. Und das nächste Mal, stehen Sie im Scheinwerferlicht, meine Herren.

Ein Apfel für die Lehrerin

Das Lehrer-Schüler-Szenario ist ein Klassiker, der sich immer wieder abwandeln lässt. Einer von Ihnen spielt den Erzieher, der je nach Laune alles sein kann, vom verklemmten Duckmäuser bis hin zum strengen Zuchtmeister. Der andere übernimmt die Rolle des Schülers, der entweder die pure Unschuld, der raffinierte Verführer oder irgendetwas dazwischen ist. Dieses Rollenspiel eignet sich gut für Einsteiger, weil es Sie möglicherweise an die eigenen Gefühle erinnert, die Sie als Schüler Ihren Lehrern gegenüber empfunden haben.

In unserem Beispiel wollen wir die Frau als Lehrerin ans Pult stellen. Sie sind eine Englischlehrerin, die eine Oberstufenklasse unterrichtet – und zwar eine von der heißen Sorte, die die Fantasie ihrer pubertierenden Schüler auf Hochtouren bringt. Kleiden Sie sich also entsprechend: eine über den Brüsten spannende Bluse, ein enger Rock, Strümpfe und Stöckelschuhe. Ihr Schüler ist ein süßer Jüngling, der in der ersten Reihe sitzt. Seine langen Wimpern und seine strahlenden Augen sind Ihnen schon am ersten Tag aufgefallen. Aber natürlich würden Sie niemals etwas mit einem Schüler anfangen, oder?

Die entsprechende Kulisse lässt sich ganz einfach im Wohnzimmer aufbauen. Sie werden wahrscheinlich keine Tafel haben, aber ein Flipchart oder eine Pinnwand tut es auch. Und natürlich hat die Lehrerin einen Zeigestab, der sich später noch als nützlich erweisen könnte, um dem unartigen Schüler ein wenig den Hintern zu versohlen. Der „Schüler" könnte ein einfaches T-Shirt und eine Jeans oder kurze Hosen und Kniestrümpfe tragen sowie eine Brille, wenn Sie das anmacht. Beginnen Sie damit, den Schüler zu tadeln: „Das ist schon das zweite Mal in dieser Woche, dass du deine Hausaufgaben nicht gemacht hast. Ich fürchte, du wirst eine Stunde nachsitzen müssen."

„Jawohl, Frau Lehrerin!", antwortet der Schüler und wartet brav, bis alle anderen Schüler das Klassenzimmer verlassen haben.

Dann geht es zur Sache. Befehlen Sie ihm, die Tafel zu wischen, und bewundern Sie seinen strammen Hintern, während er sich reckt, um an den oberen Rand zu kommen. Ihr Kommentar könnte lauten: „Du bist gut durchtrainiert, junger Mann ... Ich muss zugeben, das gefällt mir." Dann legen Sie ihm von hinten die Hand auf die Schulter und auf seinen Knackarsch. Von seinen jugendlichen Gefühlen übermannt, dreht er sich zu Ihnen um, küsst Sie leidenschaftlich und drängt Sie gegen die Wand. Er reißt ihnen die Bluse auf und erkundet Ihre Brüste, erst mit den Händen, dann mit dem Mund. Darauf erwidern Sie: „Dann wollen wir mal sehen, ob du deine Note nicht ein wenig verbessern kannst. Mach die Hose auf und lass mich sehen, was du vorzuweisen hast ..." Ich bin sicher, von hier an kann ich es Ihrer Fantasie überlassen, wie das Lehrer-Schüler-Spiel weitergeht.

Aber vielleicht entwickeln sich die Dinge auch ganz anders. Er gesteht Ihnen schüchtern, dass er sich im Unterricht nicht konzentrieren kann, weil er in Sie verliebt ist. „Ach ja? Und das ist wohl eine Erektion?", fragen Sie ihn und lassen Ihre Hand über die wachsende Beule in seiner Hose gleiten. Gehen Sie auf die Knie und polieren Sie durch seine Jeans den „Apfel", den er nur für Sie mitgebracht hat, während er stottert: „Es tut mir leid, Frau Lehrerin, aber ich werde immer so geil, wenn ich Sie in Ihrem engen Rock sehe. Ist es in Ordnung, wenn ich meinen Hosenschlitz ein wenig aufmache?" Sagen Sie ihm, dass Sie ihm dabei sogar helfen werden, wenn er es für sich behält – und dann helfen Sie ihm, seinen Penis freizulegen, und erkunden ihn mit den Händen, mit dem Mund oder was Ihnen sonst einfällt.

Welche Wendung die Szene auch nimmt, halten Sie an dem von Ihnen gewählten Charakter fest. Sie sind die strenge Lehrerin, die schmutzige Gedanken hat, und er ein frühreifer, aber ungeschickter Schüler, der kundige Leitung von seiner Lieblingslehrerin braucht ... Und all das geschieht, während Sie jeden Moment darauf warten, dass die Schulglocke läutet und die anderen Schüler ins Klassenzimmer zurückkommen. Genießen Sie es! Am Ende der Unterrichtsstunde sind Sie garantiert bereit, das zu tun, was Sie nicht in der Schule gelernt haben.

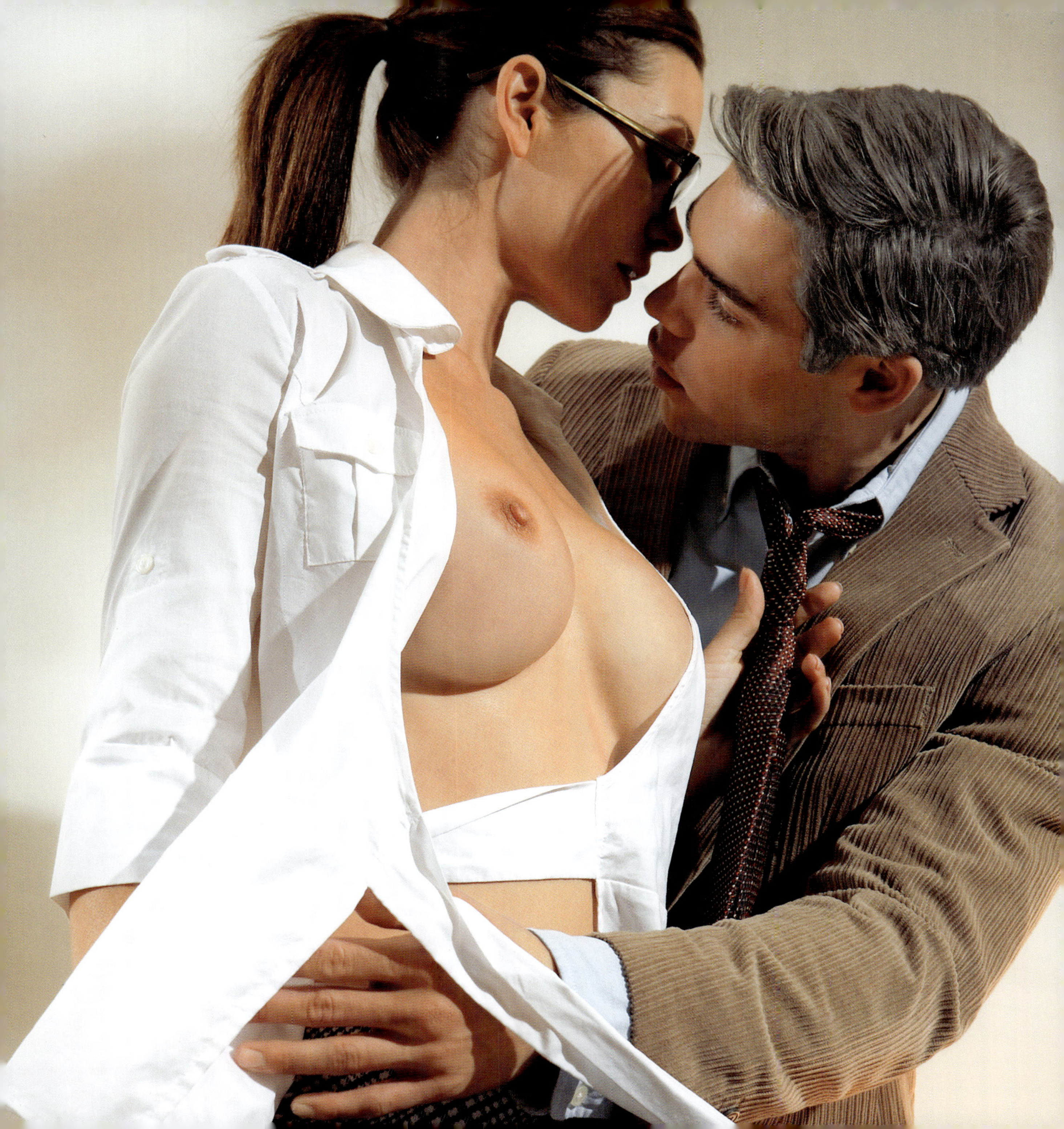

Der Doktor kommt gleich

Vielleicht haben Sie ja als Kind Doktorspiele gespielt, doch jetzt ist es Zeit für die Erwachsenen-Variante.

Das Bett wird zur Untersuchungsliege, auf die das grelle Licht der Nachttischlampe gerichtet ist. Ziehen Sie sich beide für Ihren Termin entsprechend an. Sie sind eine schöne, schüchterne Patientin, er ein freundlicher, aber leicht dominanter Arzt. Sie berichten ihm von Ihren „Beschwerden" und fangen an, sich freizumachen (hinter dem Wandschirm natürlich, über den Sie Stück für Stück die abgelegten Kleidungsstücke hängen). Dann kommen Sie, in ein Patientenhemd gehüllt, hervor (Sie können stattdessen auch ein Nachthemd verwenden).

„Vielen Dank, dass ich auf die Schnelle noch einen Termin bei Ihnen kriegen konnte. Ich weiß wirklich nicht, was mit mir los ist, ich fühle mich so komisch ... da unten." Und natürlich ist der attraktive Herr Doktor nur zu gern bereit, ihr „Frauenleiden" zu kurieren. Auf seine Fragen hin geben Sie zu, seit einiger Zeit schon keinen Sex mehr gehabt zu haben, worauf er vermutet, dass Ihre Beschwerden nicht lebensbedrohlich sind, sondern leicht zu beheben. „Was Sie brauchen", belehrt Sie der kluge Doktor, „ist Stimulation und Entspannung." Und mit dem ordnungsgemäß übergestreiften Arzthandschuh sowie einigen zu diesem Zweck bereitgelegten Instrumenten geht er Ihr „Problem" an. Es ist nicht schwer, dieses Szenario so zu gestalten, dass Sie beide hervorragende Behandlungsergebnisse erzielen.

Der Besuch der Krankenschwester

Bei dieser Variante des Doktorspiels übernehmen Sie als Frau die Führung. Es eignet sich hervorragend für einen ruhigen Nachmittag. Erzählen Sie Ihrem Mann, dass Sie shoppen gehen, und machen Sie sich stattdessen als sexy Krankenschwester zurecht: ein weißer Kittel, weiße Nylonstrümpfe und Strumpfhalter, ein roter BH, ein Schwesternhäubchen. Und natürlich haben Sie Ihr Köfferchen mit allen wichtigen Utensilien, wie Gummihandschuhe, Gleitgel und Vibrator, dabei.

So verkleidet klingeln Sie an der Wohnungstür und wenn Ihr Geliebter öffnet, erklären Sie, dass Sie von seinem Arzt geschickt wurden, um sich um sein Problem zu kümmern: Erektionsstörungen. Bitten Sie ihn, sich aufs Bett zu legen, und untersuchen Sie ihn (nachdem Sie ihn ausgezogen haben) gründlich von oben bis unten – selbstverständlich ohne seine Genitalien zu berühren, bis er darum fleht. Dann setzen Sie Ihre Untersuchung fort, bis das „Problem" behoben ist.

Die Stunde des Einbrechers

Wer klettert denn da durchs Fenster? Etwa der berühmte Meisterdieb?

Tauschen Sie auch bei dieser klassischen Fantasie die Rollen. Sie sind die Einbrecherin, die sich katzengleich ins Haus schleicht, und er das schlafende Opfer. Tragen Sie dazu hautenge schwarze Leggins oder Jeans, ein eng anliegendes schwarzes T-Shirt, schwarze Handschuhe und eine schwarze Zorro-Maske. (Vielleicht haben Sie ja die Schlafbrille von Ihrem letzten Transkontinentalflug noch, in die Sie Sehschlitze schneiden können. Wenn nicht, fragen Sie in einem Faschingsladen danach.)

Ihre Rolle, meine Herren, besteht darin, im Bett zu liegen und zu schlafen, oder zumindest so zu tun. (Sie schlafen doch nackt, oder?) Wenn jetzt diese schönste aller Diebinnen hereingeschlichen kommt und im Lichtkegel ihrer Taschenlampe Schränke und Schubladen nach Wertsachen durchwühlt, werden Sie durch ein verdächtiges Geräusch geweckt und schalten das Licht ein ...

Von hier aus kann sich die Sache in verschiedene Richtungen entwickeln. Vielleicht überwältigen Sie die Diebin, fesseln sie ans Bett und spielen mit ihr, bis sie ihre Gegenwehr aufgibt und um mehr bettelt. Möglicherweise zieht aber auch die Einbrecherin Ihre (Spielzeug-)Pistole und zwingt Sie, nach ihrer Pfeife zu tanzen. Wer von Ihnen letztlich die Oberhand behält, ist egal. Es geht nur darum, dass Sie beide Spaß an Ihrer Rolle als Aggressor beziehungsweise Opfer haben.

Wo immer das Spiel von Dominanz und Unterwerfung Sie hinführt, es wird ein toller Abend, den Sie lange in Erinnerung behalten werden. Manchmal zahlt sich Verbrechen eben doch aus!

Paketpost

Ding-Dong. „Ein Paket für Sie!"

Wenn Ihr Partner sich als Mann vom Lieferservice verkleidet, sollten Sie ebenfalls bereit sein, die „Ware" in Empfang zu nehmen. Dieses Szenario findet man in fast allen Pornofilmen und erotischen Geschichten – aus gutem Grund. Die Vorstellung, am hellichten Tage von einem Postboten (Klempner, Gasmann, Pizzaboten ...) verführt zu werden, ist eine von vielen Frauen gehegte Fantasie. Jetzt haben Sie die Chance, sie auszuleben und der Schlampe in Ihnen freien Lauf zu lassen.

Wenn der gut aussehende Mann vom Lieferservice klingelt, bitten Sie ihn höflich herein. Bieten Sie ihm etwas zu trinken an und sagen Sie ihm, er solle doch einen Moment warten, bis Sie sich umgezogen haben, da Sie gerade vom Sport kommen. Anschließend erscheinen Sie wieder in Ihrem kürzesten Rock und einer aufreizenden Bluse. Setzen Sie sich *ganz nah* neben ihn auf die Couch und erkundigen sich nach seinem Job: „Ist das nicht sehr anstrengend, all diese schweren Pakete auszuliefern? Soll ich Ihnen ein wenig die Schultern massieren?"

Schlagen Sie ihm vor, das Hemd abzulegen – es ist ja so heiß heute. Improvisieren Sie beide im Rahmen Ihrer Rollen, bis Sie schließlich auf der Couch, auf dem Teppich oder dem Küchentisch landen. Und geben Sie ihm reichlich Trinkgeld, wenn er seine Sache gut gemacht hat.

Befriedigung garantiert

Meine Herren, bei dieser Variante sind Sakko und Krawatte angesagt, denn Sie sind ein Vertreter für Sexspielzeug. Und natürlich haben Sie lauter tolle Sachen dabei, die Sie extra (ohne das Wissen Ihrer Partnerin) für dieses Rollenspiel besorgt haben.

Sie klingeln an der Tür. Wenn sie aufmacht, erklären Sie ihr, dass Sie ihr gern ein paar aufregende Produkte vorführen möchten. Dann präsentieren Sie der Reihe nach die einzelnen Spielzeuge, erläutern im Detail, wofür sie gut sind und wie sie gehandhabt werden.

„Soll ich es Ihnen mal vorführen?" Na klar, aber dazu muss sie sich natürlich erst einmal ausziehen, und da (angeblich) nur Sie wissen, wie die Sachen funktionieren, haben Sie die Führung und sie muss Ihren Anweisungen folgen (wenn Sie wollen, können Sie sie auch an Händen oder Füßen fesseln, damit sie weiß, dass Sie es ernst meinen). Lassen Sie sich Zeit und führen Sie ihr die ganze Produktpalette genüsslich vor, stimulieren und reizen Sie sie – vielleicht bis zum Orgasmus?!

Unbegrenzte Möglichkeiten

Das waren nur ein paar Vorschläge für Rollenspiele, die Sie auf den Geschmack bringen sollen. Bestimmt haben Sie selbst viele andere gute Einfälle – er könnte zum Beispiel der herrische Chefkoch und sie die unverschämte Kellnerin sein oder sie die Polizistin und er der Verkehrssünder. Für jedes Spiel braucht es ein wenig Vorbereitung, um die Kulisse herzurichten und sich in den jeweiligen Charakter einzufühlen. Auf teure Requisiten können Sie hingegen verzichten – eine schmutzige Fantasie und Spaß an der Sache reichen völlig aus. Die Freiheit, die Ihnen das Spielen einer Rolle gibt, kann süchtig machen. Doch diese Art von Sucht ist *ungefährlich*. Genießen Sie sie!

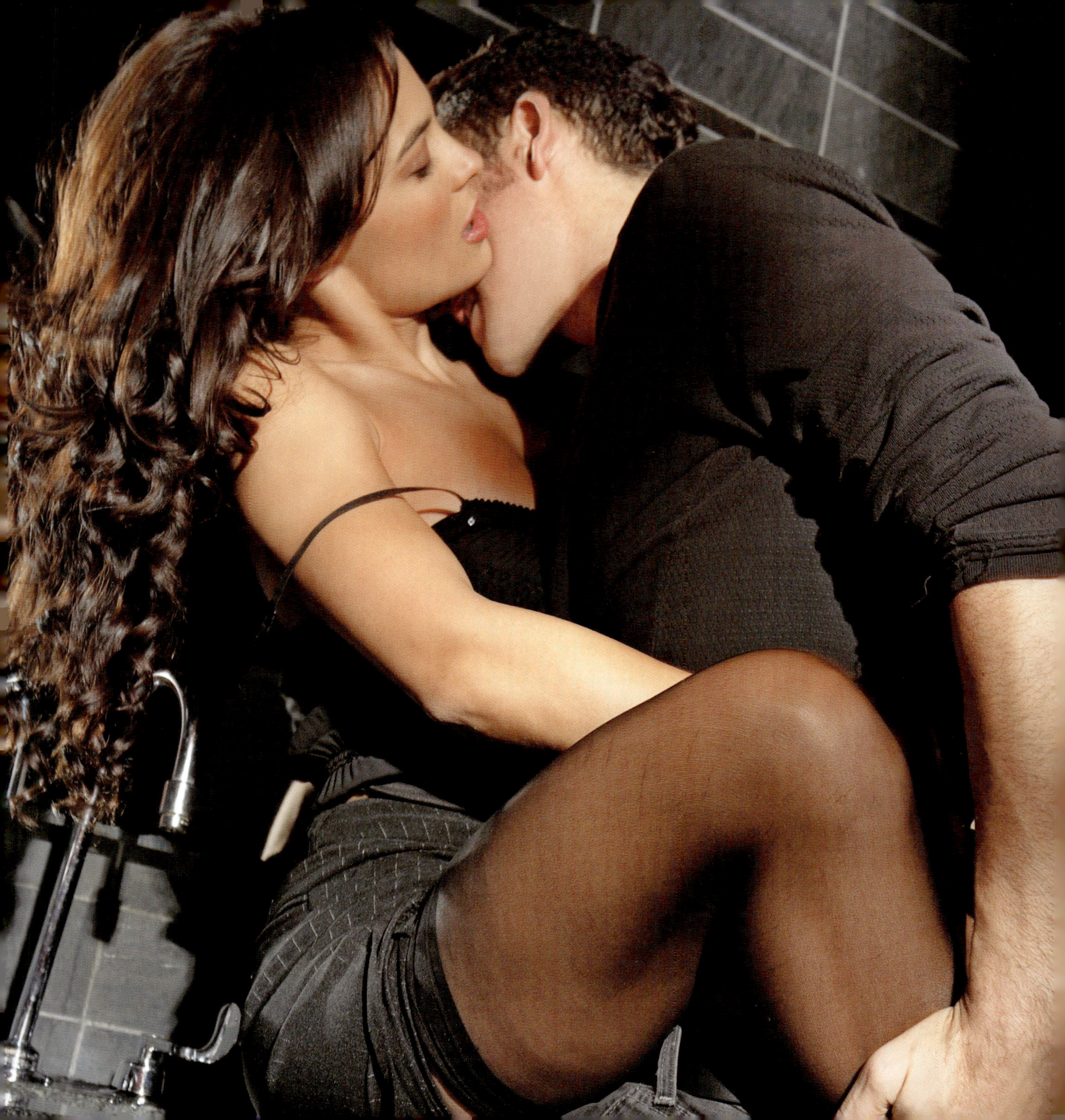

Männerfantasien – und wie Sie sie wahr machen können

Sex mit der Lieblingsschauspielerin, Lieblingssängerin oder einem anderen Promi: Finden Sie heraus, wen er bewundert, und schlüpfen Sie für eine Nacht in ihre Rolle.

Sex mit zwei oder mehr Frauen gleichzeitig: Greifen Sie auf den bereits beschriebenen Fantasie-Dreier zurück oder denken Sie darüber nach, tatsächlich eine andere Frau zu Ihrem Vorspiel einzuladen.

Ihnen beim Sex mit einer anderen Frau zusehen (beziehungsweise zwei Frauen beim Sex zusehen): Haben Sie eine Freundin, die Sie beide attraktiv finden, haben Sie eine Chance, eine Fantasie Wirklichkeit werden zu lassen, von der er geglaubt hat, dass sie sich nie erfüllen wird.

Ihnen beim Sex mit einem anderen Mann zusehen: Überraschenderweise finden viele Männer diese Vorstellung erregend. Sind Sie nicht bereit, einen Dritten zu Ihrem Vorspiel einzuladen, verbinden Sie ihm die Augen und beschreiben Sie ihm, was Sie mit einem anderen Mann (George Clooney?) alles machen würden.

Von einer Frau gefesselt oder auf sonstige Art dominiert zu werden: Domina-Fantasien sind der Klassiker. Gestalten Sie ein beliebiges der in diesem Kapitel vorgestellten Szenarien so um, dass Sie die dominante Rolle spielen. Oder schlüpfen Sie in die Rolle einer Soldatin, Polizistin, Vorgesetzten …

Sex mit mehreren Frauen nacheinander: Diese Fantasie ist nicht einfach zu erfüllen, aber sicher haben Sie eine Reihe von Outfits im Schrank, sodass er versuchen kann, einige Ihrer Alter Egos zu befriedigen.

Von einer oder mehreren Frauen verwöhnt zu werden, die er nicht sehen kann und die ihn ebenfalls nicht sehen: Auch hier bietet es sich an, ihm die Augen zu verbinden und in mehrere verschiedene Rollen zu schlüpfen, wobei jede dieser Frauen ihn auf unterschiedliche Weise verwöhnt. Verwenden Sie verschiedene Akzente und eine Reihe seiner Lieblingstechniken von zart bis hart.

Eine verbotene Affäre mit der Kollegin, der Vorgesetzten, dem Babysitter oder der Lehrerin der Kinder: Schlüpfen Sie wiederum in all diese Rollen und lassen Sie ihn von den verbotenen Früchten kosten – ob es nun die Mitarbeiterin ist oder eine Nonne.

Sex mit einer Prostituierten: Es gibt zahllose Nummern, die er anrufen kann, um heißen Telefonsex mit einer Fremden zu haben. Tun Sie so, als wären Sie diese Person am anderen Ende der Leitung, oder geben Sie ihm Ihre Erlaubnis, eine dieser Nummern tatsächlich anzurufen. Machen Sie aber zur Bedingung, dass Sie über Lautsprecher oder den Nebenstellenapparat mithören dürfen. Vielleicht hat der Profi einige Tricks auf Lager, die Sie noch nicht kannten.

Frauenfantasien – und wie Sie sie wahr machen können

Sex mit einer oder mehreren Frauen: Geben Sie ihr die Erlaubnis, diese Fantasie auszuleben, solange Sie dabei zusehen dürfen. Findet sich keine andere Frau, verbinden Sie Ihr die Augen und schlüpfen Sie in die Rolle der willigen Sex-Gespielin.

Sex mit ihrem Lieblingsschauspieler, Lieblingspolitiker oder einem anderen Promi: Die Idee mit dem Augenverbinden funktioniert auch hier. Alles, was Sie tun müssen, ist, eine Nacht lang Brad Pitt zu sein.

Einen deutlich jüngeren Mann verführen (und von ihm angebetet und verwöhnt zu werden): Benutzen Sie wiederum die Augenbinde und machen Sie sich bereit, Ihrer Göttin der Lust zu huldigen.

Den Partner dominieren: Sagen Sie einfach Ja! Erklären Sie sich bereit, eine Nacht lang - ohne Zögern - genau das zu tun, was sie von Ihnen verlangt, egal ob es der Abwasch ist oder ihr so viele Orgasmen zu bescheren, wie sie vertragen kann, auf welche Weise auch immer.

Einen Lehrer, Doktor, Vorgesetzen oder eine sonstige Autoritätsperson verführen: All das sind Rollen, die Sie spielen können. Entsprechende Kostüme und Requisiten machen Ihren Auftritt glaubwürdiger. Versuchen Sie, *wirklich* jemand anders zu sein.

Schmutziger Sex mit einem Dienstleister oder Handwerker (Klempner, Gärtner, Paketzusteller ...): Verwenden Sie entsprechende Kostüme oder verbinden Sie ihr die Augen und sprechen Sie mit ihr.

Gefesselt oder auf sonstige Art dominiert zu werden: Fesseln Sie sie, legen Sie ihr Handschellen an, versohlen Sie ihr den Hintern und geben Sie ihr Befehle. Übernehmen Sie die Kontrolle, sodass sie sich komplett fallenlassen kann.

Sex in der Öffentlichkeit oder vor Publikum: Auch diese Fantasie können Sie leicht Wirklichkeit werden lassen. Entweder zu Hause oder - wenn Sie die Nachbarn lieber nicht zusehen lassen wollen - in einem Hotel.

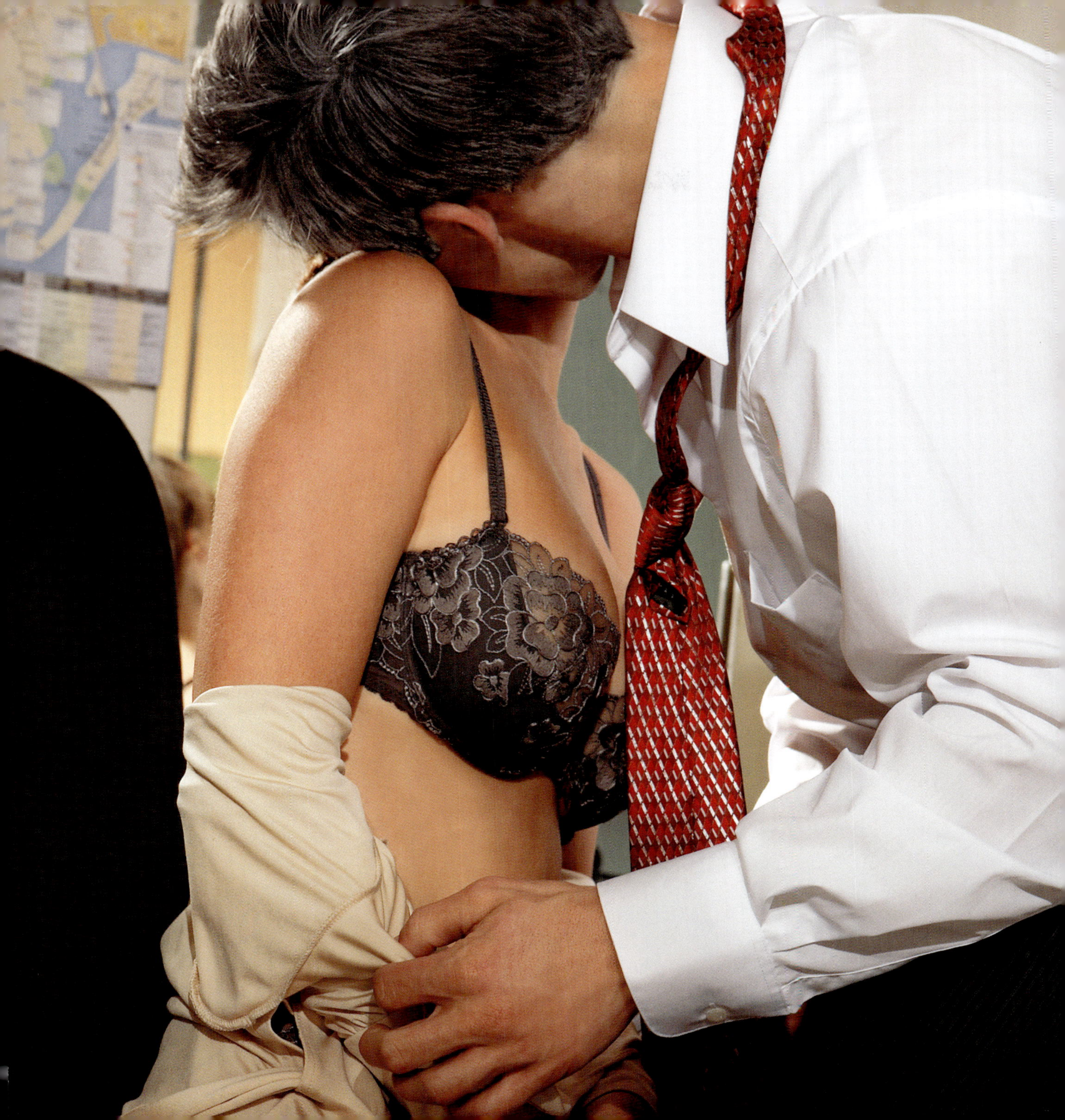

KAPITEL 6

Sexspielzeug und andere Extras

Die Grenze zwischen Vorspiel und Sex ist manchmal schwer zu bestimmen. Deshalb ist es auch in einem Buch, das sich nur mit den „Vorbereitungen" befasst, sinnvoll, einige gewagtere Wege aufzuzeigen, Schwung in die Sache zu bringen. Und nachdem Sie einige wunderbare Erfahrungen damit gesammelt haben, kann bereits der Anblick der Schachtel, in der Sie Ihre Lustutensilien aufbewahren, höchst erregend für Sie beide sein.

Über Rollenspiele haben wir bereits gesprochen, aber es gibt noch zahlreiche andere Möglichkeiten, das Spiel etwas weiter zu treiben. Wenn Sie und Ihr Partner bisher immer gezögert haben, Sexspielzeug zu kaufen oder zu benutzen, so kann ich Sie beruhigen: Alles, was der Handel anbietet, ist sicher. Und es macht Spaß, die Sachen auszuwählen und natürlich anzuwenden. Sie müssen nur offen miteinander reden und sich gegenseitig vertrauen, dann können Sie bis an Ihre Grenzen gehen. Mit der Möglichkeit der Bestellung per Internet brauchen Sie sogar nicht einmal mehr aus dem Haus zu gehen, um Erotika und Sexspielzeuge zu kaufen. Obwohl bereits der Einkauf ein Teil des Vorspiels sein kann ...

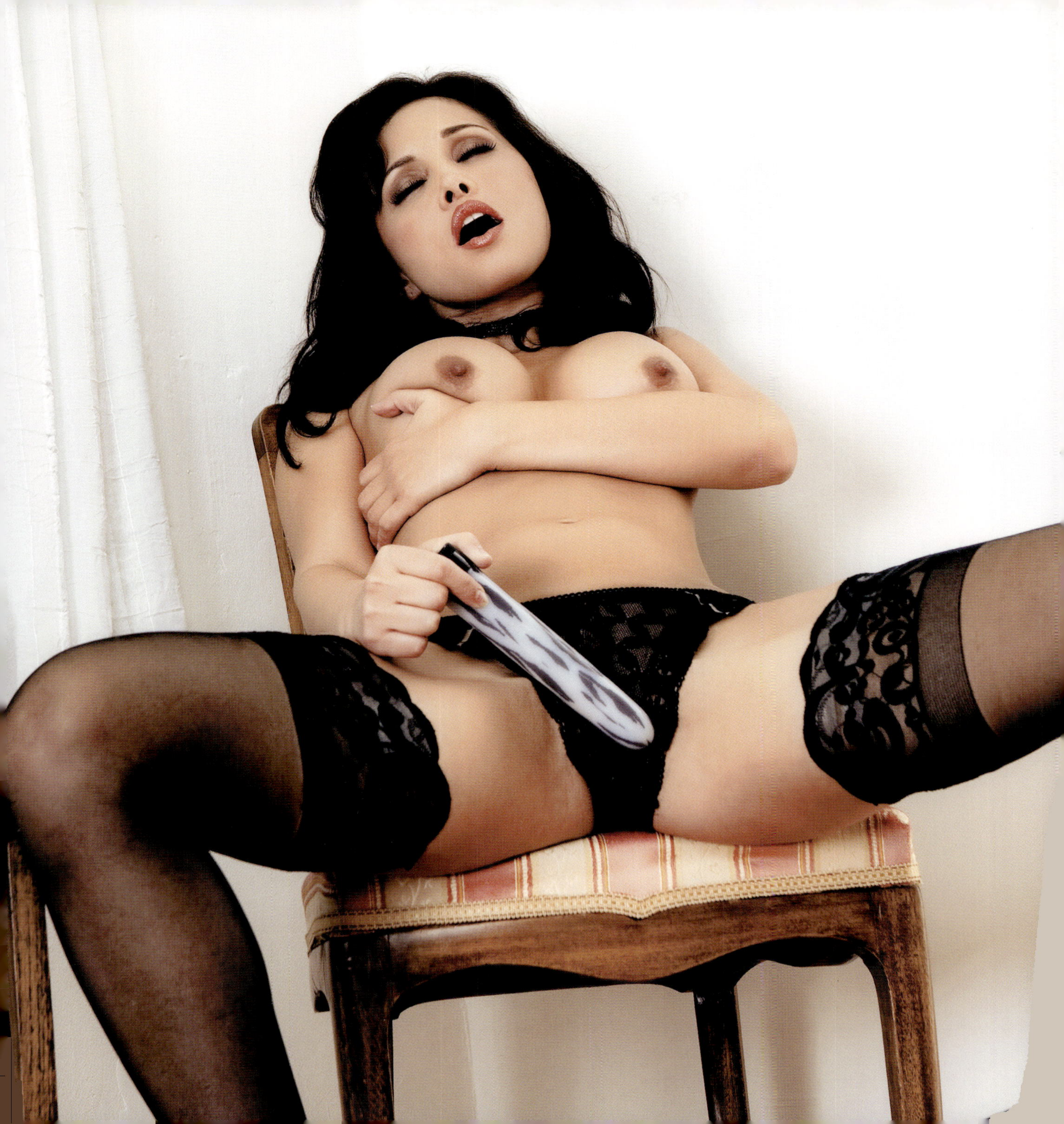

Zum Einstieg – darüber reden

Eine der Fragen, die Sexkolumnisten und Therapeuten am häufigsten gestellt wird, lautet in etwa so: „Ich habe Interesse an Bondage/Sexspielzeug/Rollenspielen/Sadomaso etc., doch mein/e Mann/Frau, Partner/Partnerin gibt mir keinerlei Hinweis, dass er/sie dieses Interesse teilt. Wie kann ich ihn/sie dazu bringen, es mal zu versuchen?"

Die Antwort ist einfach: Reden Sie darüber. Wählen Sie einen entspannten, neutralen Zeitpunkt für das Gespräch, also nicht, wenn einer von Ihnen aus dem Haus muss, und auch nicht, nachdem Sie gerade Sex hatten. Eine günstige Gelegenheit, das Thema anzuschneiden, ist beispielsweise das gemütliche Frühstück am Sonntagmorgen. Noch besser ist, wenn Sie sich bei einem abendlichen Cocktail darüber unterhalten. Achten Sie jedoch darauf, dass Sie Ihr Anliegen positiv formulieren – sowohl was die Stimme als auch was die Wortwahl angeht. Sagen Sie beispielsweise nicht: „Warum willst du eigentlich nie den Strap-On ausprobieren, den ich dir geschenkt habe?" Sagen Sie: „Schatz, du würdest mit diesem Strap-On so scharf aussehen. Wie wär's, wenn du den heute Abend mal anlegst?" Überlegen Sie sich vorher genau, wie Sie Ihren Wunsch vorbringen, damit es liebevoll und einladend und keinesfalls nach Kritik klingt.

Und hören Sie Ihrem Partner so aufmerksam zu, wie Sie sich wünschen, dass er Ihnen zuhört! Stellen Sie Fragen und treffen Sie klare Aussagen. Wenn Sie aufrichtig und ehrlich sind, kann es gut sein, dass Ihr Partner sich damit einverstanden erklärt, etwas Neues oder anderes auszuprobieren. Betonen Sie dabei, dass Sie niemals, unter keinen Umständen etwas tun werden, was er oder sie nicht will. „Sag einfach Nein und die Sache ist erledigt." Das sollte eine zwingende Grundregel für Sie beide sein.

Eine gute Möglichkeit, zu verhindern, dass die Dinge bei Ihren Erkundungstouren aus dem Ruder laufen, ist die Vereinbarung eines Codeworts, das bedeutet: „Auf der Stelle Schluss!" Das muss ein Wort sein, an das Sie sich leicht erinnern und das in keinem irgendwie gearteten sexuellen Kontext steht, etwa „Rührei", „Schuhcreme" oder „Lampenschirm". Sagen Sie dieses magische Wort, wenn Sie sich beim Sex unwohl fühlen oder Schmerzen haben. Denn dann weiß Ihr Partner genau, dass er sofort aufhören muss womit auch immer. Schließlich sollte Sex Spaß machen und nicht gefährlich oder unangenehm sein.

Sobald Sie miteinander gesprochen, sich auf eine neue Praktik, ein Outfit oder ein Spielzeug geeinigt und Ihr Sicherheitswort verabredet haben, können Sie sich gemeinsam in neue Abenteuer stürzen, bei denen bereits die Planung zum Vorspiel gehört.

Filme und Magazine

Wenn Sie bisher dachten, Pornofilme zu schauen sei eine Privatangelegenheit, etwas, das man heimlich hinter verschlossener Tür macht, dann sollten Sie das noch einmal überdenken. Anderen allein beim Sex zuzugucken ist eine tolle Sache, aber zusammen mit einem Partner andere dabei zu beobachten, und sei es nur auf der Leinwand oder dem Bildschirm, ist noch besser. Es kann die Fantasie beflügeln und die Lust entfachen, selbst tätig zu werden. Und Sie erhalten jede Menge Anregungen sowie wertvolle Hinweise zu Dingen, die Sie auch schon immer einmal ausprobieren wollten.

Wenn Sie Ihre ganz private Filmnacht für Erwachsene planen, dann denken Sie daran, dass es einschlägige Filme für jeden Geschmack und jede Vorliebe gibt, egal ob es sich dabei um Leder, Homosex, Exhibitionismus/Voyeurismus oder irgendeine andere Form des einverständlichen Sex handelt. (Vielleicht gibt es ja sogar eine Spielart, an die Sie noch gar nicht gedacht haben.) Achten Sie dabei sowohl auf Ihre Reaktionen als auch auf die Ihres Partners. Sie liefern Ihnen wertvolle Hinweise darauf, welche der zahlreichen Möglichkeiten Sie demnächst selbst einmal ausprobieren sollten.

Jeden von uns – aber ganz besonders Männer – törnt es an, attraktive Menschen bei heißem Sex zu beobachten. Deshalb sollten Sie vorher eine Absprache treffen: Wollen Sie während des Films lieber eine „Hände weg"-Strategie verfolgen oder soll das Handanlegen – sowohl beim Partner als auch bei sich selbst – als Teil des Vorspiels erlaubt sein? Beides kann zu großartigem Sex führen, sobald der Abspann läuft ...

Heutzutage muss man sich nicht mehr mit hochgeschlagenem Mantelkragen und tief ins Gesicht gezogenem Hut heimlich in einen Sexshop schleichen. Sie können sich entsprechende Filme (egal ob Klassiker wie „Die Geschichte der O" oder aktuelle Produktionen) mittlerweile ganz offen ausleihen – in einer Videothek oder online –, ohne dass Sie sich dafür schämen müssen. Vergessen Sie das Popcorn: Schauen Sie sich den Film an und fallen Sie nach Lust und Laune übereinander her.

Es gibt tausend Möglichkeiten, den Spaß und die Vorfreude zu steigern. Vor allem sollten Sie einen solchen Filmabend sorgfältig planen, damit Sie beide die Vorfreude voll auskosten können. Schon die Auswahl des Films kann Teil des Vergnügens sein. Fahren Sie zusammen zur Videothek oder gehen Sie online und suchen Sie in Ruhe nach Titeln, die vielversprechend klingen. Ist er scharf darauf, zwei Frauen zuzusehen? Möchte sie unbedingt mal etwas aus dem Bereich Bondage und Disziplin sehen? Achten Sie auf solche Hinweise, denn die jeweilige Filmwahl des Partners verrät Ihnen etwas über seine Vorlieben und Fantasien. Diese können Sie dann bei zukünftigen Gelegenheiten berücksichtigen oder in eines der Rollenspiele aus Kapitel 5 einfließen lassen.

Haben Sie Ihre Wahl schließlich getroffen, können Sie den Spaß erweitern, indem Sie Ihre Kleidung, die Snacks und Getränke sowie die Zimmerdekoration dem Thema des Films anpassen. Geht es um einen geilen Handwerker und seine mannstolle Kundin? Oder um ein Cheerleader-Team und eine Footballmannschaft? Ziehen Sie sich entsprechend an und bauen Sie das Szenario in Ihre eigenen Aktivitäten ein. So verlangt ein französischer Film beispielsweise geradezu nach einem Glas Champagner. Lassen Sie Ihrer Fantasie freien Lauf, damit Ihr Filmabend auch wirklich zu einer für Sie beide unvergesslichen Nacht führt.

Sind eher Fotos Ihr Ding? Kein Problem, es gibt ganz fantastische Hochglanzmagazine und natürlich Webseiten für jeden Geschmack. Und wer gern seine eigene Fantasie ein wenig spielen lässt, für den gibt es ebenfalls jede Menge geschmackvoller Aufnahmen. (Die Art Fotos, wie wir sie für dieses Buch verwenden, können bereits genug Anleitung und Inspiration bieten, um einmal etwas Neues auszuprobieren.)

Und wieso nur schauen? Während Sie die Szenen und Fotos genießen, können Sie selbst die eine oder andere verführerische Pose oder Stellung einnehmen – oder sich zumindest mit Ihrem Partner darüber austauschen, was Ihnen (und ihm) gefällt. Macht Sie das, was Sie sehen, heiß? Dann halten Sie sich nicht zurück, sondern verwöhnen Sie sich selbst oder gegenseitig mit Händen, Mund und Vorstellungskraft. Und vergessen Sie das geschriebene Wort nicht: Erotikmagazine bieten nicht nur Bilder, sondern auch Geschichten, die in allerlei erotische Details gehen. Lesen Sie sich gegenseitig daraus vor, während Sie Ihre eigenen Finger spielen lassen. Die Ratgeberspalte ist dabei ein guter Ausgangspunkt: Während Sie die Fragen und Antworten lesen, können Sie sich selbst Fragen zum Thema Sex ausdenken und entsprechende Antworten vorbereiten (oder, besser noch, Ihrem Partner demonstrieren).

Es kommt nur darauf an, dass Sie die Worte und Bilder gemeinsam genießen – und dann Ihre eigenen Fantasien in die Realität umsetzen.

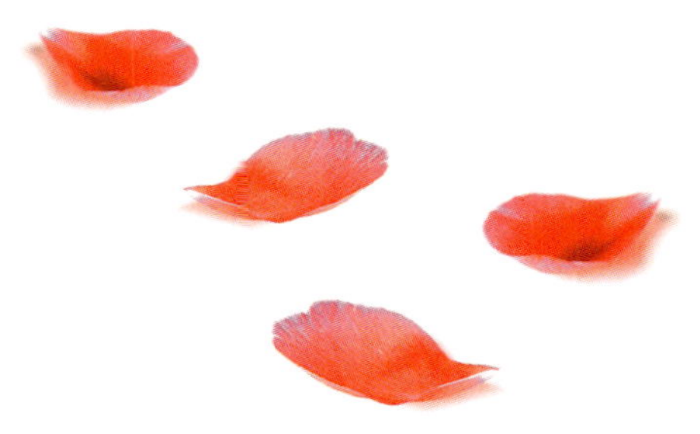

Rasur und Haarschnitt

Haben Sie, meine Damen, eigentlich schon mal ein Brasilian Waxing ausprobiert? Hierbei wird nahezu die gesamte Schambehaarung (vorn und hinten) mittels Wachs oder Zuckermasse entfernt. Es tut im ersten Moment etwas weh, aber das Ergebnis ist ein echter Hingucker – für beide. Denn die glatte, zarte Vulva sieht toll aus und fühlt sich noch besser an. Ich garantiere Ihnen, es wird ihn wild machen und Ihre Empfindungen verstärken. Manche Frauen sagen auch, dass sie sich so wieder wie ein junges Mädchen fühlen. Klingt das interessant? Dann buchen Sie einen Termin bei einer Kosmetikerin oder in einem Enthaarungsstudio, das Schamrasuren im Angebot hat.

Auch für Männer kommt diese Möglichkeit der Enthaarung in Betracht, sie sind jedoch in der Regel – vielleicht wegen der niedrigeren Schmerzgrenze – nicht dafür zu begeistern. Aber sich gegenseitig zu rasieren – mit äußerster Vorsicht versteht sich! – kann auch viel Spaß machen und das Ergebnis kann sich ebenfalls sehen lassen. Beim Nachwachsen wird es zwar ein wenig jucken, aber dafür wirkt Ihr Penis ohne das ganze Schamhaar größer und er sieht auch einladender aus.

Machen Sie aus der Rasur ein Event und wechseln Sie sich jeweils ab. Beginnen Sie damit, das Schamhaar zunächst zu kürzen und tragen Sie dann den Rasierschaum oder das Gel auf (benutzen Sie unbedingt ein Produkt, das für empfindliche Haut geeignet ist). Dann brauchen Sie eine bequeme Unterlage, zum Beispiel das mit Handtüchern abgedeckte Bett, sowie Kissen, die Sie sich unter das Becken legen, damit der Partner gefahrlos an alle relevanten Stellen kommt – und natürlich gutes Licht. Stellen Sie zudem eine Schüssel mit warmem Wasser und weiche Handtücher bereit. Zum Rasieren verwenden Sie eine Klinge speziell für Frauen – sie muss scharf und schmal sein und auf einem beweglichen Kopf sitzen – und lassen sie vorsichtig über die Haut gleiten. Danach waschen Sie die Schaumreste ab.

Sind Sie fertig, nehmen Sie sich Zeit, das Ergebnis gebührend zu bewundern. Fahren Sie mit Ihren Fingern über die nun unbehaarte, zarte, superempfindliche Haut. Und betrachten Sie sich natürlich auch selbst!

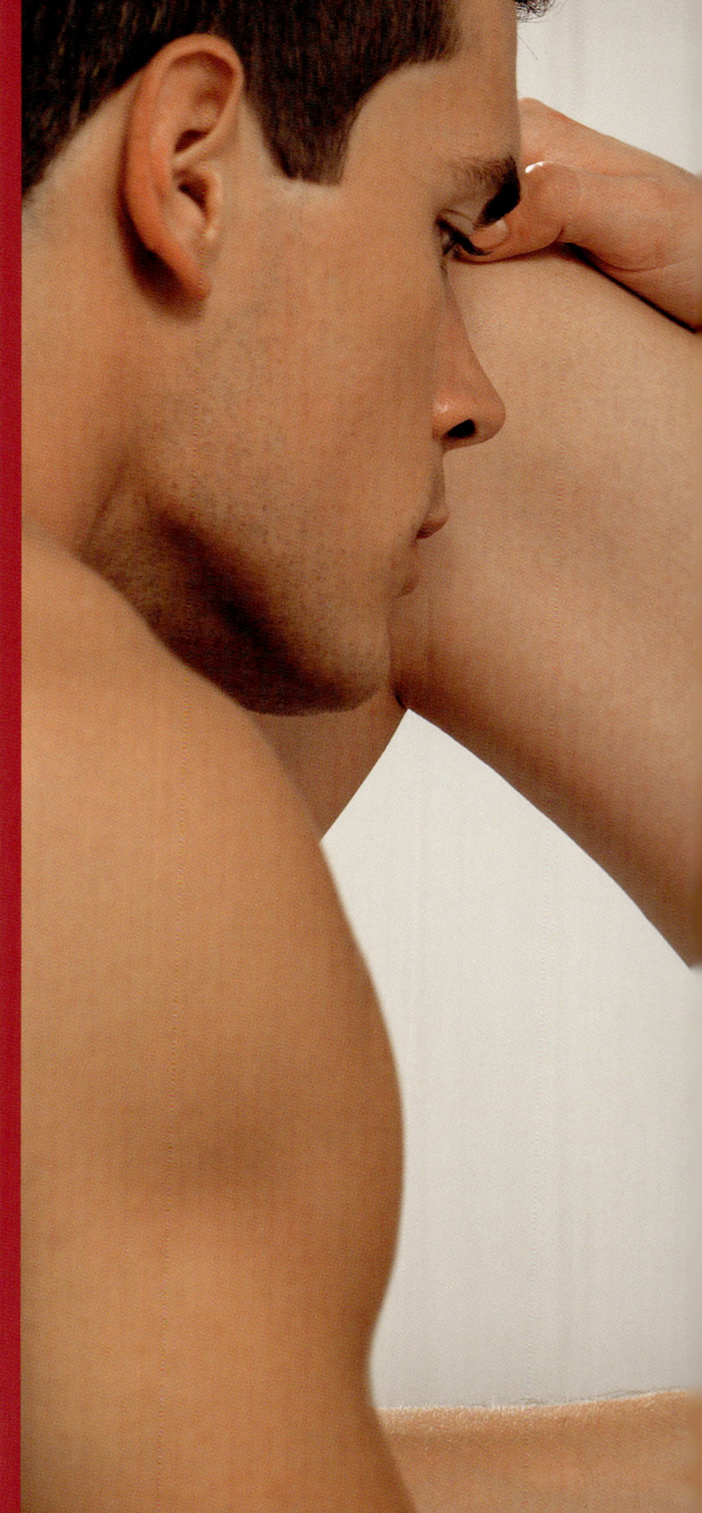

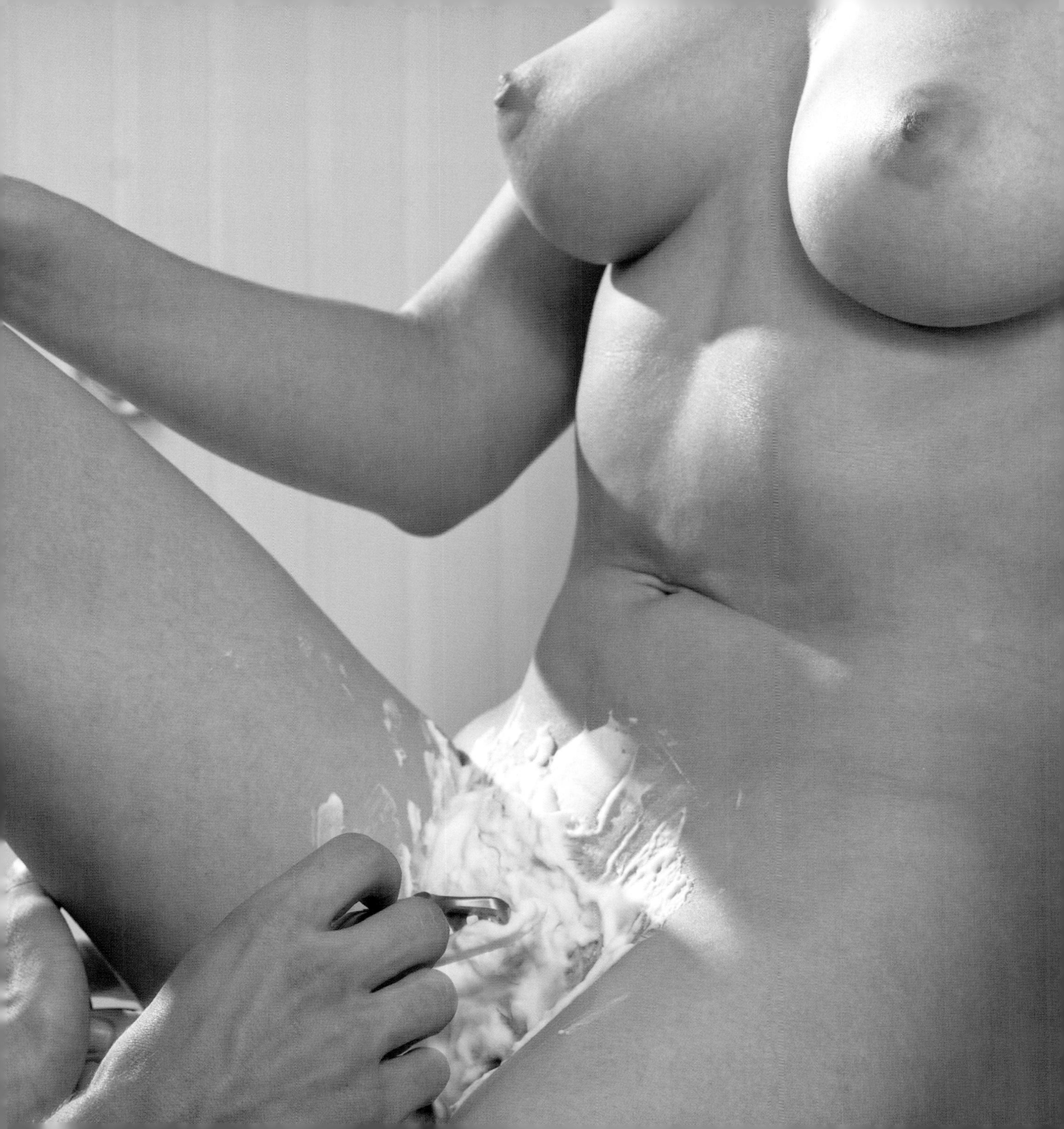

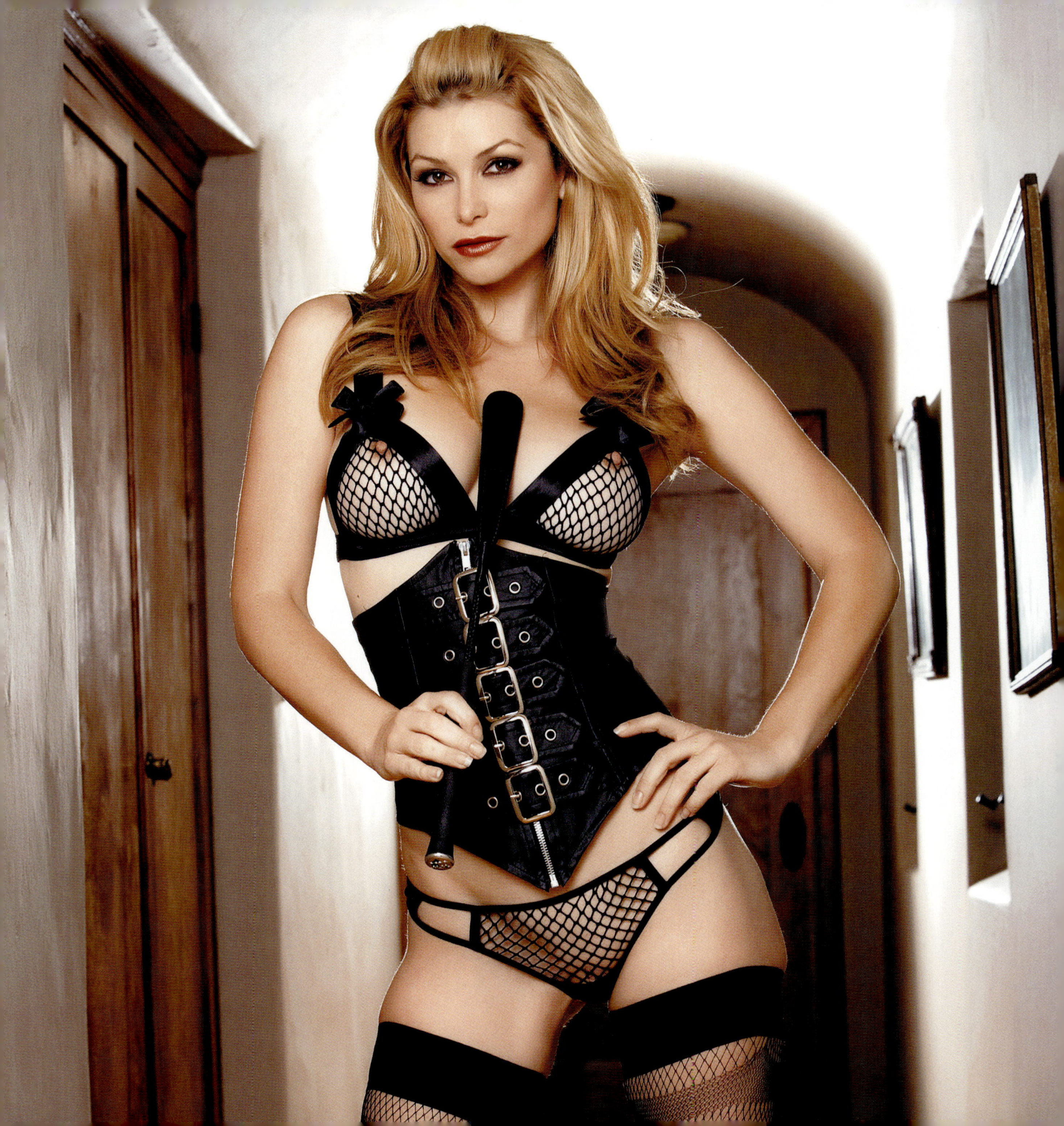

Augenbinden und Fesseln

Was kommt Ihnen als Erstes in den Sinn, wenn Sie den Begriff „perverse Sexpraktiken" lesen? Häufig bezieht sich die Antwort auf die Bereiche Dominanz & Disziplin beziehungsweise Sadomasochismus (die heute gebräuchliche Sammelbezeichung lautet BDSM). Darunter versteht man sexuelle Verhaltensweisen, die mit Dominanz und Unterwerfung zu tun haben (zum Beispiel eine Meister-Sklave-Beziehung, Chef-Mitarbeiter-Beziehung, Lehrer-Schüler-Beziehung ...). Diese stehen oft in Zusammenhang mit spezieller Kleidung, spielerischer Bestrafung, Lustschmerz und Fesselspielen. Einige Menschen beschränken sich ausschließlich auf diese sexuelle Spielart, doch es spricht auch nichts dagegen, sie nur hin und wieder in das eigene Liebesleben einzubauen, einfach als Abwechslung. Ich garantiere Ihnen, es wird für ihn kein Halten geben, wenn Sie in aufreizender Lederunterwäsche, hochhackigen Schuhen und mit einer Reitpeitsche in der Hand aus dem Badezimmer kommen.

Doch beschränken wir uns für den Anfang auf den Bereich Bondage, bei dem es um das Fesseln geht. Probieren Sie erst einmal die folgenden Vorschläge aus, bevor Sie zu den schmerzhafteren „Fortgeschrittenenspielen" übergehen.

Sobald Ihre Geliebte das Zimmer betritt, umarmen und küssen Sie sie und überhäufen sie mit Komplimenten. Bitten Sie sie, es sich bequem zu machen, servieren Sie ihr einen Drink und sagen Sie ihr, dass Sie sich heute um ihr Wohlergehen kümmern werden. Führen Sie sie ins Schlafzimmer und bitten Sie sie, die Unterwäsche anzuziehen, die Sie auf dem Bett für sie bereitgelegt haben: Spitzenhöschen, ein Mieder, eventuell Strapse. Wenn sie mit dem Umziehen fertig ist, fesseln Sie sie sanft mit Seiden- oder Samtbändern an Hand- und Fußgelenken. Erklären Sie ihr, dass ihre einzige Aufgabe ist, sich zurückzulehnen und zu genießen. Und dann machen Sie sich an die Arbeit: Streicheln und liebkosen Sie ihre Brüste, saugen Sie an den Brustwarzen und bedecken Sie ihren Bauch sowie ihren Po mit Küssen, bevor Sie sich ihrer Vagina zuwenden. Necken und reizen Sie sie so lange, bis sie um mehr bettelt. Sie wird sich trotz der Tatsache, dass sie gefesselt ist, freier als jemals zuvor fühlen.

Fesseln Sie, meine Damen, Ihren Mann wie gerade beschrieben und verbinden Sie ihm zusätzlich die Augen. Nachdem Sie sich davon überzeugt haben, dass er wirklich nichts sieht, greifen Sie tief in Ihre Spielzeugkiste und bringen Ihr Lieblingsspielzeug bei ihm zum Einsatz: Legen Sie ihm Nippelklammern an, während Sie gleichzeitig sanft seinen Bauch, seine Pobacken und seine Schenkel streicheln. Führen Sie einen Buttplug mit Vibrator ein und verwöhnen Sie anschließend seinen Penis mit Ihren Händen. Aber lassen Sie ihn dabei nicht zum Orgasmus kommen. Sie wollen ihn nur reizen und seine Vorfreude steigern.

Auch bei dieser Variante verbinden Sie Ihrem Mann die Augen, ziehen die Fesseln aber etwas fester. Dann erzählen Sie ihm, dass er heute von zwei wunderschönen Zwillingsschwestern, Mona und Nina, verwöhnt wird. Seine Aufgabe dabei ist, zu raten, wer von den beiden gerade was tut. Ist Mona diejenige, die seine Schenkel massiert und seine Hoden leckt? Oder ist es Nina, die ihre Brüste über seinem Gesicht baumeln lässt, während Sie seine Kopfhaut massiert?

Und, sind Sie bereit für mehr? Dann entscheiden Sie zunächst, wer die dominante und wer die devote Rolle übernimmt (das kann von Mal zu Mal natürlich auch wechseln). Welchen Verlauf das Ganze nimmt, bestimmt der dominante Partner, also fangen Sie an, Befehle zu erteilen. Bringen Sie Ihren (in diesem Fall devoten) Partner dazu, jeden Ihrer Wünsche zu erfüllen – lassen Sie ihn auf allen Vieren um Schläge betteln oder befehlen Sie ihm, Sie mit einer erotischen Massage auf Touren zu bringen. Belohnen Sie dabei gutes Verhalten und „bestrafen" Sie ihn, wenn er Ihren Anordnungen nicht oder nicht schnell genug nachkommt (bleiben Sie dabei im vorher vereinbarten Rahmen und hören Sie sofort auf, wenn er das Codewort benutzt oder sich offensichtlich unwohl fühlt). Spielen Sie Ihre Rolle bis zum Limit aus: Genießen Sie das Gefühl, dominant zu sein (die Freiheit, zu tun, was immer Sie wollen), und die ebenfalls sehr befreiende devote Rolle (ohne schlechtes Gewissen alle Entscheidungen jemand anderem zu überlassen und ihm blind zu folgen).

Hier noch eine Liste mit speziellen Accessoires, die Sie sich für Ihre nächste Bondage-Nacht vielleicht noch anschaffen wollen:

Schuhe mit superhohen Absätzen (inklusive Stiefel): Mit diesen Schuhen, meine Damen, werden Sie sich richtig stark fühlen, wenn Sie die Herrin spielen. Nur zu, stolzieren Sie herum und scheuen Sie sich nicht, ihm zu befehlen sich hinzuknien und sie sauber zu lecken. Angesichts dieser glänzenden schwarzen High Heels kann er Ihnen keinen Wunsch abschlagen.

Lederunterwäsche (für beide): Zeit, in einem Erotikshop nach feuriger Unterwäsche für Ihre Fesselspiele Ausschau zu halten. Gehen Sie gemeinsam einkaufen und führen Sie sich die infrage kommenden Modelle gegenseitig vor (oder Sie überraschen Ihren Partner mit einigen sexy Geschenken). Sie werden erstaunt sein, was alles angeboten wird, von engen Schnürmiedern und Ledertangas über Pointy Bras, Leggins und Catsuits, die Sie an Ihren Lieblingssuperhelden erinnern werden. Und in schwarzem Leder werden Sie sich bestimmt auch wie der Herrscher über das Universum fühlen.

Gummiwäsche: Manche bevorzugen für diese Art von Sexspielen Gummi statt Leder (während ich persönlich die Wäsche zu eng finde; außerdem schwitzt man stark). Wenn Sie dazugehören, kaufen Sie sich einen Gummianzug (oder vielleicht erst einmal nur Shorts) und legen Sie los.

Strümpfe, Strumpfhalter und andere neckische Dessous: Wenn Sie sich in diesen Materialien und Outfits nicht wohlfühlen, dann bleiben Sie lieber beim Bewährten, wählen aber etwas besonders Aufreizendes und Verführerisches. Für Sie, meine Damen, bedeutet das möglicherweise den guten alten Strumpfhalter mit entsprechenden Strümpfen – dieses Mal allerdings einen aus Leder mit Netzstrümpfen – zusammen mit einem nippelfreien, durchsichtigen Büstenhalter in einer provokativen Farbe, einem schwarzen Lederstring mit durchgehendem Reißverschluss und einem engen Schnürmieder, das das Dekolleté betont. Höschen ohne Schritt sind ebenfalls gut geeignet oder Sie tragen einfach nur Strapse und Strümpfe und vergessen den Slip ganz.

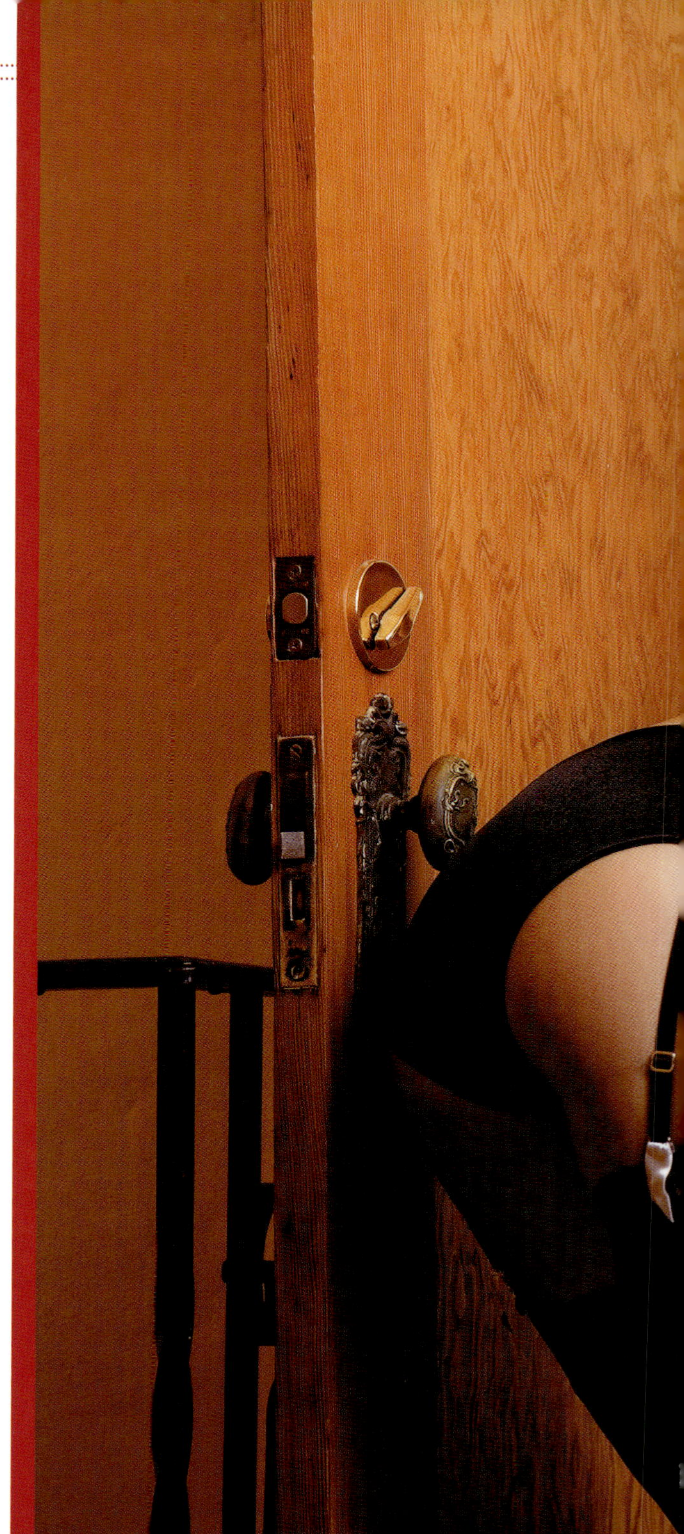

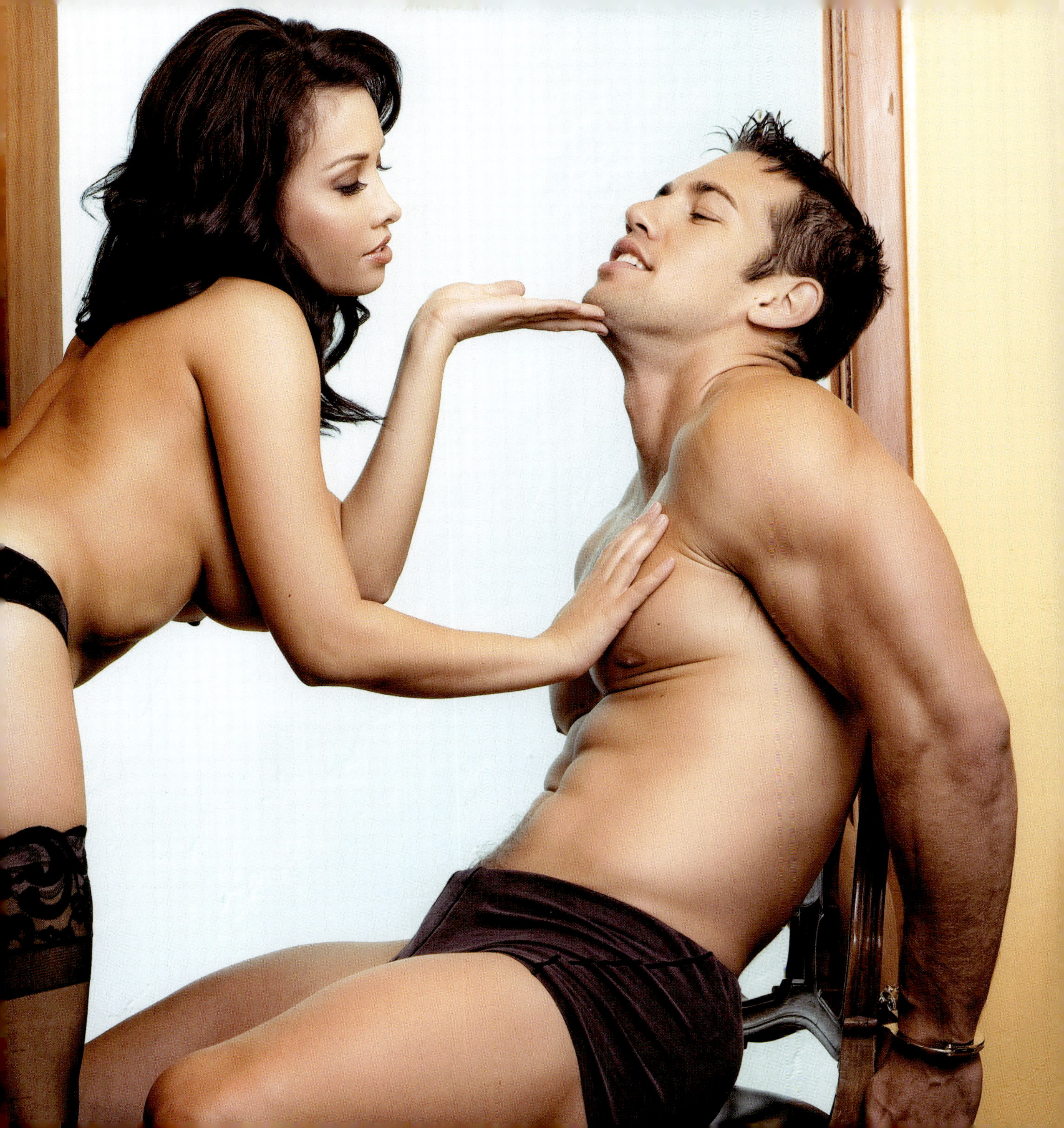

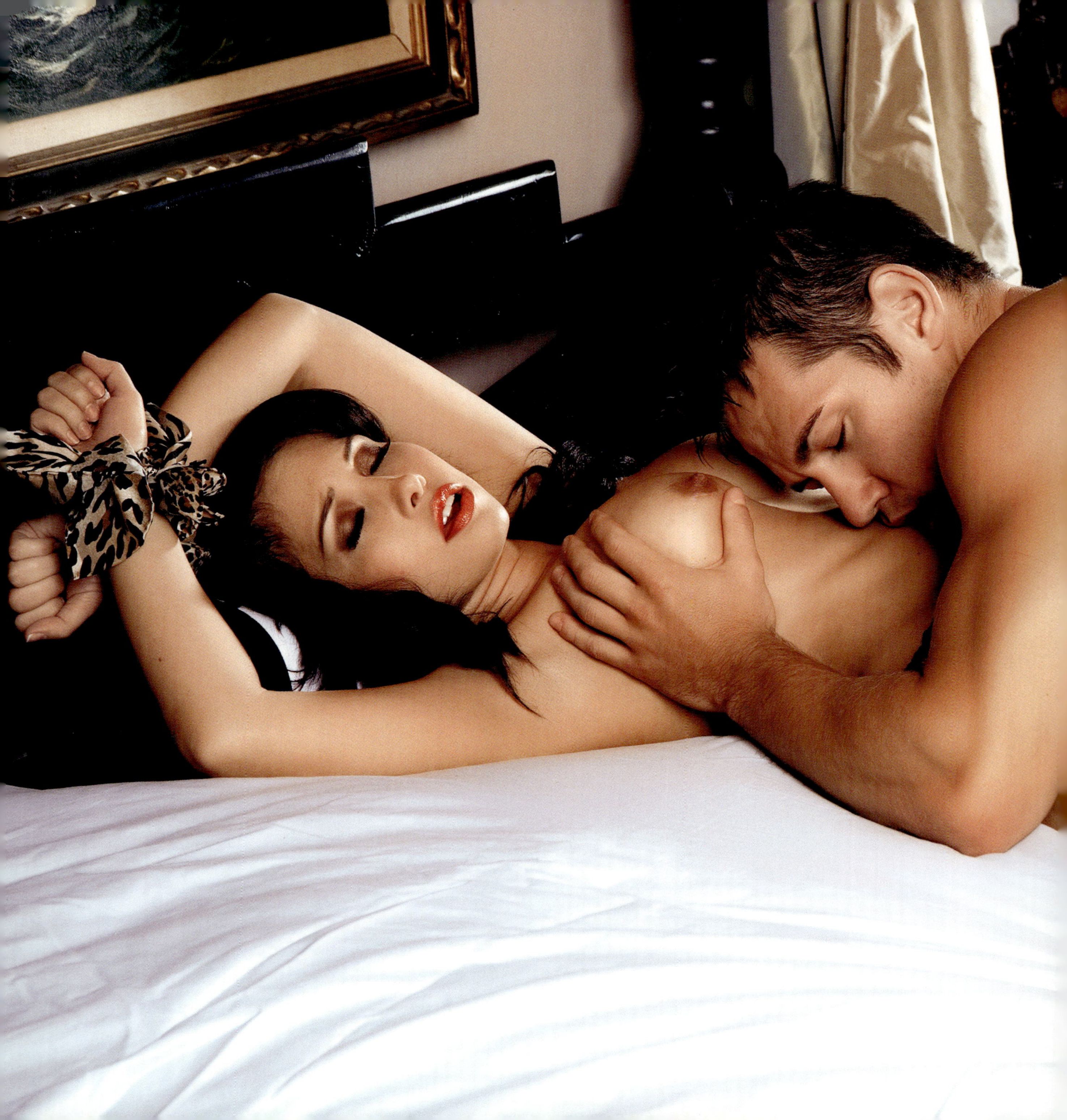

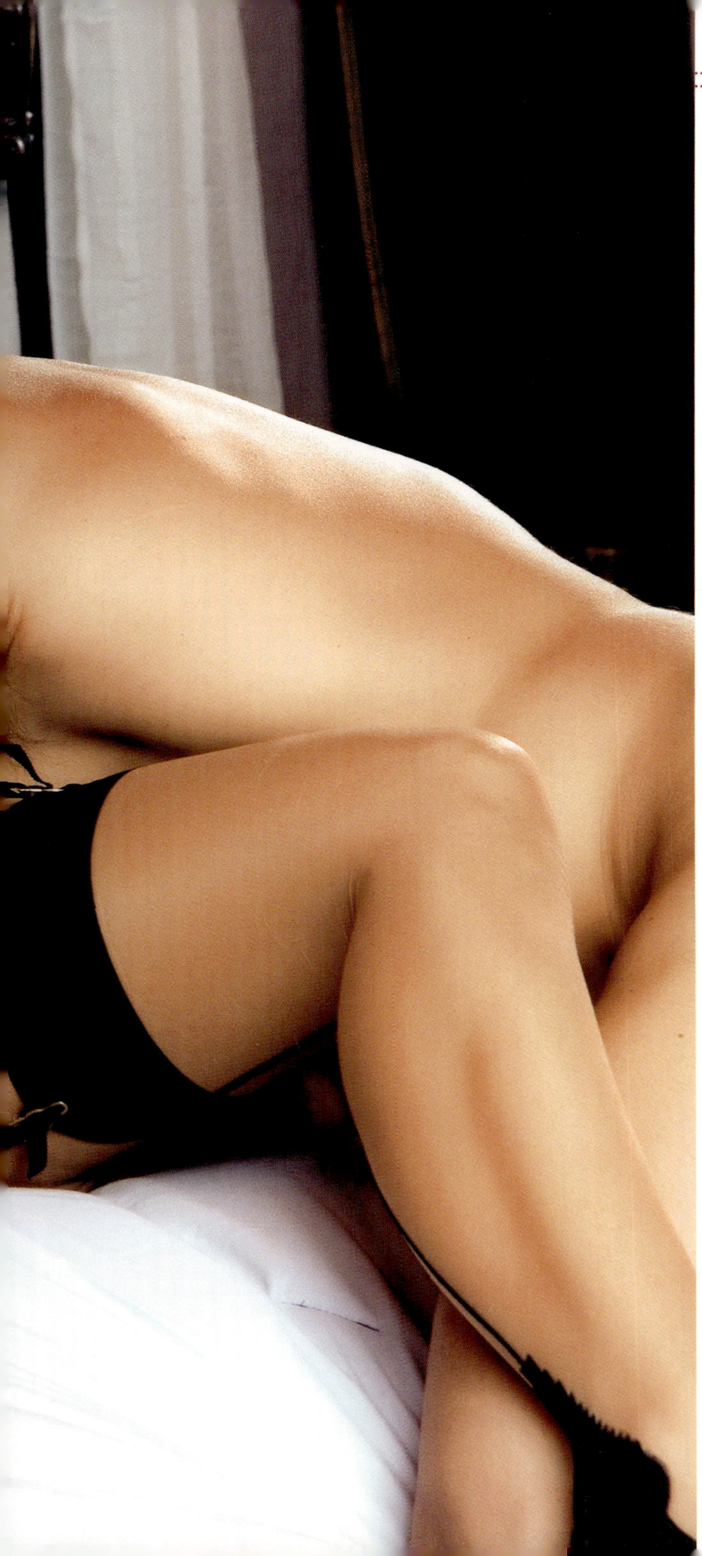

Essbare Unterwäsche kann ebenfalls heiß sein (obwohl sie meist nicht sehr gut schmeckt). Was Sie angeht, meine Herren, versuchen Sie es einmal mit etwas anderem: Tragen Sie normalerweise Boxershorts, entscheiden Sie sich dieses Mal für einen Slip – und umgekehrt (es gibt übrigens auch Herrenunterwäsche in Leder, sogar mit Reißverschluss, Schnürbändern und Cutouts). Das Mindeste aber ist, dass Sie sich für eine schicke Farbe und ein sexy Material entscheiden. Wie wäre es beispielsweise mit schwarzen Boxershorts aus Seide?

Masken und Augenbinden: Wie bereits ausgeführt, gehören Masken und Augenbinden zur Grundausstattung jedes Bondage-Szenarios. Die Bandbreite reicht dabei von der Ledergesichtsmaske mit Reißverschluss bis zum Seidenschal. Entscheiden Sie sich einfach für das, was Sie beide anmacht und was Ihnen hilft, Ihren Sklaven unter Kontrolle zu halten.

Handschellen & Co.: Sie haben bereits herausgefunden, dass es sehr erregend sein kann (für beide), wenn Sie Ihren Partner fesseln oder ihn sonst wie in seiner Bewegungsfreiheit einschränken – solange Sie sich vertrauen und die Kommunikation funktioniert (und Sie sich einig darüber sind, dass jeder von Ihnen die Sache jederzeit beenden kann). Handschellen, ähnlich denen, welche die Polizei benutzt, bekommen Sie in jedem Erotikshop (bewahren Sie den Zweitschlüssel gut auf oder kaufen Sie solche, die sich notfalls auch ohne Schlüssel öffnen lassen). Dort finden Sie auch Bänder aus Seide, Fesseln mit Klettverschlüssen, Seile und vieles andere mehr. Die angenehmsten Fesseln haben gefütterte Arm- oder Fußschlaufen, um Abschürfungen und anderen Hautverletzungen vorzubeugen. Sie können aber auch improvisieren und eine ganz normale Schnur, Klebeband etc. verwenden. Achten Sie dabei jedoch auf mögliche Verletzungsgefahren.

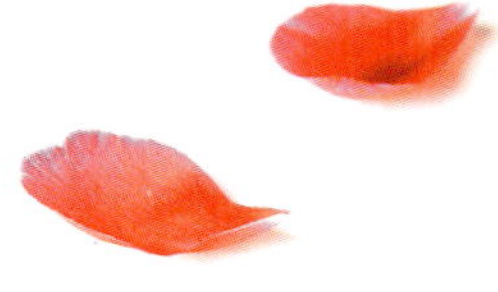

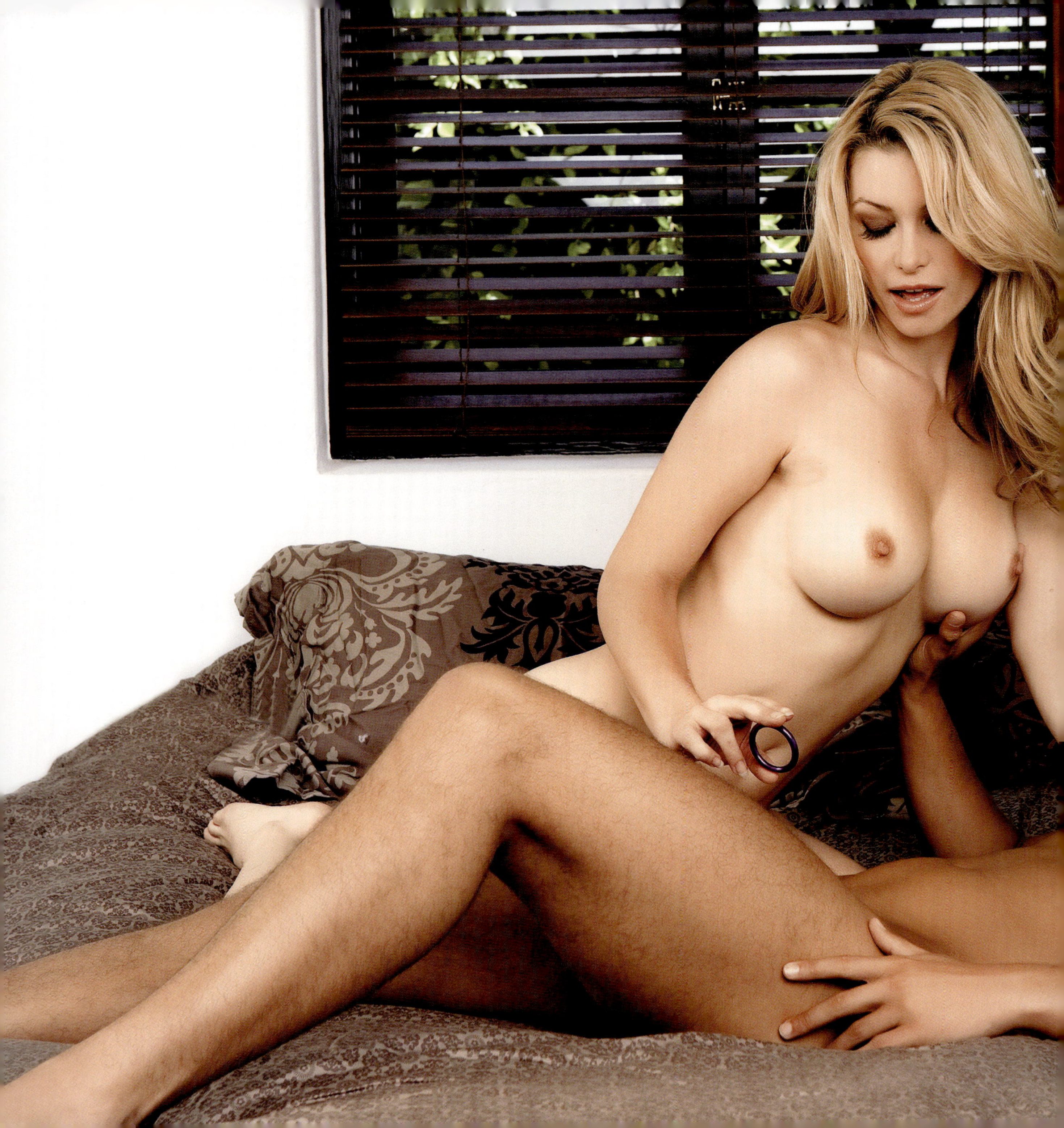

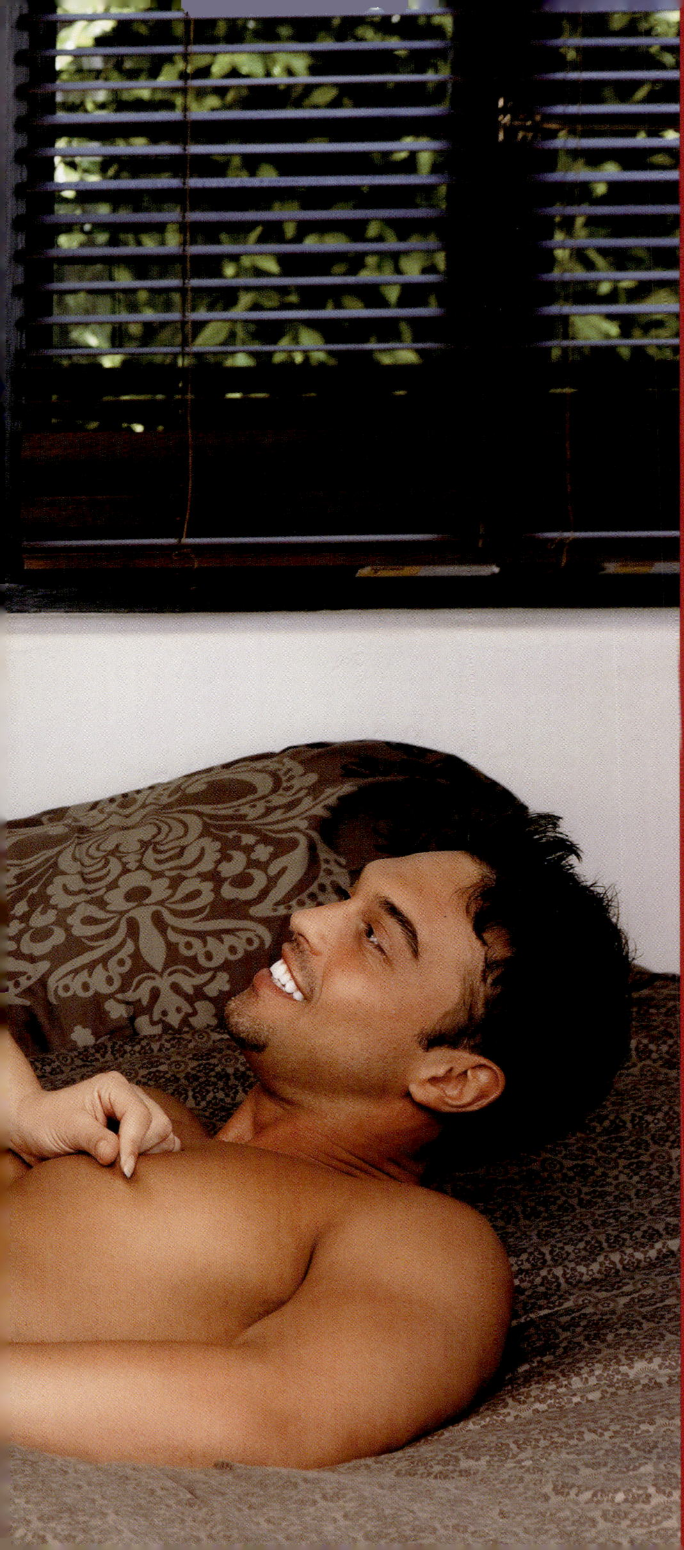

Cockringe: Viele Männer lieben es, einen Cockring zu tragen, und haben damit ihre stärksten Erektionen. (Obwohl sie Cockringe heißen, werden die meisten um den Hodensack angelegt.) Lassen Sie, meine Damen, Ihrem Mann bei der Auswahl freie Hand und scheuen Sie sich nicht, einen Verkäufer um Rat zu fragen. Die beliebtesten Cockringe sind aus Leder mit Druckknöpfen oder aus Metall und sie lassen sich in der Regel in der Weite verstellen. Das gewisse Extra (für beide) bietet ein Vibro-Cockring, der gleichzeitig die Klitoris und den Hodensack stimuliert. Und hier noch ein ganz persönlicher Tipp für Sie, meine Damen: Besitzen Sie beide einen Cockring, tragen Sie ihn doch einmal während des Abendessen am Handgelenk (zu Hause oder im Restaurant). Ihr Mann wird den Hinweis sofort verstehen und ich verspreche Ihnen, er wird sein Essen nur so hinunterschlingen, um möglichst schnell zum „Dessert" übergehen zu können.

Brustwarzenklammern: Brustwarzenklammern sind sowohl für Männer als auch für Frauen geeignet und der süße Schmerz kann ein echter Kick sein (oder eben auch nicht, also haben Sie keine Hemmungen, Nein zu sagen). Sie sind großartige Requisiten für ein SM-Szenario: War sie ein böses Mädchen, drücken Sie die Klammern einfach ein wenig fester zusammen. Zum Ausprobieren beginnen Sie mit leichtem Druck und steigern diesen langsam, bis es sich richtig gut anfühlt.

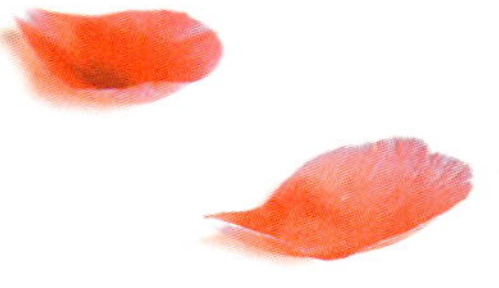

Peitschen, Gerten & Co.: Ihre Partnerin war ein böses, böses Mädchen? Dann versohlen Sie ihr den Hintern. Wenn Sie sich beide einig sind, dass Sie das möchten (und aufhören, wenn es dem anderen zu viel wird), können Sie aus einem reichhaltigen Sortiment an Werkzeugen (abgesehen von Ihrer Hand) wählen, um die Pobacken zum Erröten zu bringen. Testen Sie die Gerten, Peitschen und anderen Gegenständen aus dem Sexshop oder verwenden Sie eine richtige Reitgerte. Bürsten oder eine aufgerollte Zeitung erfüllen aber den gleichen Zweck. Achten Sie jedoch darauf, dass Sie nicht übertreiben. Selbst in der Hitze des Gefechts sollten Ihre Schläge zu 75 Prozent gespielt sein. Ihr Partner wird es Sie wissen lassen, wenn er es härter möchte.

Heißes Wachs: Wenn Sie sich schon einmal aus Versehen Kerzenwachs auf Ihre Hand geschüttet haben, wissen Sie, dass es nur eine Sekunde lang brennt und sich danach irgendwie gut anfühlt. Warum also nicht auch im Rahmen des Vorspiels ein wenig damit experimentieren? Die besten Stellen für diese Art der „Bestrafung" sind der Rücken, der Bauch sowie Arme und Beine. Bei empfindlicheren Stellen wie den Brustwarzen und den Geschlechtsteilen ist Vorsicht geboten.

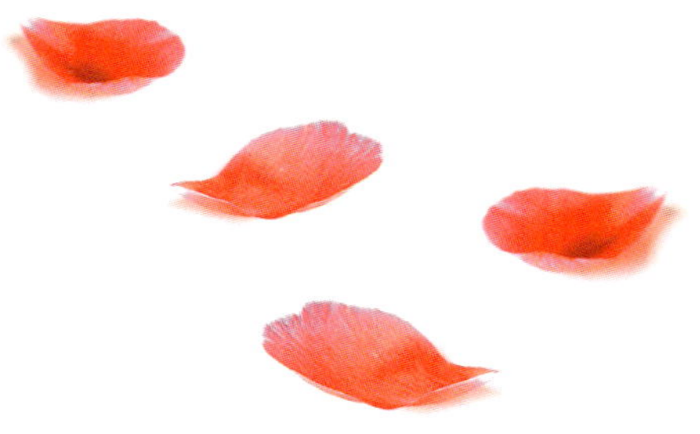

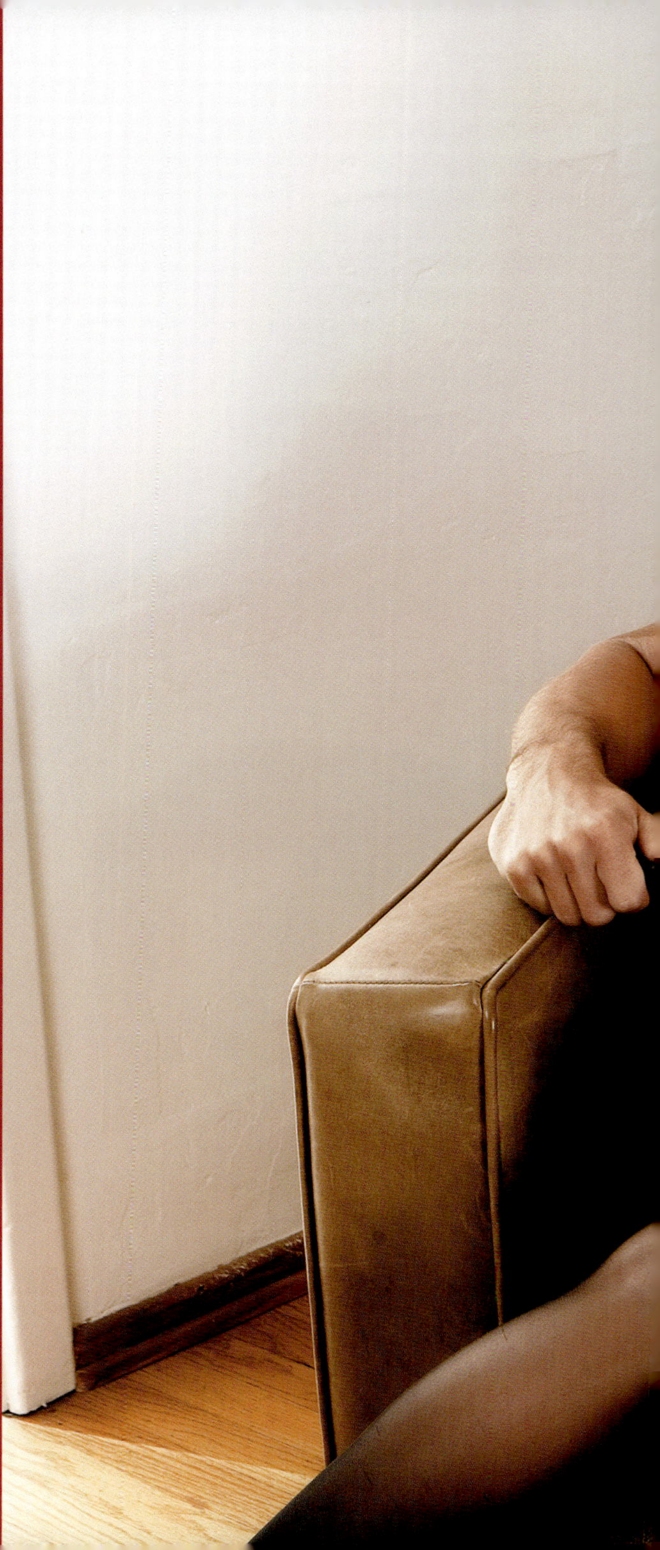

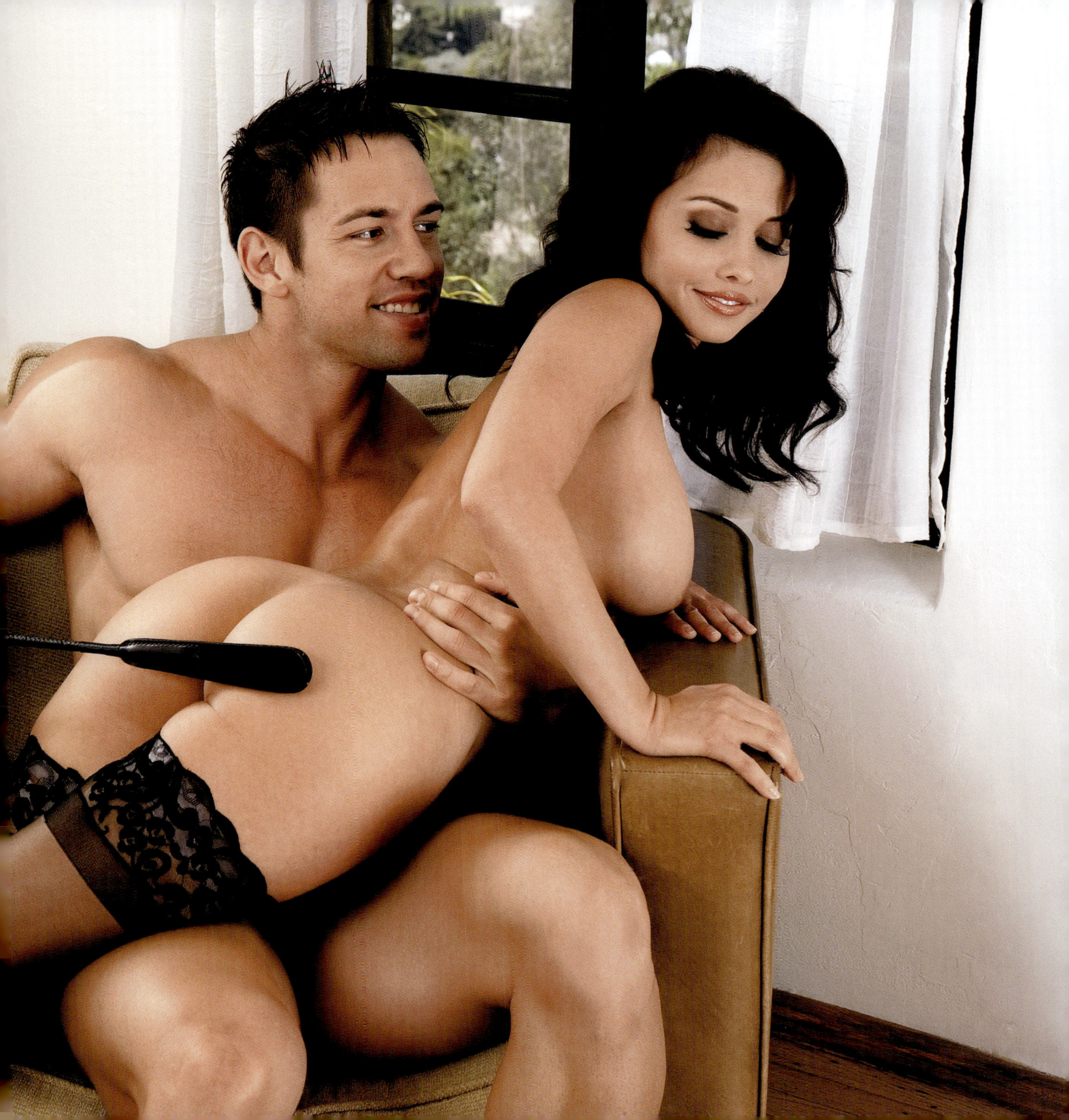

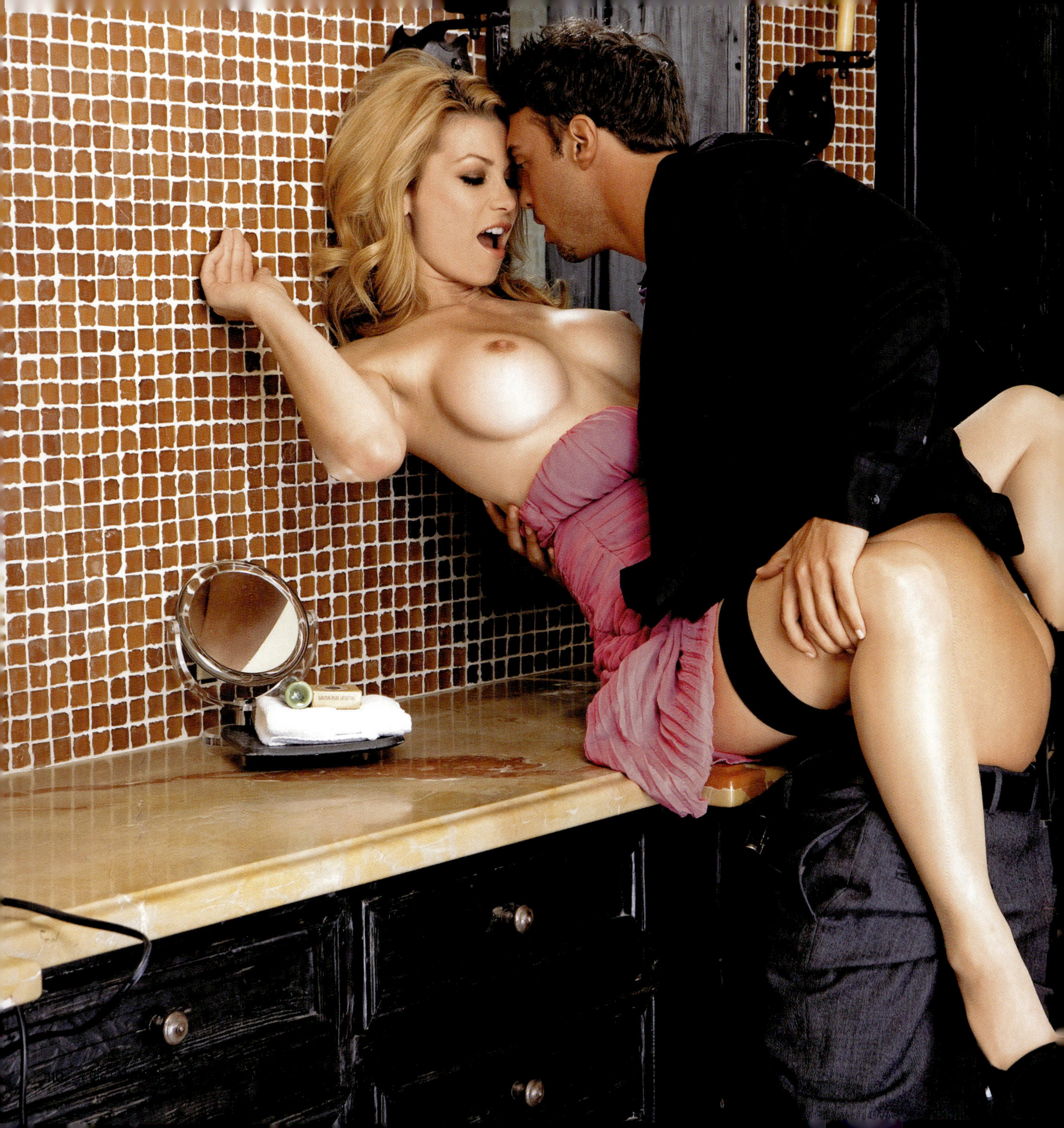
SAVON PUR VEGETAL

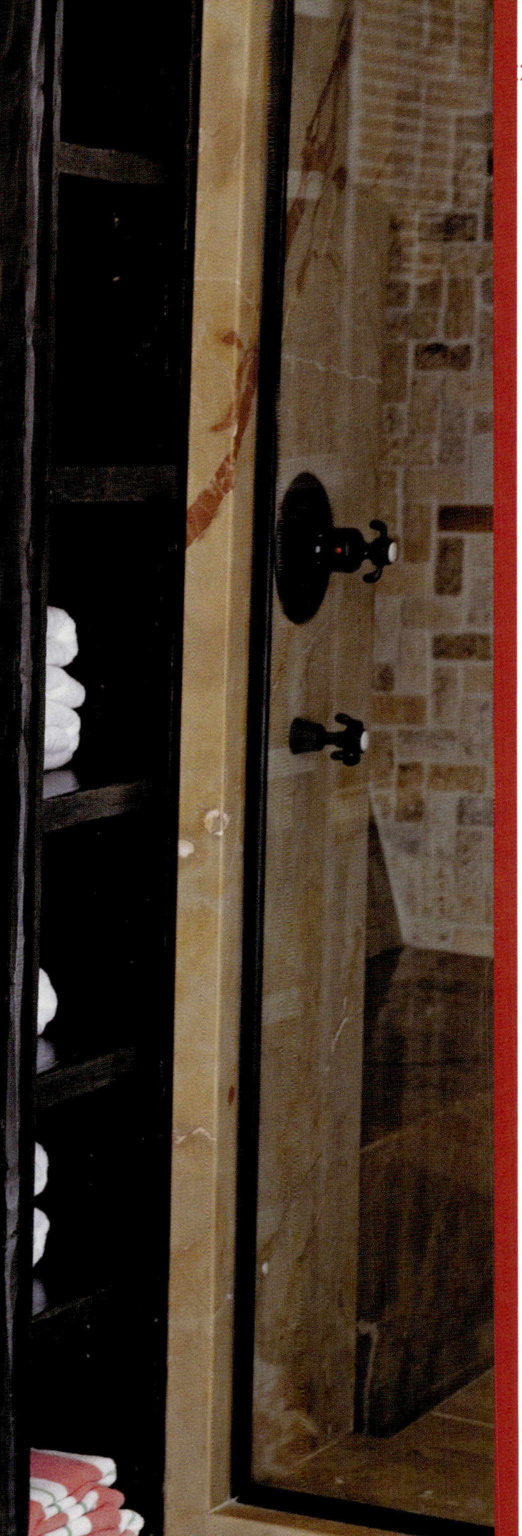

Guckguck

Lassen Sie uns noch über einige weitere „verbotene" Praktiken sprechen, die Sie interessieren könnten. Haben Sie jemals den Wunsch verspürt, der Welt Ihre intimsten Körperstellen zu präsentieren? Viele Menschen erregt es, wenn sie sich oder ihren Partner zur Schau stellen. Haben Sie das Gefühl, das könnte auch etwas für Sie sein, dann beginnen Sie damit, eines Nachts das Licht und die Vorhänge/Rollos offen zu lassen. Während Sie sich dann küssen, streicheln und liebkosen, überlegen Sie, wer Ihnen zuschauen könnte und was der- oder diejenige dabei macht. Masturbiert der Nachbar von gegenüber, während er beobachtet, wie Ihre Geliebte Ihren steifen Penis verwöhnt? Was würde er wohl sagen, wenn Sie sie gegen das Fenster drücken und sie oral befriedigen würden?

Ein anderer Weg, Ihren Wunsch, sich zu zeigen, zu befriedigen, ist Sex in der Öffentlichkeit oder an Orten, wo die Möglichkeit besteht, dass man Sie dabei erwischt. Das könnte zum Beispiel das Schlafzimmer von Freunden während einer Party sein, die Flugzeugtoilette oder der Rücksitz eines Taxis. Mehr dazu erfahren Sie in Kapitel 8.

Das Gegenstück zum Exhibitionismus ist der Voyeurismus. Voyeure möchten lieber zuschauen als mitmachen – und gelegentlich findet das wohl jeder von uns ganz „unterhaltsam". Bieten Sie Ihrem Partner also hin und wieder eine kleine Show und nutzen Sie die Gelegenheit, ein bisschen zu spannen, sofern sie sich Ihnen bietet. (Lassen die Nachbarn eigentlich auch mal die Vorhänge offen? Vielleicht möchten sie Zuschauer.) Hat Ihr Partner eine Vorliebe fürs Zuschauen, dann denken Sie sich Szenarien aus, bei denen Sie sich gegenseitig heimlich beobachten können. Wie wäre es zum Beispiel, Ihrem Partner von außen durch das Fenster beim Masturbieren zuzusehen? (Wenn Sie diese Spiele auf sich selbst beschränken, kann es zu keinen peinlichen Momenten kommen, wenn Sie Ihrem Nachbarn zufällig beim Einkaufen begegnen.)

Kann ich mir diesen Slip ausleihen?

Crossdressing macht nicht jedem Spaß, aber sagen Sie nicht Nein, ehe Sie es nicht probiert haben. Denn es kann sowohl für Männer als auch Frauen sehr erregend sein, in die Identität ihres Partners zu schlüpfen – im wahrsten Sinne des Wortes. Mal ehrlich, meine Damen: Sie haben nicht wirklich gelebt, wenn Sie nicht zumindest einmal eine seiner Unterhosen angehabt haben (stopfen Sie sie zusätzlich aus, um den vollen Spaß zu erleben). Probieren Sie auch einen seiner Anzüge und eine Krawatte an! Nylonstrümpfe und Highheels sehen nicht nur sexy aus, sondern fühlen sich auch so an. Also, meine Herren, probieren Sie es einmal aus – es muss ja niemand sehen ... Und wenn Ihnen selbst das zu viel ist, dann tragen Sie einfach eines ihrer Seidenhöschen unter Ihrem Büro-Outfit. Dieses kleine Geheimnis wird Sie den ganzen Tag über scharfmachen. Wie bei allen „riskanten" Sexspielen ist auch hier Vertrauen der Schlüssel zu einer tieferen Verbindung und größerem gegenseitigen Verständnis.

Die Spielzeugkiste

Nun ist es an der Zeit, noch ein wenig tiefer in das Thema Sexspielzeug einzutauchen.

Vielleicht besitzen Sie ja bereits einen Dildo oder Vibrator (jeder von uns kauft irgendwann mal einen) und sehen in ihm vor allem einen Ersatz für den Fall, dass gerade kein Mann greifbar ist. Und natürlich sind sie nützliche Masturbationshilfen, aber haben Sie auch schon einmal daran gedacht, Sexspielzeug ins Vorspiel zu integrieren? Die Tatsache, dass ein echter Penis anwesend ist, heißt nicht, dass Sie Ihren synthetischen nicht auch zum Einsatz bringen können. Denken Sie nur an all die zusätzlichen Möglichkeiten, die Ihnen Ihr kleiner mechanischer oder Silikonfreund eröffnen kann.

Das Angebot an Dildos, Vibratoren und ähnlichen Gerätschaften ist riesig (sowohl in Sexshops als auch im Internet) und es gibt ganze Bücher, die sich nur damit befassen, wie man sie anwendet. Um den Stein ins Rollen zu bringen und Ihnen Zeit zu geben, sich an den Gedanken von Sexspielzeug als Teil des Vorspiels zu gewöhnen, hier eine Sammlung meiner persönlichen Lieblingsspielzeuge und -hilfsmittel:

Dildos und noch mehr Dildos

Obwohl der Ursprung des Wortes Dildo unbekannt ist (neben diversen anderen Theorien glauben einige, dass es sich vom italienischen *diletto* ableitet, was mit Freude übersetzt werden kann), kennt man sie bereits seit der Antike. Doch seit damals hat sich einiges getan – es gibt sie heute in allen Formen, Farben und Materialien sowie mit diversen Extras. Mein Fazit zum Thema Dildos lautet: Besorgen Sie sich einen aus Silikon (auch wenn die etwas teurer sind) oder aus Glas beziehungsweise Metall, sofern sie das Gefühl der Steifheit und Härte mögen. Wählen Sie die Form/Farbe, die Ihnen gefällt, und entscheiden Sie, wie naturgetreu er sein soll (einige sehen echter aus als das Original). Und probieren Sie auch diese Varianten einmal aus:

Dildo mit Harness: Diese Dildos sind zum Umschnallen gedacht, damit Frauen ihren Mann (anal) penetrieren können oder eine andere Frau. Einige sind zum Wohle der Trägerin zusätzlich mit einem Vibrator ausgestattet. Das müssen Sie unbedingt einmal ausprobieren, meine Damen, selbst wenn es letztlich doch nicht zur Penetration kommt. Das Gefühl der Macht ist überwältigend (und warten Sie , bis Sie in den Spiegel geschaut haben). Los, streicheln Sie Ihren Penis! Glauben Sie, dass dieser Anblick die Lust Ihres Partners eher dämpfen wird, warten Sie, bis Sie allein sind.

Doppeldildo: Das ist genau das, wonach es klingt, und der Zweck ist ebenso offensichtlich: Er kann von beiden Seiten gleichzeitig benutzt werden – von zwei Frauen oder von einer Frau, die ihren Mann anal damit penetrieren möchte, während sie ihn bei sich anwendet. Das eröffnet eine Reihe von zusätzlichen Einsatzmöglichkeiten, die Sie vielleicht ausprobieren möchten. Überschätzen Sie sich aber nicht, was die Größe anbelangt, und lassen Sie es langsam angehen.

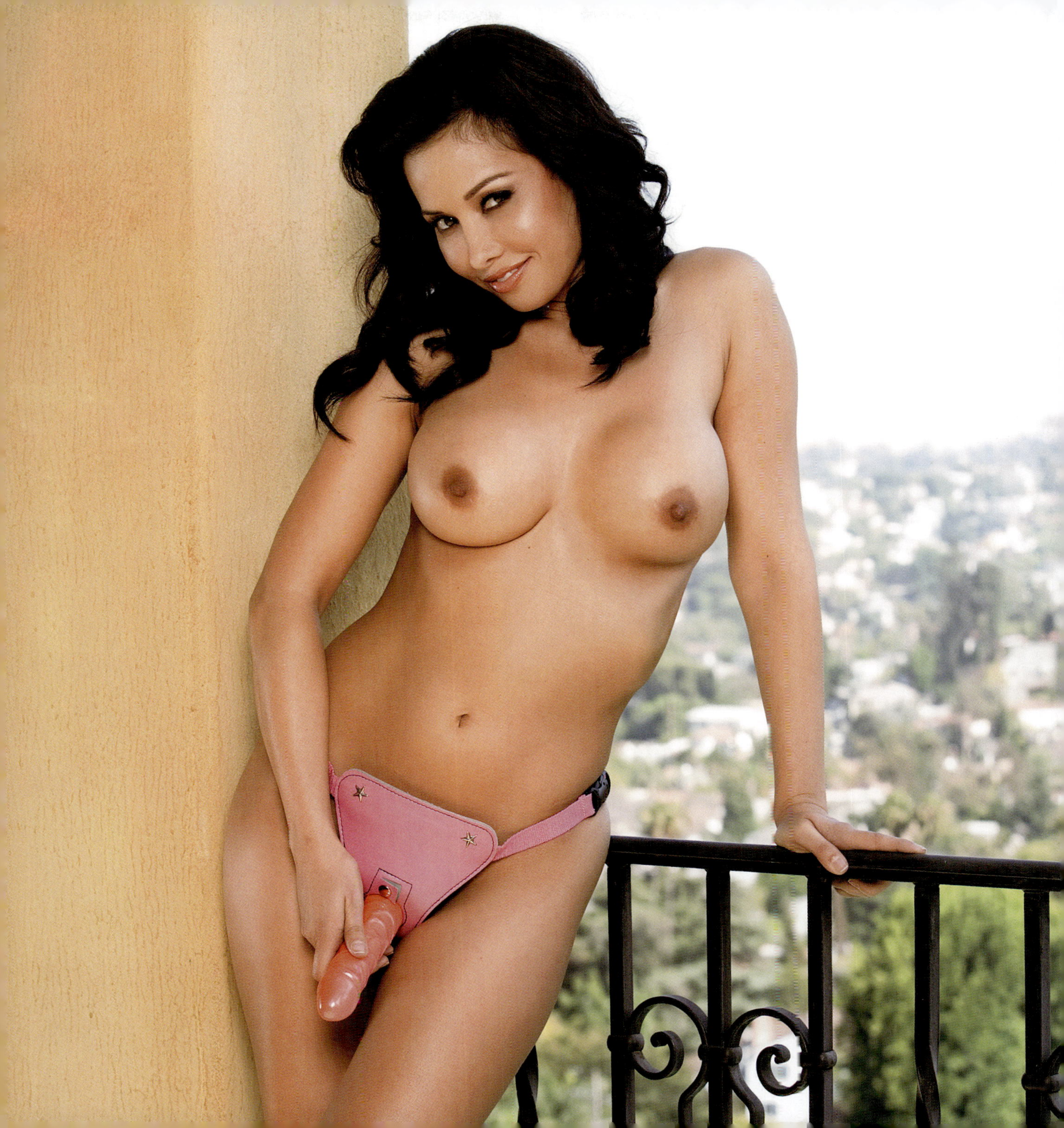

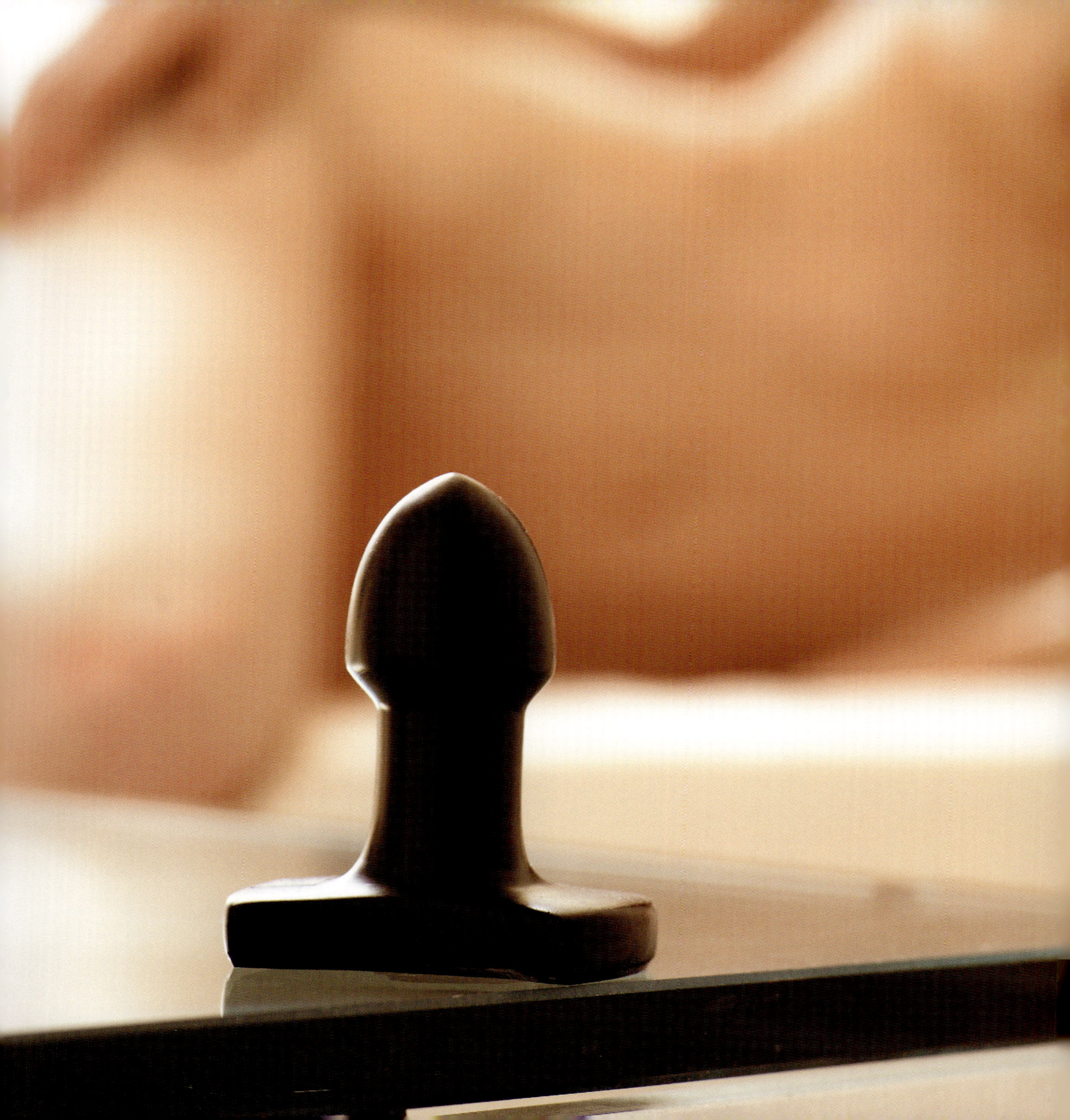

Keinen Sex, bitte

Ist Ihr Sexleben nicht mehr so aufregend wie früher oder haben Sie nicht mehr so oft Sex wie früher dann kann ein Sex-Bann eine gute Idee sein.

Vereinbaren Sie eine Zeitspanne, während der Sie *keinen Sex* haben werden. Das können einige Tage sein, eine Woche oder ein Monat – achten Sie nur darauf, dass der Zeitraum lang genug ist, um den Sex wirklich zu vermissen.

Es ist verblüffend! In der Minute, in der Sie sich entscheiden, auf etwas zu verzichten, gibt es nichts, was Sie lieber täten oder hätten. Natürlich ist es in dieser Zeit gestattet, sich gegenseitig zu reizen und bis zu einem gewissen Grad auch zu streicheln, Penetration und Orgasmus sind aber tabu. Probieren Sie es aus und Sie werden merken, dass Enthaltsamkeit das Erotischste ist, was man sich vorstellen kann. Und wenn Sie den Sex-Bann schließlich aufheben, werden Sie den besten Sex Ihres Lebens haben.

Aber es gibt auch noch andere Möglichkeiten, um diese Idee ins Vorspiel zu integrieren, ohne gleich einen völligen Sex-Bann auszusprechen. Die Kraft einer vorenthaltenen Berührung ist fast genauso groß wie die einer Berührung. Besonders Frauen sprechen hervorragend auf diese Taktik an. Also, wenn Sie merken, dass Ihre Partnerin heißläuft, drosseln Sie das Tempo. Berühren Sie sie immer sanfter, bis zu dem Punkt, an dem Ihr Mund oder Ihre Hände kaum noch spürbar sind. Benutzen Sie schließlich nur noch Ihren Atem. Sind die Dinge schon sehr weit vorangeschritten, berühren Sie Ihre Partnerin gar nicht mehr. Hände weg!

Das Tempo auf diese Weise zu variieren, kann Ihr Liebesspiel nicht nur verlängern, sondern auch intensivieren – und es damit unvergesslich machen.

Buttplug: Dieser Dildo (siehe Foto) ist speziell für die anale Penetration konstruiert und für diesen Zweck sicher die bessere Wahl als der Doppeldildo. Er lässt sich gut einführen und anschließend können Sie sich darauf setzen, damit zustoßen, ihn drehen oder ihn einfach an Ort und Stelle lassen – er sorgt für ein Gefühl angenehmer Enge und anale Stimulation.

Dildos mit Saugfuß: Diese Dildos sind nur dann für das Vorspiel geeignet, wenn Ihr Partner Ihnen dabei zusehen möchte, wie Sie sich verwöhnen. (Ich wette, er will!) Ansonsten ist er eher für den Solo-Gebrauch konstruiert, da er dank des Saugfußes auf jeder glatten Fläche haftet.

Vibrierende und oszillierende Dildos: Bei den Besten dieser brummenden Schönheiten lässt sich der Vibratorteil komplett entfernen, damit man sie nach Gebrauch vernünftig reinigen kann. Und wer würde die vibrierenden beziehungsweise kreisenden Bewegungen nicht genießen? Lassen Sie Ihren Partner den Dildo handhaben und er wird ganz hin und weg sein.

Penisabdruck: Möchten Sie Ihrer Partnerin eine exakte Kopie Ihres steifen Penis schenken? Genau zu diesem Zweck gibt es spezielle Sets. Ein Geschenk, das immer wieder Freude macht.

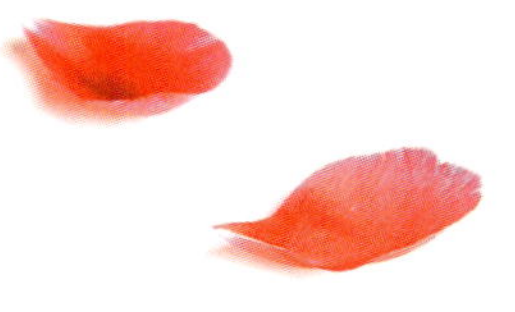

Good Vibrations

Die Auswahl an Vibratoren ist fast ebenso groß wie die an Dildos (plus diverse Kombinationen). Machen Sie sich also kundig, fragen Sie und wählen Sie dann das Modell, das Ihre Bedürfnisse am besten befriedigt. Hier einige Vorschläge zum Ausprobieren:

Fingervibrator: Ihr Partner hat sicher nichts dagegen, sich *das* überzuziehen! Mit diesem kleinen Teil kann er Sie punktgenau verwöhnen, vor allem die Brustwarzen, das Perineum, den Anus und die Klitoris. Die Handschuh-Variante beschert Ihnen eine ganze Handvoll Vibrationen und jede Menge Kontrolle.

Vibrator-Ei: Die Form dieses Vibrators entspricht exakt seinem Namen. Er ist kleiner als Ihre Handfläche und hat normalerweise verschiedene Geschwindigkeitsstufen. Eine Variante ist der Bullet-Vibrator, der wie eine Gewehrpatrone geformt ist (siehe Foto).

Rabbit-Vibrator: Er ist durch die bekannte Fernsehserie *Sex and the City* berühmt geworden. Diese genialen Lebensretter haben zwei „Ohren", mit denen Sie Vagina und Klitoris gleichzeitig stimulieren. Nochmals: Lassen Sie Ihren Mann „ans Steuer" (Sie müssen es ihm beim ersten Mal vielleicht vormachen), so fühlt er sich einbezogen – und als Lustspender.

Nur für ihn: Es gibt auch Vibratoren speziell für Männer. Sie haben oftmals einen Gurt, mit dem sie entsprechend befestigt werden. Sie können sowohl während des Geschlechtsverkehrs als auch während des Vorspiels zum Einsatz kommen (die Vibrationen werden Sie beide stimulieren).

G-Punkt-Vibrator: Die gebogenen Form dieses Vibrators eignet sich besonders gut, um den G-Punkt zu stimulieren. Experimentieren Sie mit den verschiedenen Geschwindigkeitsstufen, um herauszufinden, bei welcher Sie die Engel singen hören.

Dafür gibt es ein App: Ja, es ist wahr. Es gibt einen Bullet-Vibrator, der sich aktiviert, wenn Sie einen Anruf auf Ihrem Handy oder eine SMS bekommen. Führen Sie ihn ein und Ihr Geliebter kann Ihre Lust per Telefon steuern.

Nachdem Sie nun mit den Gerätschaften vertraut sind, hier noch einige Anregungen für den Gebrauch:

Schaffen Sie als Erstes ein erotisches Ambiente. Und da Sex nicht zwingend im Schlafzimmer stattfinden muss, bauen Sie zur Abwechslung ein Liebesnest aus weichen Decken im Wohnzimmer. Schlüpfen Sie in ein sexy Outfit, zünden Sie Kerzen an und überraschen Sie ihn damit, wenn er zur Tür hereinkommt. Verstecken Sie die Spielzeuge zunächst in einem Seidenbeutel oder unter einer der Decken, denn auch das soll eine Überraschung sein – vorausgesetzt, Sie stehen beide auf Sexspielzeug.

Nachdem er sich ausgezogen und es sich bequem gemacht hat, bedecken Sie seinen Körper mit Küssen und erklären ihm, dass Sie heute das Sagen haben und dass Sie ihn mit allen Mitteln, die Ihnen zur Verfügung stehen, verwöhnen werden. Dann holen Sie der Reihe nach die bereitgelegten Spielzeuge hervor und bringen sie zum Einsatz.

Beginnen Sie mit einem Dildo, mit dem Sie sich zunächst selbst verwöhnen. Zuerst nur mit der Spitze, dann führen Sie die ganze Länge ein. Zeigen Sie ihm, wie viel Vergnügen Ihnen der Dildo bereitet – und dann lassen Sie Ihren Partner ihn ablecken, um Ihren Liebessaft zu kosten. Anschließend sagen Sie ihm, dass er nun an der Reihe ist und verwöhnen ihn anal – jedoch nur wenn er das möchte.

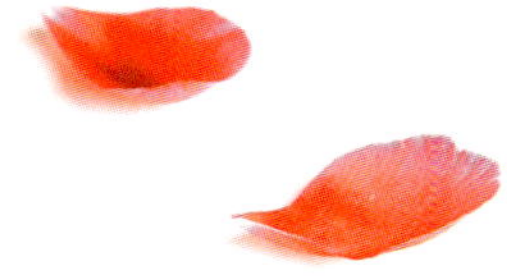

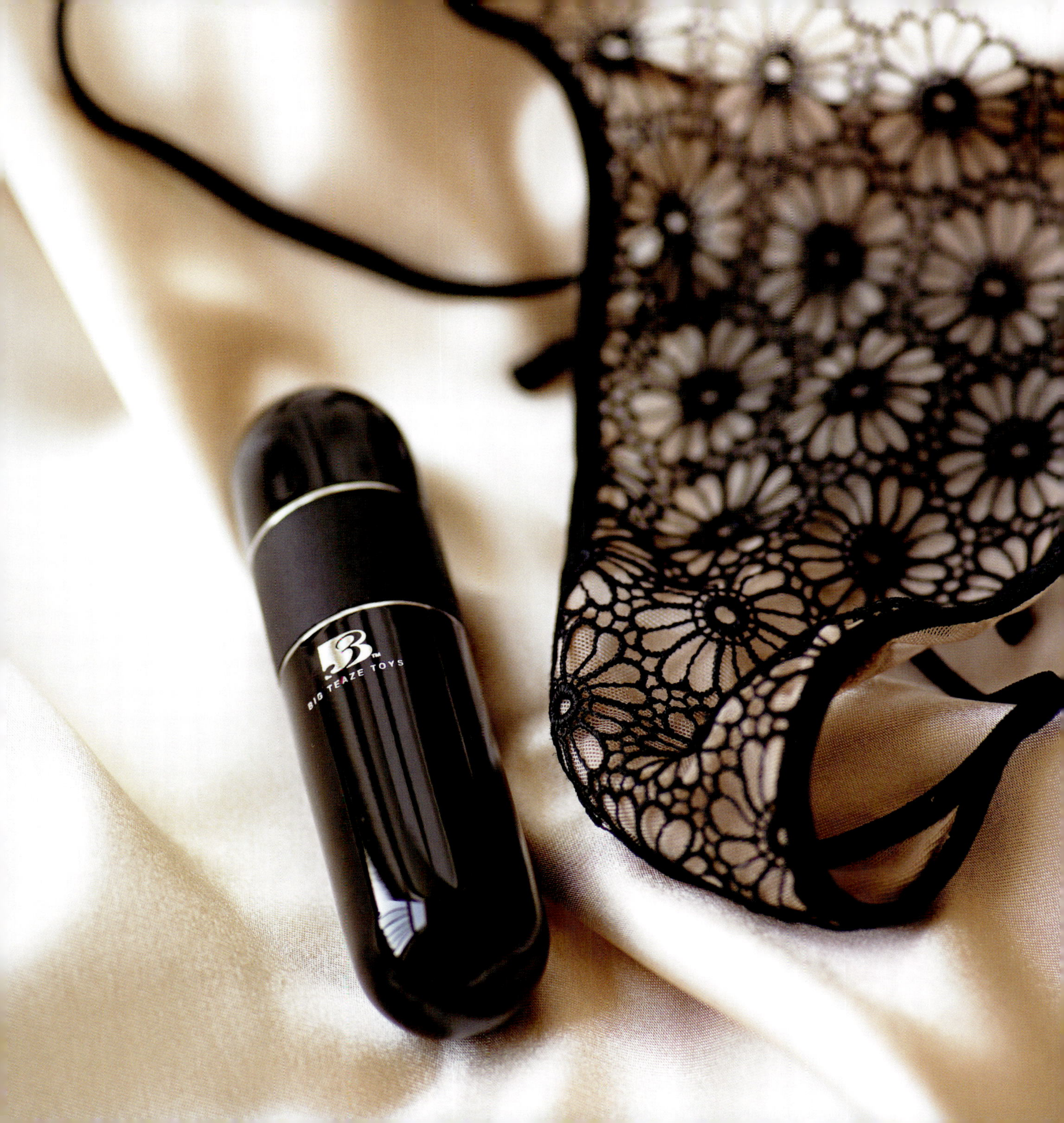
BIG TEAZE TOYS

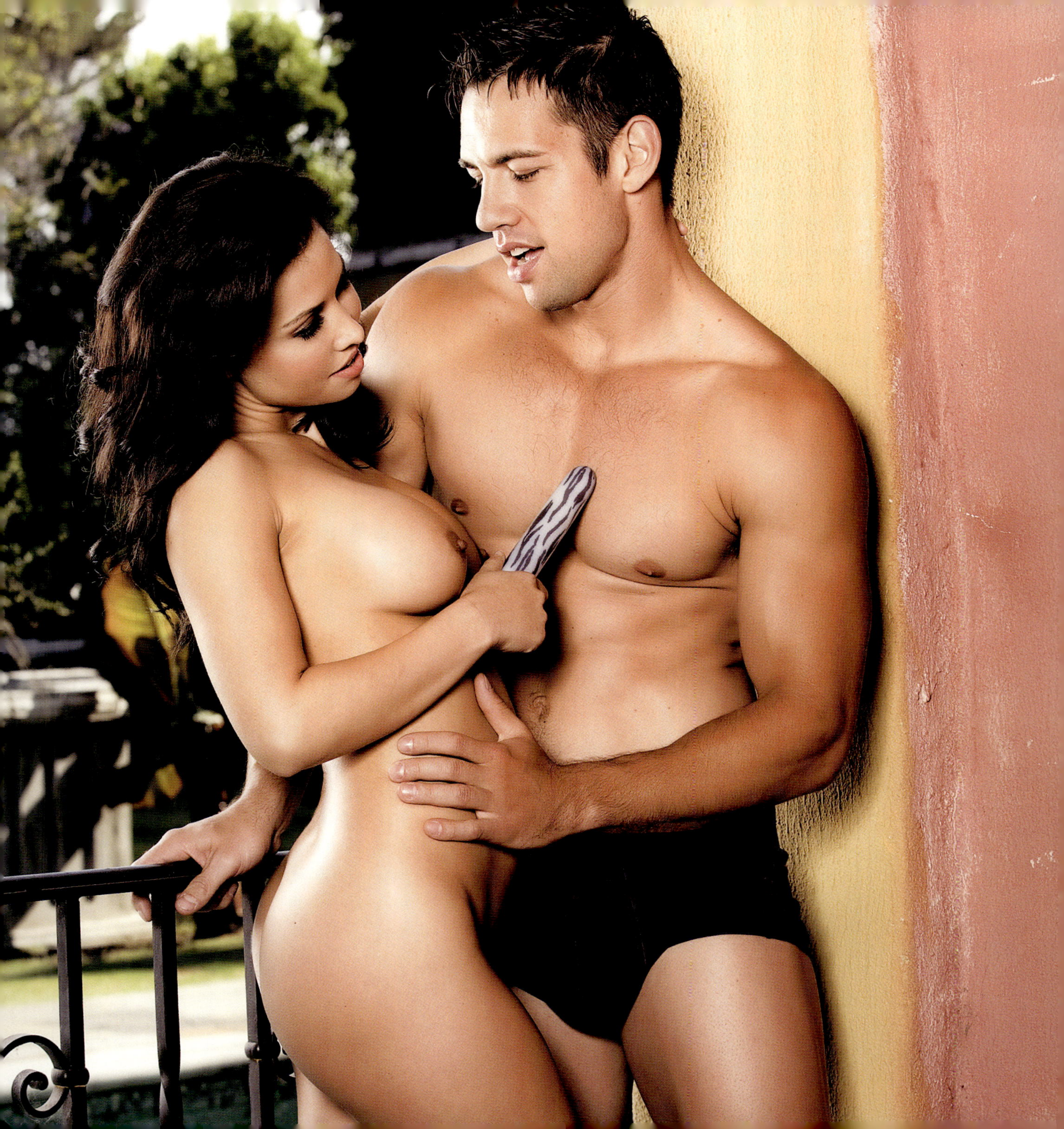

Als Nächstes nehmen Sie einen Vibrator zur Hand und massieren damit seinen Nacken und seine Schultern. Danach arbeiten Sie sich langsam nach unten, bis Sie bei seinem Penis und den Hoden angekommen sind, wobei Sie seinen Brustwarzen besonders viel Aufmerksamkeit widmen (Vibrator-Handschuhe wirken hier wahre Wunder). Zögern Sie nicht, sich zwischendurch selbst mit dem Vibrator zu verwöhnen. Zu sehen, wie Sie sich vor Lust winden, ist für ihn genauso erregend wie die Vibrationen.

Anschließend befeuchten Sie seinen Anus und führen einen Buttplug ein. Danach kümmern Sie sich um seinen Penis, entweder mit Ihren Händen oder dem Vibrator. Achten Sie darauf, dass er währenddessen nicht kommt. Haben Sie das Gefühl, er nähert sich dem Höhepunkt, gehen Sie zum nächsten Gerät über. Sagen Sie ihm, dass er Ihre Erlaubnis braucht, um zu kommen – und geben Sie ihm diese, wenn Sie denken, dass er kurz vor dem Platzen steht.

Wenn Ihr Partner (und sein Po) Analspielen sehr offen gegenübersteht, gehen Sie noch ein Stück weiter. Schnallen Sie sich einen Strap-On um und besorgen Sie es seinem Hintern. Seien Sie jedoch darauf gefasst, dass er eine Revanche möchte, wenn Sie an der Reihe sind.

Als Variante können Sie ihm die Augen verbinden und ihn raten lassen, welches Spielzeug Sie gerade verwenden. Oder fesseln Sie ihn, sodass er gar keine andere Wahl hat, als sich Ihnen hinzugeben.

Um Ihr „Schlagwerkzeug" in dieses Spiel zu integrieren, sagen Sie ihm, dass Sie ihm eine Reihe von Fragen stellen werden. Für die richtige Antwort bekommt er eine Belohnung (ein Schluck Champagner, eine Weintraube oder einen Kuss), antwortet er falsch, erfolgt eine Bestrafung – ein Klaps, Klatscher oder Schlag mit einem der entsprechenden Gerätschaften.

Cockringe und alle anderen in diesem Abschnitt vorgestellten Spielzeuge können ebenfalls integriert werden. Entweder Sie verwöhnen Ihren Partner damit oder sich selbst und lassen ihn dabei zuschauen. Und vergessen Sie nicht, mehrere Spielzeuge gleichzeitig zu verwenden und mit den Vibratoren seinen ganzen Körper zu beglücken.

Und nun lassen Sie Ihrer Fantasie freien Lauf und schwingen Sie sich, inspiriert von all den Hilfsmitteln und Spielzeugen, zu neuen Höhen auf – über das Konventionelle hinaus. Nichts ist tabu, wenn Sie miteinander reden, sich vertrauen und offen sind für die Wünsche und Fantasien Ihres Partners. Das wird Sie zu einem starken und glücklichen Paar machen – und zu einem befriedigten.

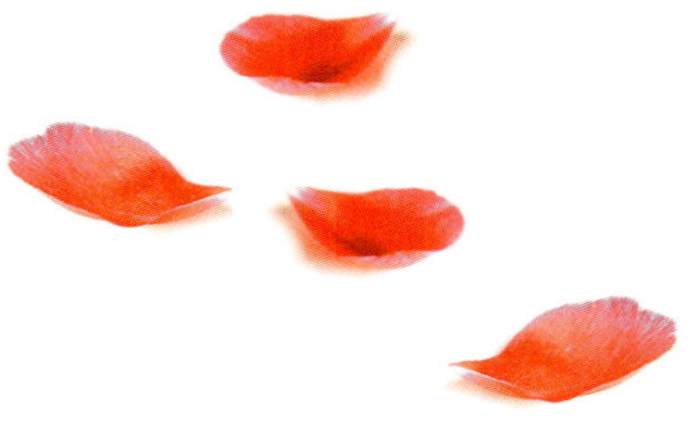

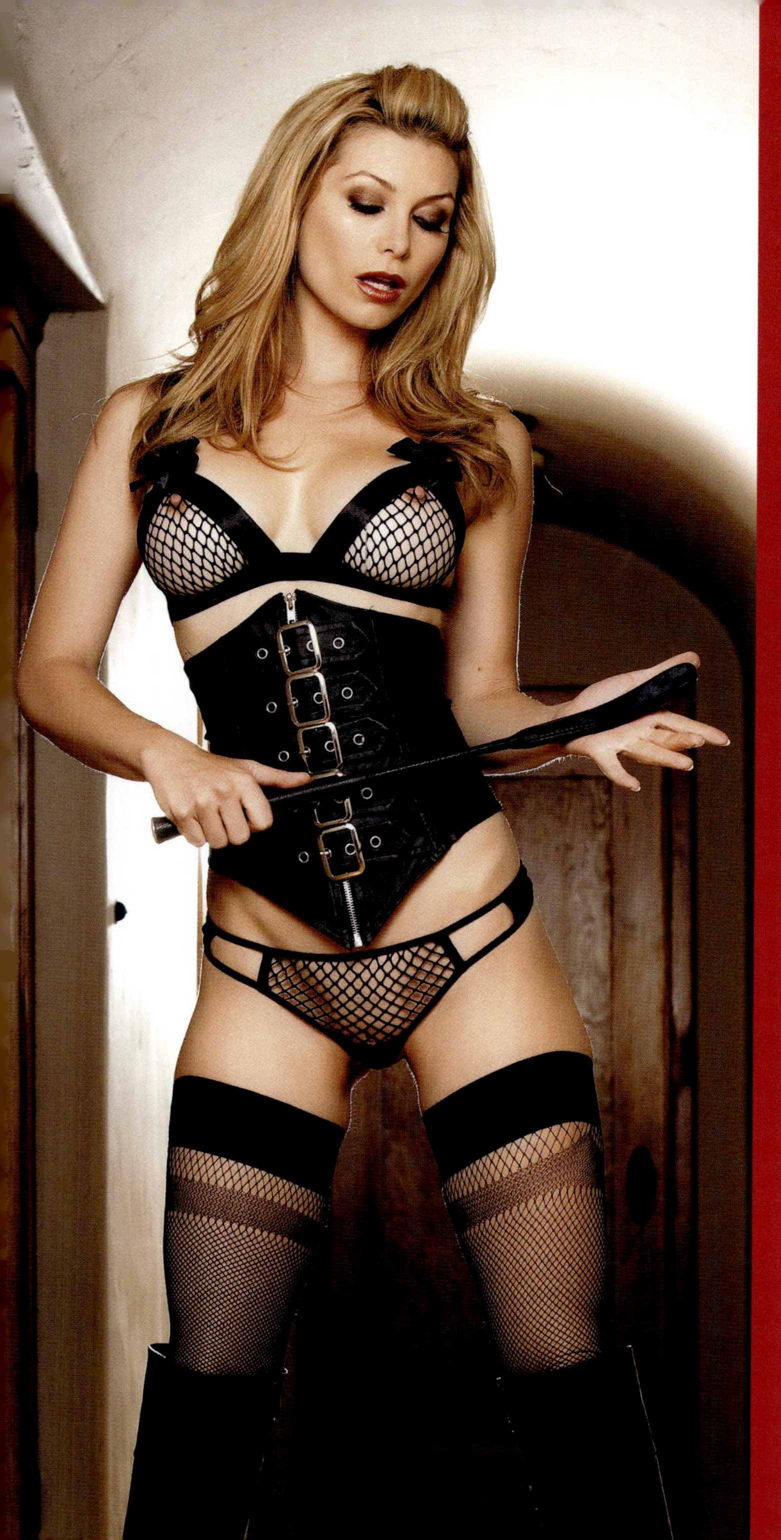

Warum es VorSPIEL heißt: Sechs heiße Spiele, die das Tier in Ihnen beiden wecken!

Erzähl mir eine Geschichte: Sie haben diese Art Spiele wahrscheinlich in Ihrer Kindheit gespielt, aber jetzt sind Sie alt genug für die Erwachsenenversion. Machen Sie es sich bequem und lassen Sie Ihrer Fantasie freien Lauf. Einer von Ihnen sollte einen Gegenstand in Händen halten (ein Stofftier, eine Muschel – was gerade greifbar ist), was bedeutet, dass er gerade das Wort hat. Fangen Sie an, eine Geschichte zu erzählen, die Sie sich spontan ausdenken. Wählen Sie entweder vertraute Schauplätze, Protagonisten etc. oder denken Sie sich welche aus. Die Geschichte kann ganz unschuldig beginnen, aber lassen Sie genügend Raum für einen erotischen Fortgang. Nachdem Sie die Dinge ins Rollen gebracht haben, geben Sie den Gegenstand in Ihren Händen Ihrem Partner, der die Geschichte nun weitererzählen muss. Wechseln Sie sich gegenseitig ab und versuchen Sie jedes Mal, Ihren Partner zu übertrumpfen, indem Sie sich immer heißere Szenen, immer ausgefallenere Sexspiele ausdenken. Wer von Ihnen hat die schmutzigere Fantasie? Seien Sie nicht überrascht, wenn im Laufe des Spiels all Ihre geheimen Fantasien ans Licht kommen – die dann vielleicht schon bald Wirklichkeit werden.

Liebeskarten: Dieses Spiel erfordert ein wenig mehr Vorbereitung. Halbieren Sie einen Packen Blanko-Spielkarten und notieren Sie Ihre sexuellen Wünsche, einen pro Karte. Dabei sollte es sich um Wünsche handeln, bei deren Erfüllung Ihr Partner Ihnen helfen kann, also zum Beispiel: „Ich möchte, dass mein Partner mich zum Orgasmus bringt, wenn wir in der Öffentlichkeit sind." Oder: „Ich wünsche mir, dass mein Partner mir nackt die Haustür öffnet." Oder: „Ich möchte eine halbe Stunde lang ununterbrochen oral verwöhnt werden." Versuchen Sie, zumindest ein Dutzend Wünsche zu formulieren (jeder). Dann mischen Sie die Karten zusammen, und immer wenn Ihnen danach ist oder Sie ein wenig Würze in Ihr Sexleben bringen wollen, ziehen Sie eine – und tun das, was darauf steht. Der Fairness halber können Sie die Karten auch farbig markieren, rosa für Mädchen, blau für Jungen.

Strip-...: Vermutlich kennen Sie Strip-Poker, doch auch bei jedem anderen Spiel findet sich in der Anleitung eine Stelle, wo man das Ausziehen von Kleidungsstücken einbauen kann, sogar bei Scrabble! Ist das Ihr Lieblingsspiel, könnte zum Beispiel der Austausch von Buchstabensteinen ein Kleidungsstück kosten. Bei Dame könnte jede gegnerische Dame, die ins Spiel kommt, ein abzulegendes Kleidungsstück bedeuten. (Denken Sie daran, vorher die Heizung etwas aufzudrehen, damit Sie nicht frieren.)

Das Spiegel-Spiel: Dieses Spiel soll Sie beide näher zusammenbringen. Vielleicht ist Ihnen schon einmal aufgefallen, dass eine Berührung intensiver ist, wenn Sie sich dabei in die Augen schauen. Und obwohl es sich komisch anfühlen kann (wir haben gelernt, dass es unhöflich ist, jemanden anzustarren), ist es ein wunderbarer Weg, um sich während des Vor- und Liebesspiels noch näherzukommen. Und um das zu üben, dafür ist dieses Spiel gedacht. Setzen Sie sich gegenüber und schauen Sie sich so lange wie möglich in die Augen, ohne den Blick abzuwenden. Nach einer Weile beginnt einer von Ihnen, langsame, bewusste Bewegungen zu machen, die der andere spiegelt. Halten Sie auch dabei stets Augenkontakt und wechseln Sie sich ab. (Befinden Sie sich wirklich im Gleichklang, kann ein Außenstehender nicht erkennen, wer die Bewegungen vorgibt und wer folgt.) Haben Sie diese Aufgabe gemeistert, gehen Sie dazu über, die Berührungen Ihres Partners zu spiegeln. Mmmm!

Kalter Sex: Der Ursprung dieses Spiels liegt im Tantra und hat nichts mit der Raumtemperatur zu tun. Vielmehr geht es darum, mit dem Partner zu verabreden, an einem bestimmten Ort zu einer bestimmten Zeit Sex zu haben – und es dann einfach zu tun! Keine langen Gespräche, keine Komplimente, keine Streicheleinheiten oder Umarmungen, nur schneller, heißer Sex! (In diesem Fall ist *kein* Vorspiel das Vorspiel!) Und glauben Sie es oder nicht, das kann extrem aufregend sein, vor allem wenn Sie und Ihr Partner schon lange zusammen sind. Es ist fast wie Sex mit einem Fremden oder Sex als Dienstleistung – eine Fantasie, die Männer *und* Frauen teilen. Natürlich möchten Sie nicht, dass diese Distanz zu lange anhält – deshalb kuscheln Sie im Anschluss daran ausgiebig und tauschen Sie Ihre Gedanken aus.

Nicht anfassen: Das letzte Spiel ist sehr herausfordernd, aber nicht unmöglich. Es handelt sich dabei um ein Konzentrationsspiel, das Sie so nah zusammenbringen soll, wie zwei Menschen nur sein können. Das Ziel ist, sich gegenseitig zum Orgasmus zu bringen, ohne den anderen oder sich selbst zu berühren. Erlaubt sind nur Gedanken, Konzentration, Augenkontakt, Worte und – wenn Sie es sich ein bisschen leichter machen wollen – Ihr Atem. Ihr Mund, Ihre Hände und alles andere sind tabu. Wenn Sie das schaffen, haben Sie den Gipfel der Liebeskunst erreicht.

TEIL III:
Erkundungs-Spiele

KAPITEL 7

Raus aus dem Schlafzimmer: Wasserspaß

Machen wir uns nass – überall! Bäder, Duschen, Whirlpools, mitternächtliches Schwimmen im Meer oder in einem See ... All das kann das Umfeld für befriedigenden Sex sein, vor allem dann, wenn Sie sich gleichzeitig sauber und schmutzig fühlen möchten. Hier einige Ideen, um aus H_2O S-E-X zu machen.

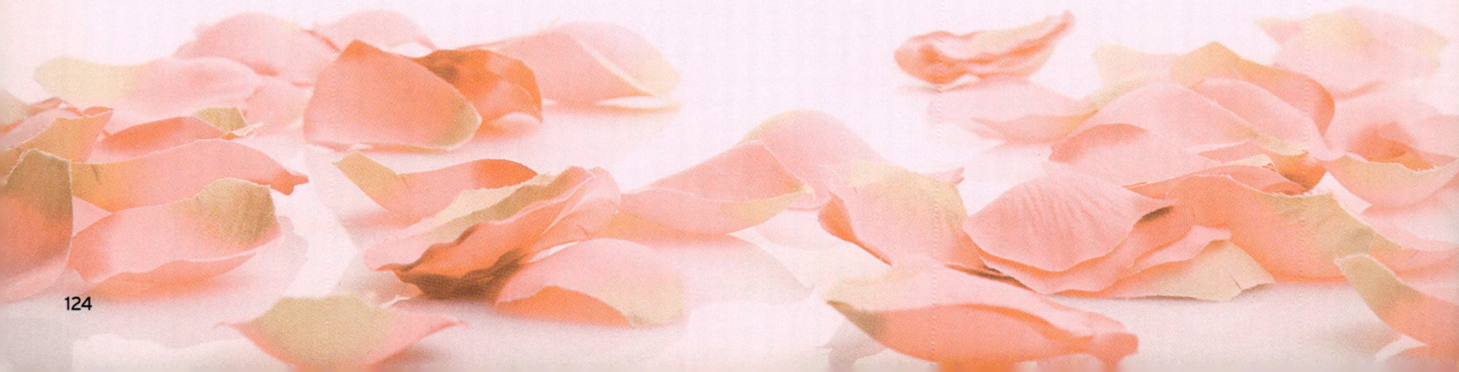

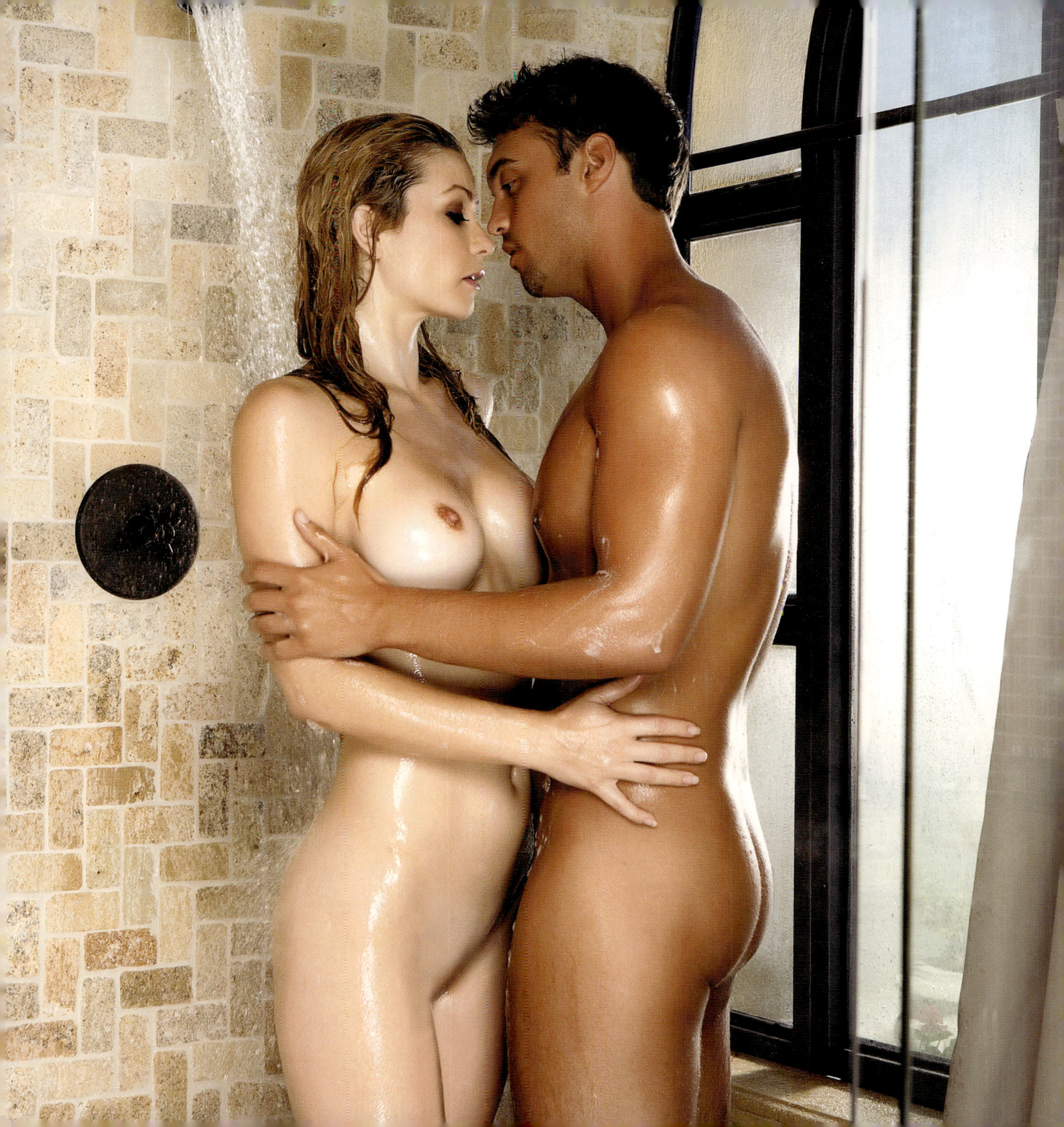

Badespaß

Sie haben vielleicht keine filmreife Riesenwanne, in der Sie sich wie eine Hollywooddiva räkeln könnten, aber mit ein wenig Vorbereitung können Sie auch in einer Allerweltswanne jede Menge Spaß mit Ihrem Partner haben. Ein Ziel des Vorspiels ist ja, Ihnen den Übergang vom hektischen Arbeitsalltag mit seinen vielen Verpflichtungen zum heiligen Bereich der gemeinsam genossenen Sexualität zu erleichtern. Ein entspannendes Bad ist die perfekte Möglichkeit, abzuschalten und die Welt da draußen hinter sich zu lassen – umso mehr, wenn es ein Bad zu zweit ist. Allerdings sind dazu ein paar Vorbereitungen nötig.

Das Licht im Badezimmer ist prima geeignet, um Make-up aufzulegen oder sich die Brauen zu zupfen, aber nicht, um romantische Stimmung aufkommen zu lassen. Statt die Deckenleuchte oder die Leuchte über dem Spiegel einzuschalten, erhellen Sie das Badezimmer lieber mit kippsicher aufgestellten großen Duftkerzen. Dann legen sie zwei flauschige Badetücher (und Bademäntel, wenn Sie möchten) bereit, in die sie sich hüllen können, wenn Sie aus der Wanne steigen, um die Feierlichkeiten woanders fortzusetzen. Außerdem sollte ein duftendes Badeöl in Griffweite stehen. Da lange Wannenbäder die Haut austrocknen, ist ein rückfettendes Öl empfehlenswert. Duftnoten, nach denen Sie Ausschau halten sollten, sind Ylang-Ylang (für die Lust), Rose (für die Liebe) und Poleiminze (für das Stehvermögen).

Nun ist alles bereit für das nasse Vergnügen – aber da es hier um ein Vorspiel geht, ziehen Sie sich bitte nicht einfach aus und lassen sich in die Wanne plumpsen. Machen Sie einen sexy Striptease füreinander und setzen Sie dabei die Techniken ein, von denen in Kapitel 1 die Rede war.

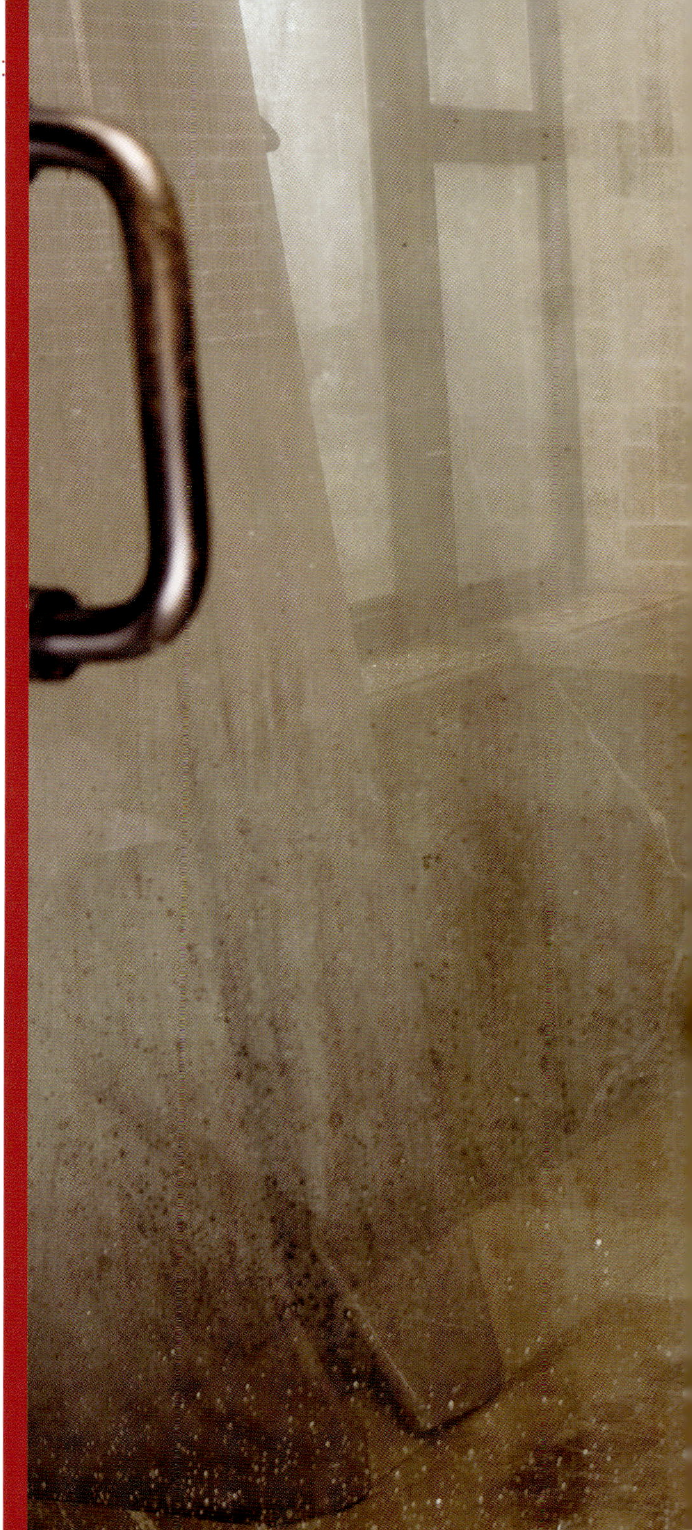

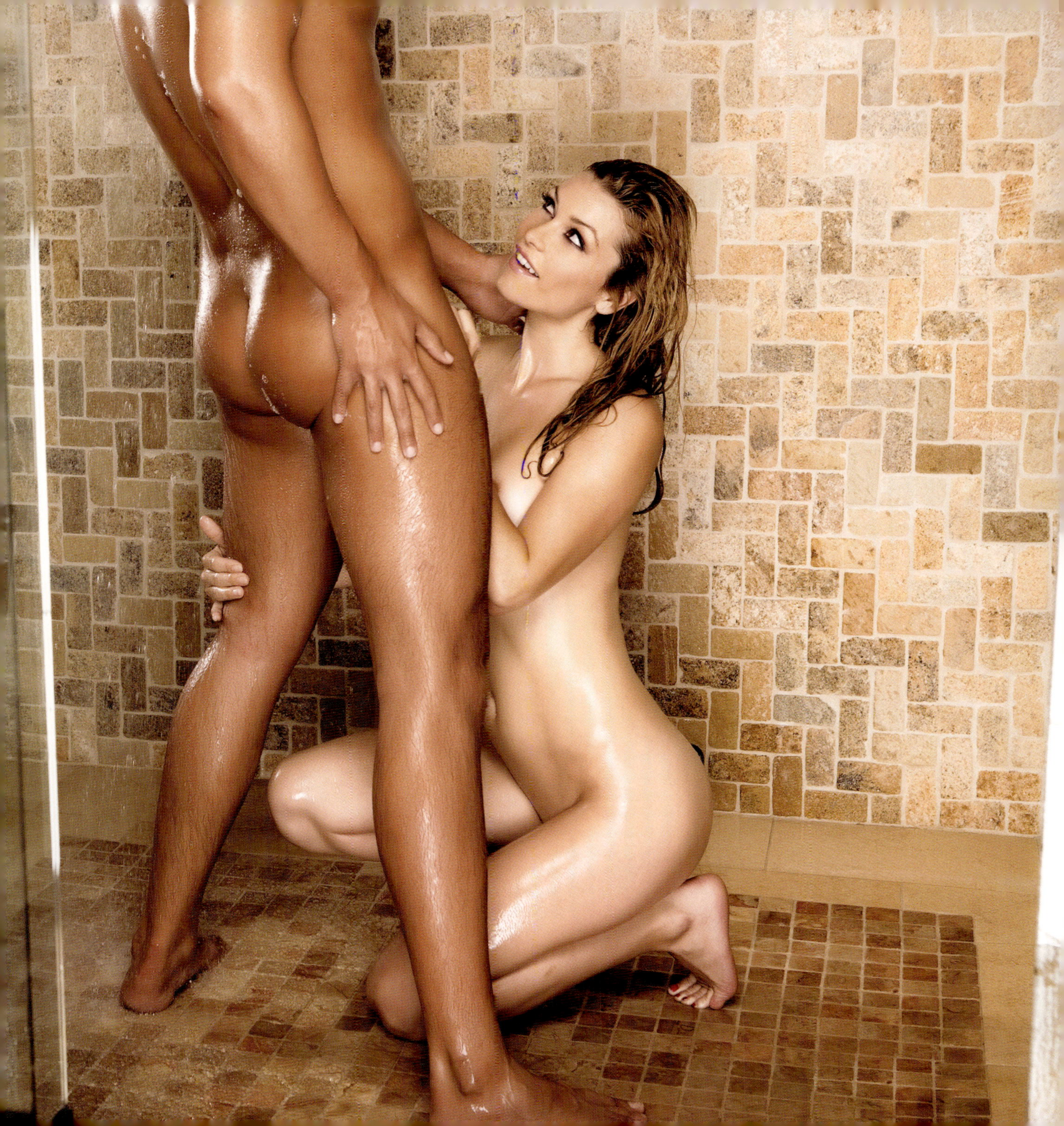

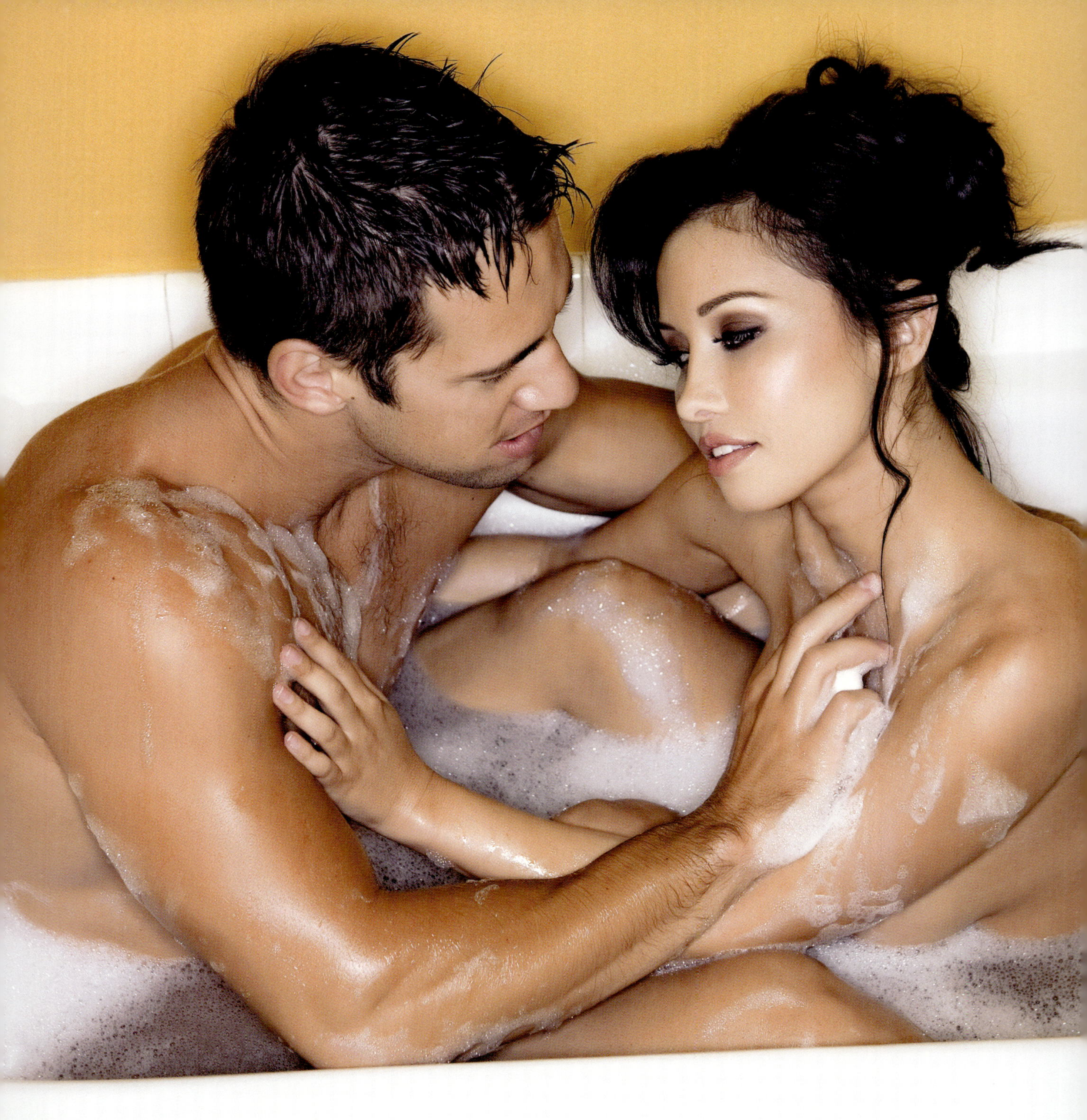

Sobald das Badezimmer vorbereitet ist, lassen Sie sich ein schönes sprudelndes Bad ein und steigen hinein. Anfangs sollte das Wasser ziemlich heiß sein, da es schnell abkühlt. Oder Sie lassen von Zeit zu Zeit Wasser ab- und neues heißes Wasser zulaufen. Da Sie es gemütlich haben wollen, besitzen Sie vielleicht ein aufblasbares Wannenkissen, an das Sie Kopf und Nacken lehnen können. Und schon kann der Spaß losgehen. Wollen Sie aber mehr als nur entspannen und Ihren Körper einweichen, könnten die folgenden Ideen hilfreich sein:

Eingeseift: Zwar seifen Sie sich auch bei jeder Dusche ein, aber Sie haben möglicherweise nicht immer einen sexy Helfer dabei. Wechseln Sie sich beim Einseifen ab und widmen Sie sich besonders den Brüsten (dass Sie mir nicht die Brustwarzen vergessen!), den Pobacken und den Innenseiten der Schenkel. Gehen Sie dabei sinnlich und methodisch vor. Achten Sie beim Eindringen in Anus und Vagina – Seife ist bekanntlich ein hervorragendes Gleitmittel – darauf, dass es nicht zu Hautirritationen kommt. Lassen Sie ihre eingeseiften Hände über die müden Beine bis zu den Füßen und zwischen alle Zehen gleiten ... Und wenn der Eingeseifte genug hat, dann tauschen Sie die Rollen und lassen sich einseifen. Zum Abspülen der Seife tauchen Sie einfach kurz unter.

Hand anlegen: Das ist Ihre Chance, meine Damen, dem Penis Ihres Geliebten die gebührende Aufmerksamkeit zukommen zu lassen. Seifen Sie Ihre Hände ein und verabreichen Sie ihm eine fantastische Hand-über-Hand-Penismassage. Ergreifen Sie die Schaftspitze mit einer Hand und lassen Sie die andere mit festem Griff bis zur Wurzel gleiten. Während die obere Hand nach unten nachgleitet, setzt die andere wieder oben an. Beginnen Sie langsam und werden Sie immer schneller, bis er in Ekstase gerät.

Die Zunge macht's: Während Ihr Unterkörper im Wasser weicht, können Sie mit Ihrem Mund den Oberkörper Ihres Partners erkunden und dabei all die köstlichen Techniken einsetzen, die in Kapitel 2 beschrieben wurden. Arbeiten Sie sich saugend und küssend langsam nach unten. Und wie wäre es dann mit ein wenig Unterwasserforschung? Tauchen Sie ab und reizen Sie die Genitalien Ihres Partners mit stimulierenden Luftbläschen. Bis Sie zum Luftholen auftauchen, wird auch er nach Luft schnappen.

Verhakt: Setzen Sie sich von Angesicht zu Angesicht gegenüber, die Beine so um die Hüften des Partner geschlungen, dass sich Ihre Becken aneinanderdrücken. Erforschen Sie jetzt mit Ihren gut eingeseiften Händen nach Belieben seine Rückenpartie vom Nacken bis zur Poritze und darüber hinaus, während Ihre Oberkörper in Kontakt bleiben. Es geht weder näher noch heißer.

Löffelchen: Setzen Sie sich hintereinander, wobei Sie, meine Herren, zunächst hinten sitzen und Ihre Partnerin zwischen Ihren gespreizten Beinen, ganz dicht an Ihrem Penis. Jetzt umarmen Sie sie von hinten und streicheln ihre wunderschönen Brüste, streichen über ihre Hüften und verwöhnen ganz zärtlich ihre Schamlippen sowie ihre Klitoris (ohne dass dabei Wasser in ihre empfindliche Vagina eindringt). Liebkosen Sie mit Ihren Händen oder einem Waschlappen ihren Nacken, ihre Ohren, ihre Schultern sowie ihre Arme und Beine. Sie, meine Damen, lehnen sich entspannt gegen seinen Oberkörper und vergelten seine Bemühungen, indem Sie an seinem Hals und seinen Ohrläppchen knabbern. Dann tauschen Sie die Positionen.

Ein Fest der Farben: Das Badezimmer ist der perfekte Ort für ein großes Gemansche. Also holen Sie die ungiftigen Körperfarben hervor (gibt es in jedem Sexshop oder Sie nehmen Fingerfarben für Kinder) und fangen Sie an, sich gegenseitig zu bemalen. Schmücken Sie zunächst die größeren Körperpartien wie Bauch, Brust und Rücken mit Kreisen, Spiralen, Herzen und Blumen und gehen Sie dann zu den Feinarbeiten über. Malen Sie Ihrer Partnerin einen Bikini auf die nackte Haut, verzieren sie die Hoden Ihres Partners mit lustigen Punkten und seinen Penis mit Streifen oder Herzchen. Geben Sie dem Van Gogh in Ihnen die Gelegenheit, sich auszutoben. Dann springen Sie gemeinsam in die Wanne und zerstören die Kunstwerke in einer großen Abseif-Aktion. Und, Lust auf noch eine Runde?

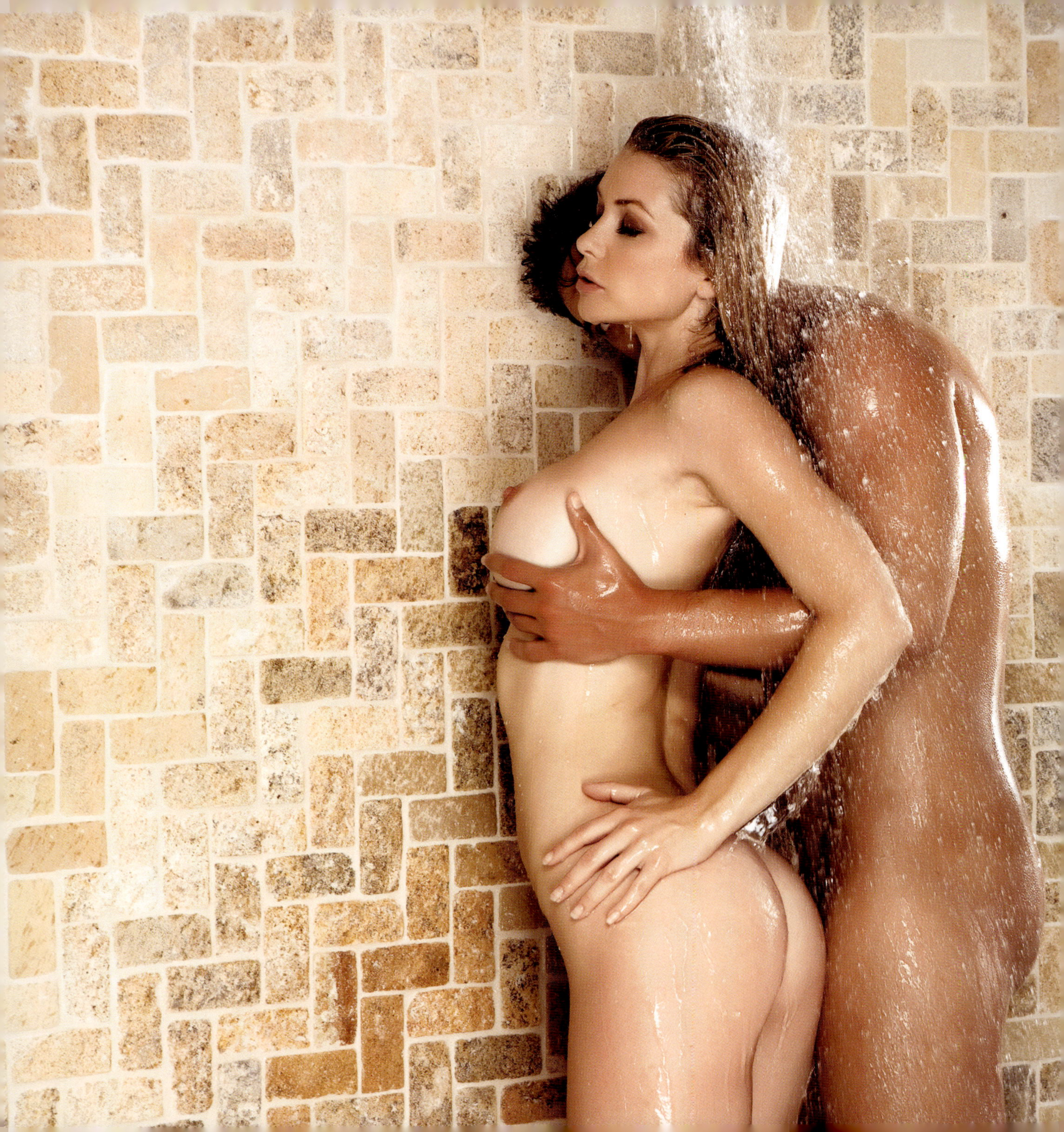

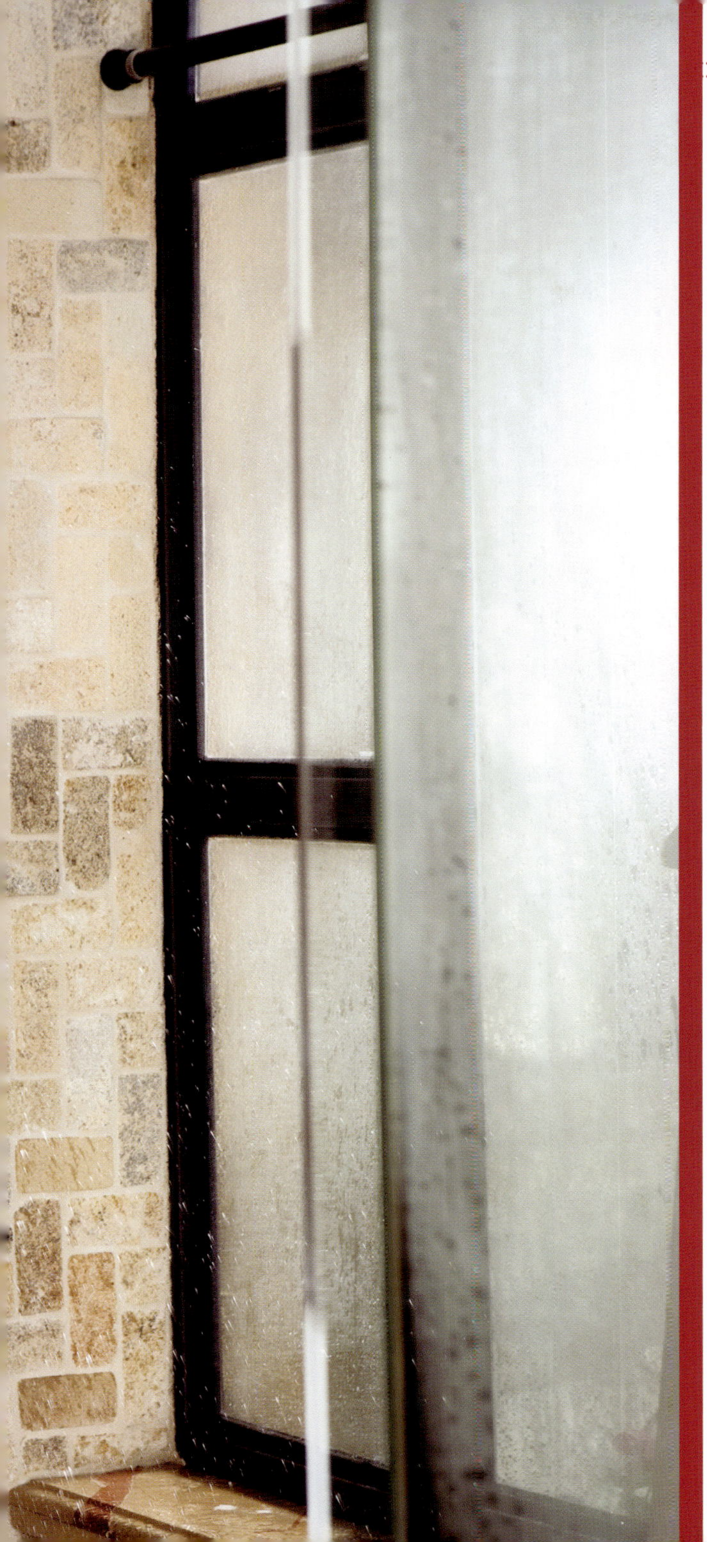

Gemeinsam duschen

Zu duschen kann genauso sexy sein, wie zu baden – vielleicht etwas weniger entspannend, dafür aber stimulierender. (Abwechslung ist immer gut, deshalb sollten Sie zusammen duschen, wenn Sie sonst eher baden – und umgekehrt.) Bereiten Sie das Badezimmer wie eingangs beschrieben vor, achten Sie aber darauf, ein Öl zu verwenden, das sich auch als Duschgel eignet. Und achten Sie vor allem darauf, dass Sie stets einen festen Stand haben! In der Dusche auszurutschen und zu stürzen kann schlimme Folgen haben. Möchten Sie gern öfter zusammen duschen, sollten Sie sich überlegen, einen Massageduschkopf anzuschaffen, der die Möglichkeit bietet, die Härte und Stärke des Wasserstrahls zu regulieren. Auch die Strahlart lässt sich bei den etwas teureren Modellen verändern. Wählen Sie eine Wassertemperatur, die Ihnen beiden behagt, und los geht's. Sich gegenseitig abzuseifen kann eine sehr sinnliche Form des Vorspiels sein: Beide fühlen sich verwöhnt, sauber und supersexy. Hier ein paar besondere Tipps, wie auch aus einer Dusche ein sauberes schmutziges Vergnügen wird:

Seifenoper: Seifen Sie sich gegenseitig vom Kopf bis zu den Zehen ein und spülen Sie sich dann gegenseitig ab, wobei Sie sich für jeden Schritt viel Zeit lassen. Probieren Sie, sich gleichzeitig einzuseifen und dabei die Bewegungen Ihres Partners zu spiegeln. Auch die Haare können Sie sich gegenseitig waschen – was für eine großartige Ausrede für eine sexy Kopfmassage.

Rückendeckung: Lassen Sie den Wasserstrahl über die Fliesen laufen, um sie anzuwärmen, und drücken Sie Ihren Geliebten dann mit dem Rücken gegen die Fliesen. Während von oben das heiße Wasser über Sie läuft, geben Sie ihm einen sinnlichen Zungenkuss und wandern dann mit Mund und Zunge langsam seinen Körper abwärts. Wenn Sie sich dem Gelobten Land nähern, können Sie alle Oraltechniken zum Einsatz bringen, die in Kapitel 4 vorgestellt wurden. Geben Sie ihm einen tropfnassen Vorgeschmack auf das, was ihn erwartet, wenn's im Trockenen zur Sache geht.

Frauentag: Bitten Sie Ihre Geliebte, sich mit dem Gesicht zu den Fliesen unter die Dusche zu stellen. Umfassen Sie sie dann von hinten mit den Armen. Streicheln Sie ihre Brüste, zwicken Sie ihre Brustwarzen, lassen Sie Ihre Finger über ihren Bauch und ihre Schenkel gleiten und erkunden Sie dann den Venushügel, die Klitoris und die Schamlippen. Gleichzeitig lassen Sie Ihren Mund über ihr Rückgrat wandern und ertasten mit Ihrer Zunge jeden einzelnen Wirbel. Sind Sie schließlich bei der Poritze angekommen, erkunden Sie ihren Anus mit Ihrer Zunge, bis sie um Gnade fleht.

Ich steh im Regen: Stellen Sie sich von Angesicht zu Angesicht unter die voll aufgedrehte Dusche. Schmiegen Sie sich dabei so eng wie möglich an den Partner und tauschen Sie einen langen innigen Zungenkuss. Halten Sie gegenseitig die Hinterbacken des Partners mit festem Griff. Jetzt, meine Damen, springen Sie vorsichtig hoch und legen Ihre Beine um seine Hüften, sodass er Sie hält und sein Penis gegen Ihre Vulva presst. Sie, meine Herren, halten Ihre Geliebte gut fest, während Sie mit Ihrer Zunge ihren Mund, ihre Ohren und ihren Nacken erforschen. (Achten Sie darauf, dass sich keine Seifenreste mehr auf Ihren Körpern befinden, damit sie nicht zu glitschig sind.)

Wirbel im Whirlpool

Wenn Sie zu den Glücklichen gehören, die eine Badewanne mit Whirlpoolsystem besitzen, dann muss ich Ihnen kaum erklären, was für ein wunderbar sinnliches Vergnügen dieser warme, starke Wasserwirbel ist, vor allem wenn man zu zweit badet. Allerdings sollte eine wichtige Warnung dabei nicht unerwähnt bleiben: Ein Glas Champagner kann die perfekte Ergänzung sein, doch Vorsicht mit Alkohol beim Baden. Die Kombination von heißem Wasserdampf und Alkohol kann dazu führen, dass der Blutdruck sinkt und Ihnen schwindlig wird, vor allem beim Aufstehen. Und ein Sturz im Bad ist nicht sexy, eine Fahrt in die Notaufnahme alles andere als anregend. Wird Ihnen tatsächlich schwindlig – ob Sie nun Alkohol getrunken haben oder nicht –, dann setzen Sie sich so auf, dass sich das Herz über der Wasserlinie befindet.

Nachdem das gesagt ist, hier ein paar Ideen, wie Sie das Vergnügen in der Whirlpoolwanne noch steigern können:

Füßeln: Positionieren Sie sich so, dass jeder einen warmen Wirbelstrom im Rücken hat, und verabreichen Sie sich gleichzeitig eine Fußmassage. Arbeiten Sie sich dabei allmählich von den Füßen über die Waden aufwärts, so weit Ihre Arme reichen.

Seid umschlungen: Umschlingen Sie sich gegenseitig fest mit Armen und Beinen und lassen Sie sich von dem sprudelnden Wasser bis zum Hals umspülen. Bewegen Sie sich sanft auf und ab, als wären Sie eine Person. Umfassen Sie sich dabei so eng wie möglich und tauschen Sie tiefe Küsse.

Kehrtwende: Wenden Sie sich den Rücken zu und lassen Sie Ihre Geschlechtsteile von dem sprudelnden Wasserstrahl verwöhnen, so als wäre er ein Vibrator. Dann wenden Sie sich das Gesicht zu und lassen Ihre Pobacken und den Anus vom Wasserstrahl stimulieren, während Sie sich mit den Händen den jeweils eigenen Genitalien widmen. Schauen Sie sich ins Gesicht und lassen Sie den Partner sehen, mit welcher Lust Sie masturbieren.

Befehl ist Befehl: Geben Sie sich gegenseitig Befehle. Ordnen Sie, meine Herren, beispielsweise an, dass Ihre Geliebte den Wasserstrahl auf Ihren Anus richtet und gleichzeitig mit ihren Händen an ihrer Klitoris spielt oder ihre Brustwarzen streichelt. Sie, meine Damen, weisen Ihren Mann an, sich von dem sprudelnden Strahl die Hoden massieren lassen. Der Wunsch Ihres Liebsten sei Ihnen Befehl.

Schwimmen für Erwachsene

Nachts in einem Pool, in einem See oder im Meer zu schwimmen kann eine herrliche Einstimmung auf eine Liebesnacht sein – besonders wenn man es riskieren kann, nackt ins Wasser zu gehen. Springen Sie einfach hinein, auch wenn das Wasser sich zunächst kalt anfühlen mag. Ihr Partner wird Sie schnell wieder aufwärmen. Es gibt nichts Befreienderes, als nackt unter dem Nachthimmel zu sein. Selbst wenn Sie sich nicht als Anhänger der Freikörperkultur bezeichnen, ist das gelegentliche Nacktbaden eine großartige Möglichkeit, sich eins zu fühlen mit der Natur – und miteinander. Hier einige Tipps dazu:

Wiegen: Lassen Sie sich von ihm in seinen Armen wiegen, während sie verträumt zum Mond und den Sternen blicken. Wiegen Sie anschließend ihn in Ihren Armen.

Abtauchen: Tauchen Sie beide unter für einen wässrigen Kuss. Umschlingen Sie sich auf jede denkbare Weise und bleiben Sie so lange wie möglich unter Wasser. Kommen Sie dann beide gemeinsam für einen tiefen Atemzug an die Oberfläche geschossen. Das ganz leichte Schwindelgefühl, das einen erfasst, vervollständigt das sinnliche Vergnügen.

Als ob man schwebt: Erhöhen Sie den Spaß, indem Sie eine Luftmatratze oder ein Schwimmbrett verwenden. Während Ihr Partner rücklings darauf liegt und schaukelnd auf dem Wasser tanzt, verwöhnen Sie ihn von Kopf bis Fuß mit Küssen und Streicheln. Oder gehen Sie noch einen Schritt weiter und stimulieren Sie ihn oral, während er auf den Wellen reitet. Bitten Sie Ihre Geliebte, sich so auf die Luftmatratze oder das Schwimmbrett zu legen, dass der Kopf ins Wasser hängt. Dann bedecken Sie ihren Körper mit Küssen, während Sie Brüste und Brustwarzen liebkosen. Dann tauschen Sie die Positionen und Sie, meine Damen, bearbeiten seine Brustwarzen, während Sie gleichzeitig seinen Penis verwöhnen.

Du bist nackt – ich nicht

Nackt sein ist herrlich – stimmt's? Aber Sie müssen nicht immer beide nackt sein, um Spaß zu haben. Manchmal ist es sogar erotischer, wenn einer angezogen bleibt, während der andere nackt ist. Wenn Sie einen Hauch Voyeurismus oder ein wenig Dominanz/Unterwerfung beimischen wollen, können Sie abwechselnd den dominanten Part übernehmen und Ihrem Partner befehlen, sich auszuziehen und Ihre Wünsche zu erfüllen. Den nackten Partner zu beobachten kann sehr erregend sein – für Männer wie für Frauen. (Mehr zu diesem „grenzwertigen" Vergnügen finden Sie in Kapitel 6.)

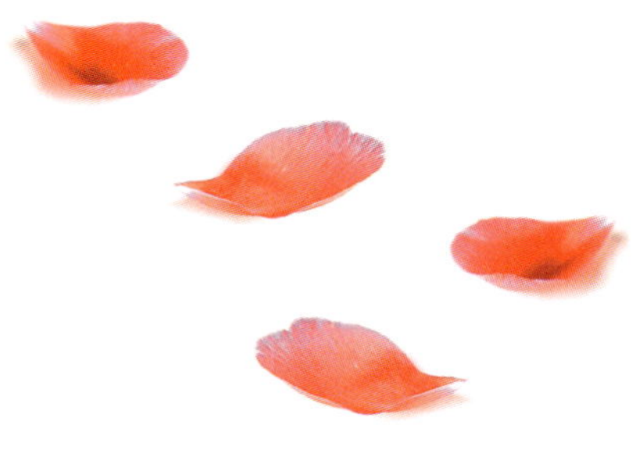

KAPITEL 8

Spaß in der Öffentlichkeit

Vermutlich kennen Sie die Frage, was passiert, wenn ein Baum im Wald umfällt. Überträgt man sie auf das Liebesspiel, könnte die Frage lauten: Ist es wirklich Sex, wenn niemand da ist, der Sie dabei beobachtet? Die Antwort ist ein klares Ja! Aber einige von uns finden Sex (oder die Vorbereitung darauf) doppelt so aufregend, wenn er vor den Augen der Öffentlichkeit stattfindet.

Der Kick des Sich-Präsentierens, die Nähe zu anderen Menschen, die Fummelei unter dem Tisch oder auf der Toilette können allesamt Aspekte eines wunderbaren Vorspiels sein. Nichts schweißt ein Paar mehr zusammen, als gemeinsam ein Komplott zu schmieden, dessen Ziel heißer Sex in der Öffentlichkeit ist. Hier ein paar Tipps auf Ihrem Weg zur Erregung öffentlicher Ärgernisse. Endpunkt: Schlafzimmer!

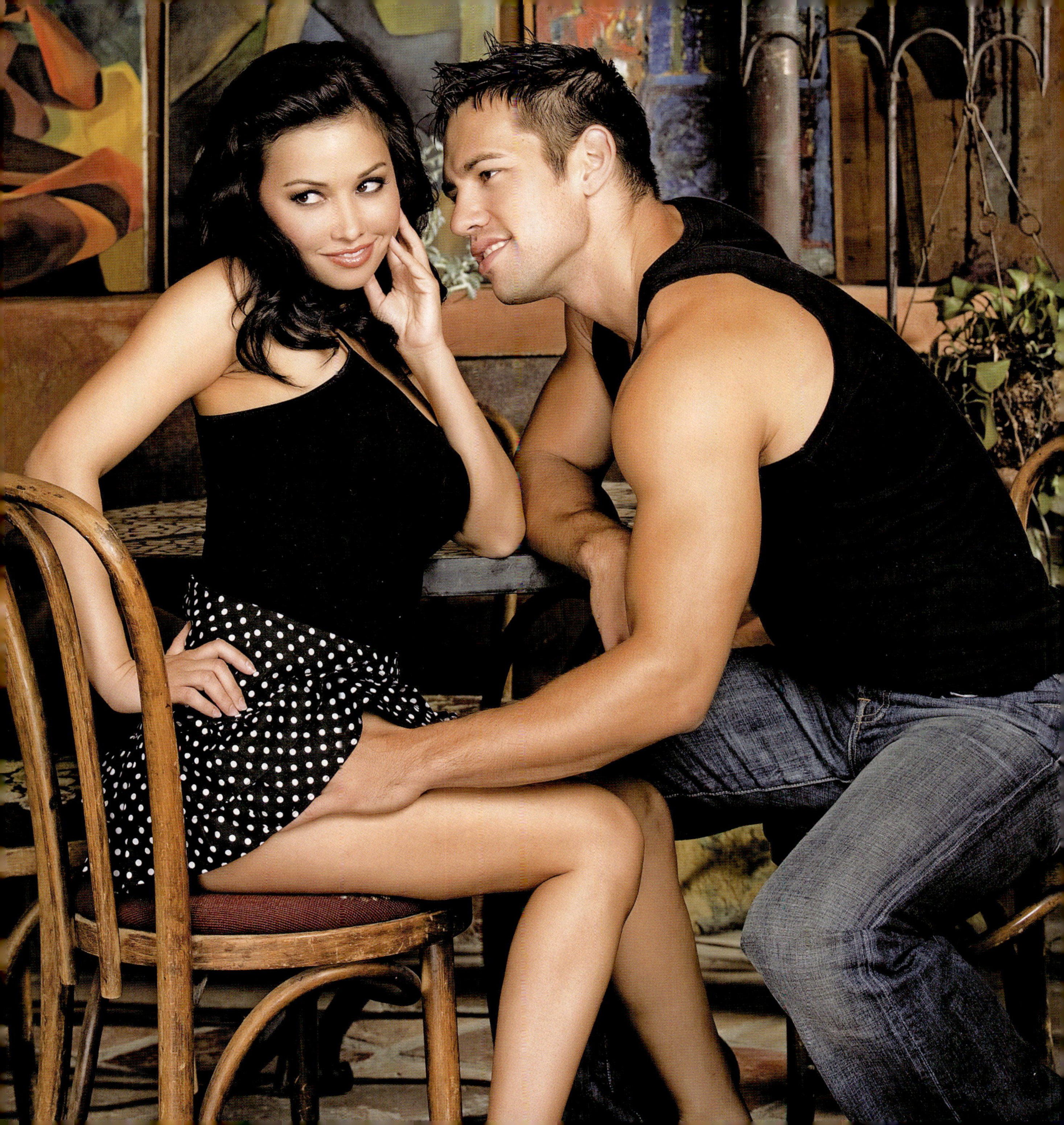

Schrankenlos

Wie oft ist es Ihnen schon passiert, dass Sie sich während eines gediegenen Essens über den Tisch hinweg angeschaut und sich gewünscht haben, Sie könnten jetzt gleich zum angenehmen Teil des Abends kommen? Ob Sie in einem Restaurant sind oder eingeladen bei Freunden, mit ein wenig Einfallsreichtum haben Sie durchaus die Möglichkeit, sich gegenseitig zu zeigen, wonach Ihnen der Sinn steht. Sehen Sie das Leuchten in den Augen Ihres Partners? Stellen Sie ihn auf die Probe!

Füßeln: Meine Damen, das sind die Momente, in denen Pumps auch einmal praktisch sein können: Schlüpfen Sie aus dem Schuh und lassen Sie Ihren Fuß in sein Hosenbein gleiten, um ihm einen Hinweis darauf zu geben, was Sie später noch mit ihm vorhaben. Beginnen Sie bei seinem Knöchel und arbeiten Sie sich so weit nach oben, wie seine Hose es erlaubt. Ist der Abstand zwischen Ihnen gering genug, können Sie noch einen Schritt weiter gehen: Platzieren Sie Ihren süßen Fuß auf seinem Schoß und streicheln Sie ihn, bis Sie spüren, dass sein Penis Interesse signalisiert und sich aufrichtet. Gelingt es Ihnen sogar, seinen Gürtel und den Reißverschluss zu öffnen, können Sie auf Tuchfühlung gehen. Halten Sie dabei Augenkontakt und zwinkern Sie ihm zu, um ihm zu signalisieren, dass das, was unter dem Tisch vor sich geht, Ihr kleines Geheimnis ist. Niemand sonst am Tisch muss mitbekommen, dass das Vorspiel begonnen hat.

Handwerker: Meine Herren, es ist Zeit, selbst in das Spiel einzugreifen. Sitzen Sie nebeneinander an einem Tisch mit langem Tischtuch, können Sie – ohne das Gespräch zu unterbrechen – unter dem Tisch zu ihr hinüberlangen und ihre Beine, vor allem aber ihre Schenkel streicheln. Wenn sie es angenehm findet, wird sie diskret ein wenig näher rücken und Ihnen einen tieferen Eingriff gestatten. Bleiben Sie dabei zunächst an der Oberfläche, bis Sie eine Möglichkeit gefunden haben, die Kleidungshürde zu durchbrechen. Trägt sie einen Rock, fassen Sie darunter und streicheln Sie ihr Seidenhöschen, bis es getränkt von ihrem Lustsaft ist. Dann lassen Sie Ihre Finger in das Höschen schlüpfen, um ihre Klitoris zu stimulieren. Das kann sogar bis zum Orgasmus gehen, wenn Sie möchten. Trägt sie dagegen eine Hose, gestaltet sich die Sache schwieriger. Aber nur Mut! Öffnen Sie den Hosenschlitz und tauchen Sie ein. Vergessen Sie nicht, Ihre Finger abzulecken, wenn Sie fertig sind, um ihr zu zeigen, wie gern Sie sie schmecken. Wenn Sie vorsichtig sind, wird niemand merken, wie heiß Ihr Date ist.

Nase pudern: Wenn Sie beide so erregt sind, dass Sie einfach nicht mehr abwarten können, bis Sie nach Hause kommen, müssen Sie sehen, ob es irgendwo eine Möglichkeit für einen Quickie gibt. Wo diese Suche endet, hängt von der Stärke Ihres Verlangens und der Lokalität ab. In Restaurants gibt es üblicherweise keine Gemeinschaftstoiletten, Sie müssen sich also einigen, auf welcher Seite Sie in einer der abschließbaren Kabinen verschwinden. Dazu zwei Anmerkungen. Erstens: Nehmen Sie Rücksicht – dauert Ihr kleines Stelldichein zu lange, riskieren Sie, dass Sie auf Ihrem Rückweg an einer ganzen Schlange von ungehaltenen Gästen vorbei müssen. Zweitens: Halten Sie sich zurück. Denken Sie daran, dass beim Sex die Vorfreude der halbe Spaß ist. Beschränken Sie sich also auf heiße Appetithäppchen – ein bisschen Grapschen, Streicheln und Fummeln, gerade genug, dass Sie Schwierigkeiten haben, Ihr Stöhnen zu unterdrücken. Den Hauptgang aber heben Sie sich für zu Hause auf. Anschließend richten Sie Ihre Kleidung, kontrollieren Sie Ihr Make-up und kehren Sie an Ihren Tisch zurück, bevor Sie jemand fragt, wo Sie abgeblieben sind.

Andere Optionen: Neben Toiletten können auch Besenkammern und sogar Garagen Unterschlupf für einen Quickie bieten. (Zur Erinnerung: Bevor Sie sich in der Toilette verschanzen, überzeugen Sie sich davon, dass es noch eine weitere für diejenigen gibt, die zu viel Bier getrunken haben!) Grundsätzlich muss man sagen, dass Toiletten kein einladender oder bequemer Ort sind, doch das grelle Licht und die kalten Fliesen können für ein oder zwei Minuten halb-illegalen Vergnügens sehr anregend sein – und sie sind auf jeden Fall nützlich, um hinterher verräterische Spuren am Erscheinungsbild zu beseitigen.

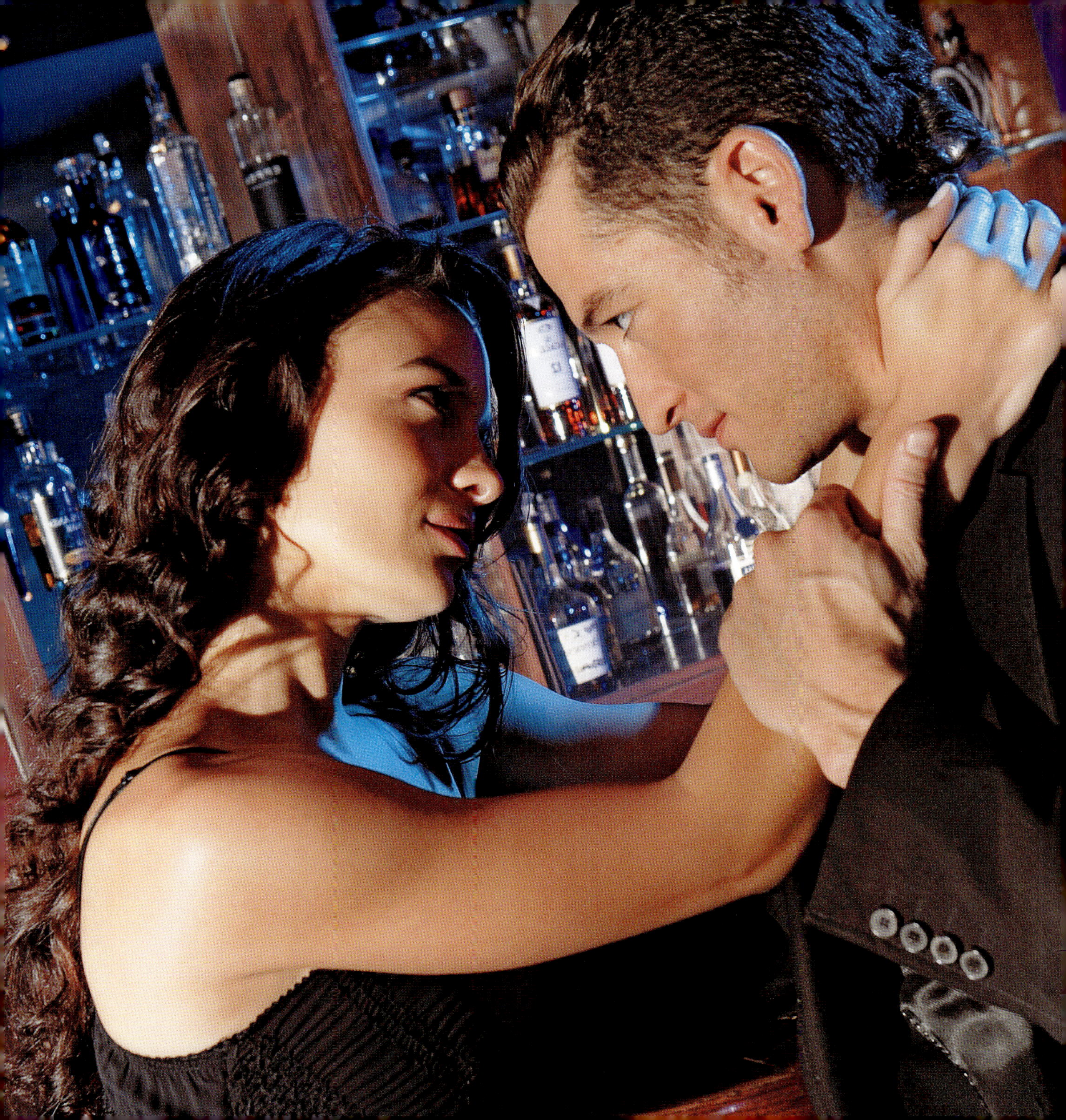

Es ist UNSERE Party

Als Kind freute ich mich immer, wenn meine Eltern eine Party gaben. Ich ging ins Gästezimmer, wo sich auf dem Bett die Pelzmäntel der Damen türmten, und kuschelte mich hinein! Natürlich wusste ich damals noch nicht, dass ich gerade meine erste erotisch-sinnliche Erfahrung machte ... Hier ein paar meiner Party-Ideen:

Gästezimmer: Auch als Erwachsene liebe ich diesen Raum noch immer. Und wenn Sie das nächste Mal auf einer Party sind und ein einschlägiges Verlangen verspüren, dann ziehen Sie sich mit Ihrem Partner hierher zurück und genießen Sie Ihre private kleine Soiree. Lecken und Küssen Sie sich nach Herzenslust und genießen Sie das elektrisierende Hochgefühl der Gefahr, dass jeden Moment ein anderer Gast hereinkommen und Sie überraschen könnte. Um den Reiz zu erhöhen, können Sie zusätzlich die Tür offen lassen. Seien Sie aber jederzeit bereit, schnell *unter* die Mäntel zu kriechen.

Party-Quickie: Eine rasche Karezza auf einer Party kann eine wunderbare Vorschau auf das sein, was kommt, wenn man nach der Party wieder zu Hause ist. Lassen Sie es also möglichst nicht bis zum Äußersten kommen, sondern reizen Sie sich nur mit Appetitmachern. Schließlich reden wir hier über das Vorspiel, von dem Vergnügen des geteilten kleinen Geheimnisses, wenn Sie sich am Buffet mit unschuldigem Gesichtsausdruck wieder unter die anderen Gäste mischen, wissend, dass das Hauptgericht woanders serviert wird. Genießen Sie die Gastfreundschaft Ihrer Freunde, ohne diese oder Ihre Libido zu erschöpfen.

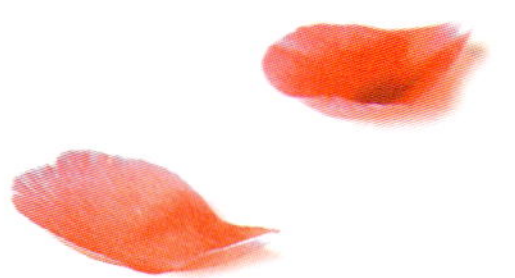

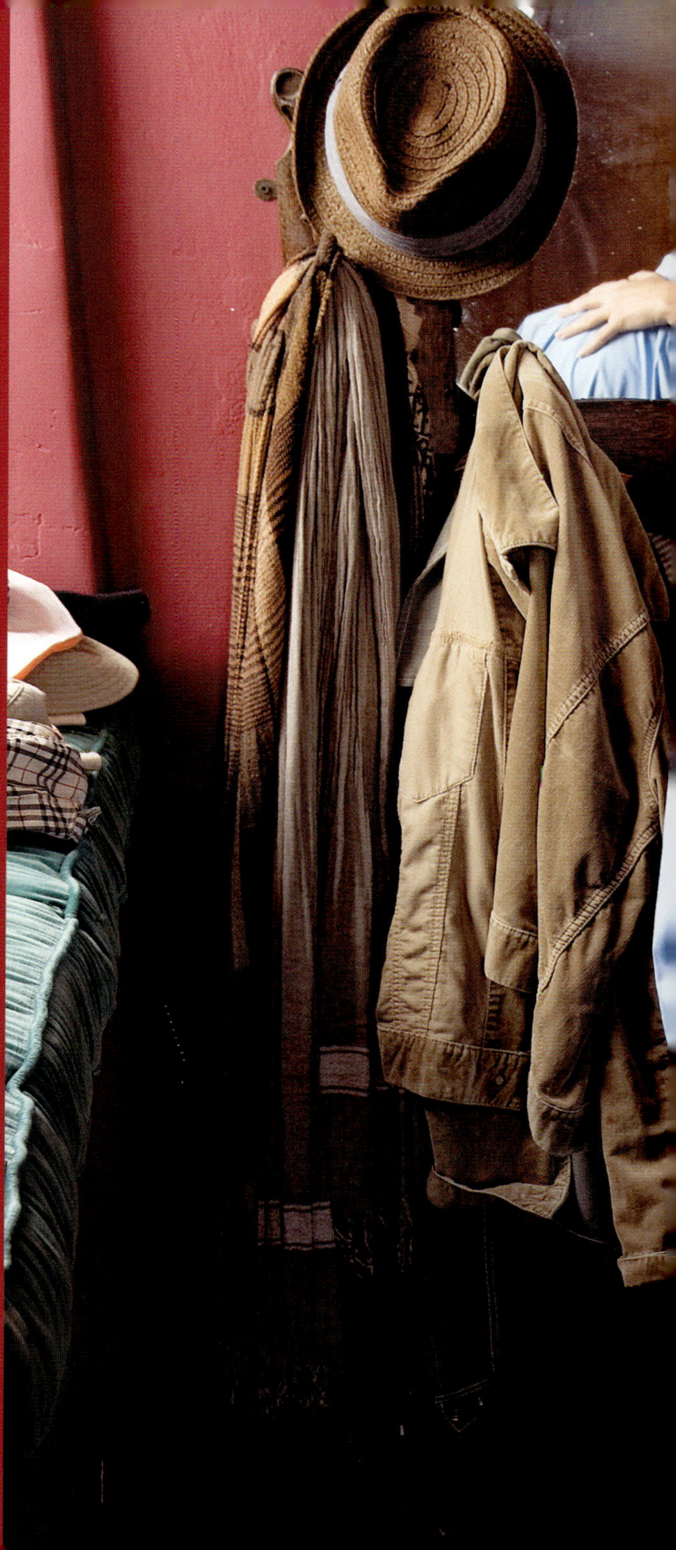

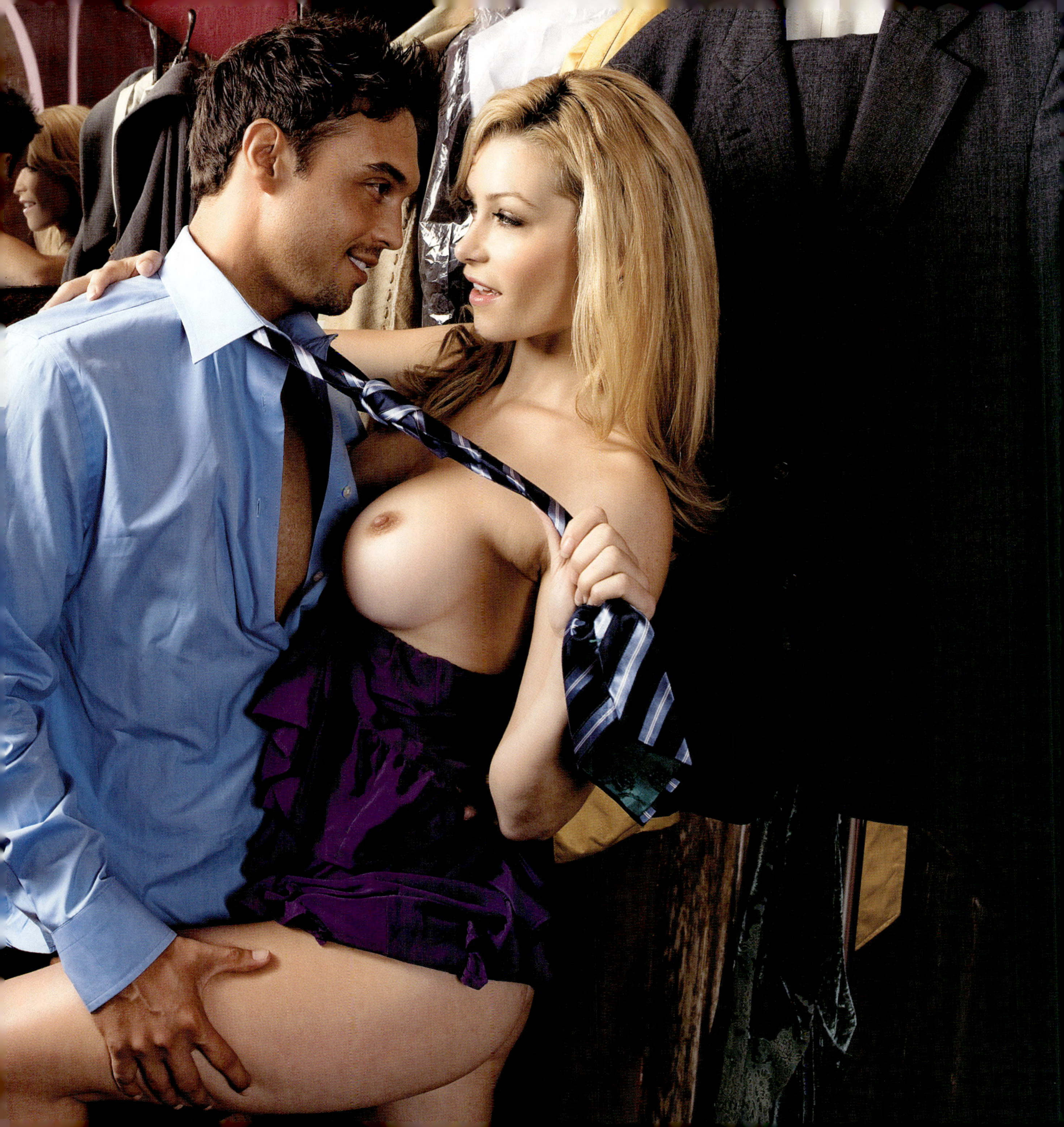

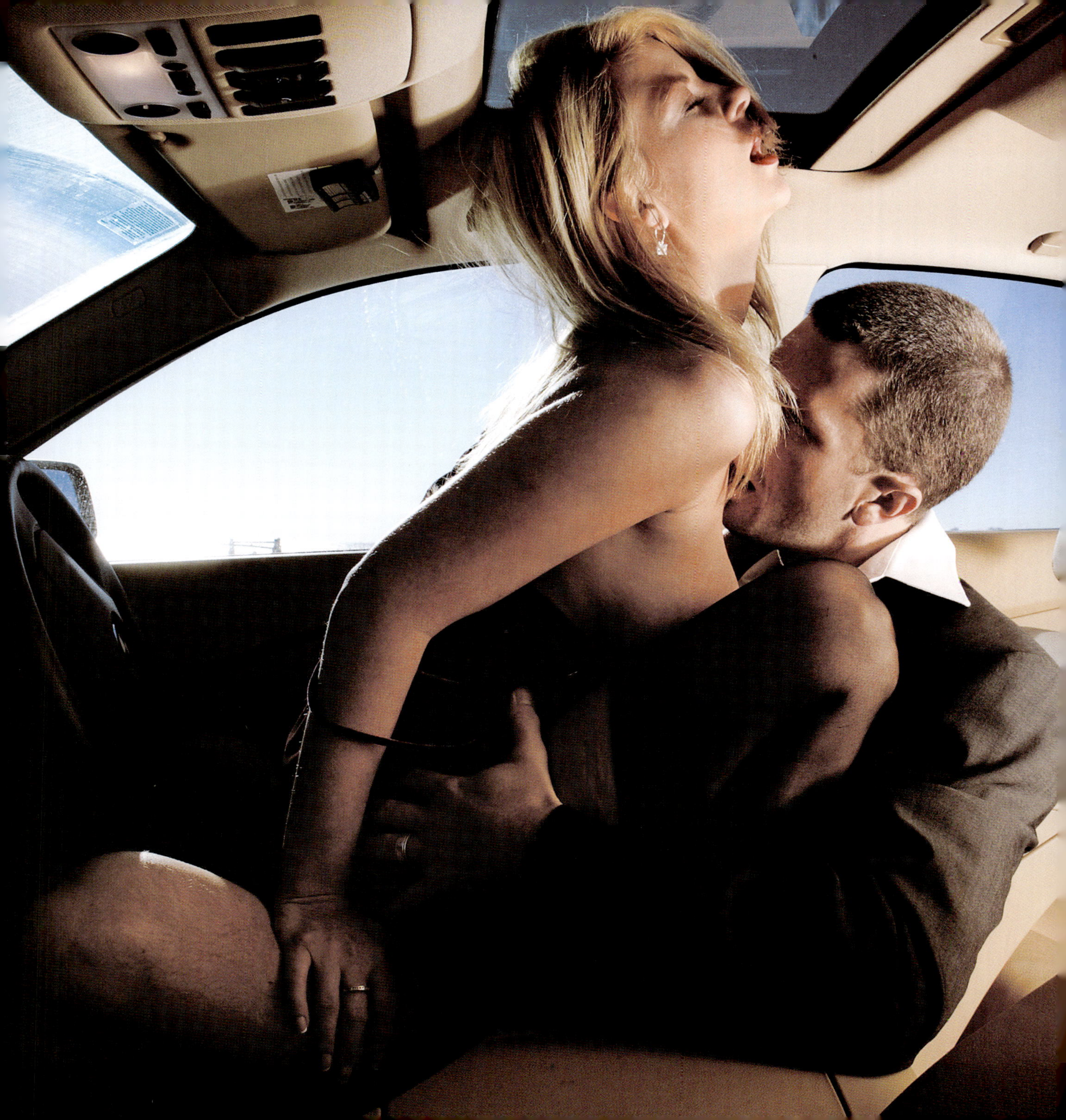

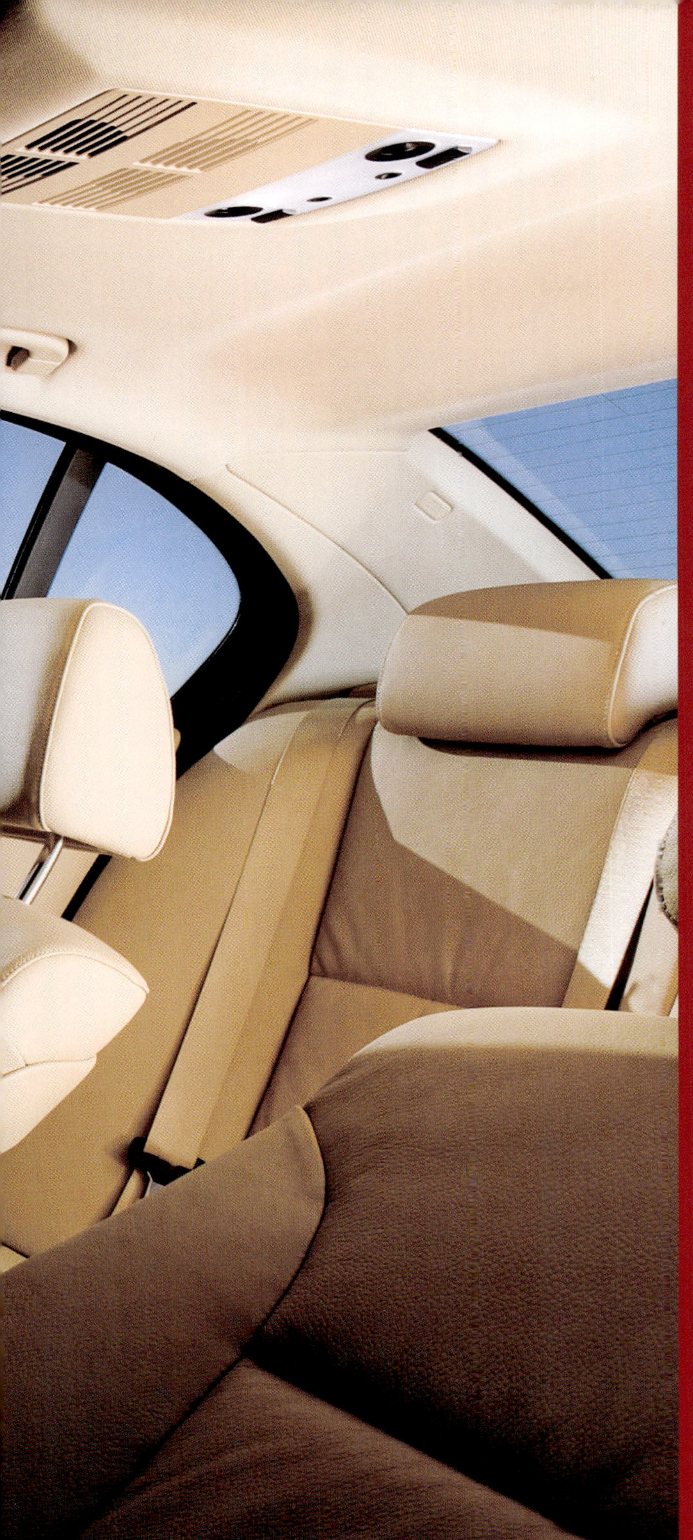

Schatz, du kannst fahren

Autoerotik ist eigentlich der bildungssprachliche Ausdruck für Selbstbefriedigung und hat nichts mit Sex im Auto zu tun – aber vielleicht sollte er das! Viele machen ihre ersten sexuellen Erfahrungen in einem Auto und es ist noch immer ein klassischer Ort, wenn man ein wenig knutschen und fummeln will. Wenn Sie seit Ihrer Schulzeit nicht mehr für beschlagene Autoscheiben gesorgt haben, sollten Sie nach einer Gelegenheit suchen, den Schalthebel Ihres Geliebten zum Glühen zu bringen. Damit Sie aber keinen Verkehrsunfall bauen, empfehle ich dringend, nur in geparkten Wagen Autoerotik zu betreiben.

Vordersitz: Parken Sie an einem abgelegenen Fleckchen, an dem nicht zu viele Leute vorbeikommen. Dann legen Sie eine CD in das Soundsystem Ihres Wagens ein. (Ihr Wagen hat doch eins?) Schließlich wollen Sie nicht durch Verkehrsnachrichten oder Werbespots gestört werden. Heute sind die Vordersitze getrennt, die durchgehenden Vorderbänke der Limousinen der 1950er- und 1960er-Jahre gibt es nicht mehr. Aber auch auf dem Fahrersitz können Sie sich rittlings auf seinen Schoß setzen. Und wenn es doch ein wenig eng wird, improvisieren Sie einfach. Die Beengtheit ist Teil dessen, was die ganze Sache so herausfordernd und heißmacht. Sie finden sicher ein Plätzchen für Ihre Arme und Beine – und vielleicht erfinden Sie dabei eine ganz neue Stellung.

Rücksitz: Der Rücksitz bietet natürlich mehr Platz, und wenn Sie ernsthaft zur Sache kommen wollen, dann ist er die erste Wahl. Lassen Sie Ihre Teenagertage wieder aufleben, als die Autositze der einzige ungestörte Ort für das waren, was wir damals Petting nannten. Nehmen Sie eine weiche Decke mit, wenn Sie vorhaben, sich aller Kleider zu entledigen, und schwelgen Sie in Erinnerungen. Dabei können Sie, meine Damen, unter die Decke schlüpfen und seinen Penis blasen und lecken, bis er kurz vor der Explosion steht. Sie, meine Herren, drücken Ihre Partnerin mit dem Gesicht nach unten in den Sitz und verwöhnen ihre Hinterseite mit gekonntem Zungenspiel. Vergessen Sie dabei aber vor lauter Lust nicht, nach Polizeiwagen Ausschau zu halten.

Spaß bei der Arbeit

Rummachen im Büro? Warum nicht! Probieren Sie doch einmal Folgendes aus:

Nächtliche Besuche: Pflegt Ihr Liebster bis spätabends im Büro zu sitzen? Dann statten Sie ihm doch nach dem offiziellen Dienstschluss, wenn die meisten schon gegangen sind, einen Besuch in seiner Firma ab. Locken Sie ihn in ein anderes Büro (in seinem liegt viel zu viel unerledigte Arbeit) und zeigen Sie ihm, was Sie unter Ihrem Regenmantel tragen. Nichts? Wow! Die Couch, die Auslegware, sogar der große Mahagoni-Schreibtisch sind denkbare Unterlagen für eine lustvolle Arbeitspause. Oder lassen Sie ihn sich gemütlich in seinem Bürosessel zurücklehnen und blasen Sie ihm einen, dass ihm Hören und Sehen vergeht. Setzen Sie sich dann rittlings auf seinen Schoß, das Gesicht ihm zugewandt - oder auch mit dem Rücken zu ihm -, und lassen Sie ihr Becken kreisen. Zum Schluss kriegt er noch einen Kaffee aus der Thermoskanne, die Sie mitgebracht haben - mit dem Versprechen, später zu vollenden, was Sie hier begonnen haben. Dann lassen Sie ihn wieder an die Arbeit gehen.

Küssende Kollegen: Wenn Sie privat Partner sind und zusammen arbeiten, kann es gar nicht ausbleiben, dass Sie auch am Arbeitsplatz „daran" denken. Warum nicht zu Werke gehen, ohne die Arbeitsstelle zu verlassen? Wenn Ihre Beziehung geheim ist (manche Arbeitgeber sehen Beziehungen zwischen ihren Angestellten nicht gern), müssen Sie besonders diskret vorgehen - aber wo ein Wille ist, da ist meist auch ein Weg. Und es ist schon ein besonderer Kick, sich just in dem Konferenzraum die Kleider vom Leib zu reißen, in dem man vor einigen Stunden noch bei einer ernsthaften Besprechung zusammensaß. Doch wozu soll dieser riesengroße Konferenztisch sonst gut sein, wenn nicht als Spielwiese, auf der Sie Ihre wildesten Fantasien ausleben. Oder - noch besser - kriechen Sie unter den Tisch, öffnen Sie seinen Reißverschluss und verpassen Sie ihm den perfekten Handjob. Wenn Sie Ihre kleines Büro-Tête-à-tête vorgeplant haben (nicht alles, was Spaß macht, muss spontan erfolgen), packen Sie vorher eine kleine Mahlzeit in den Bürokühlschrank.

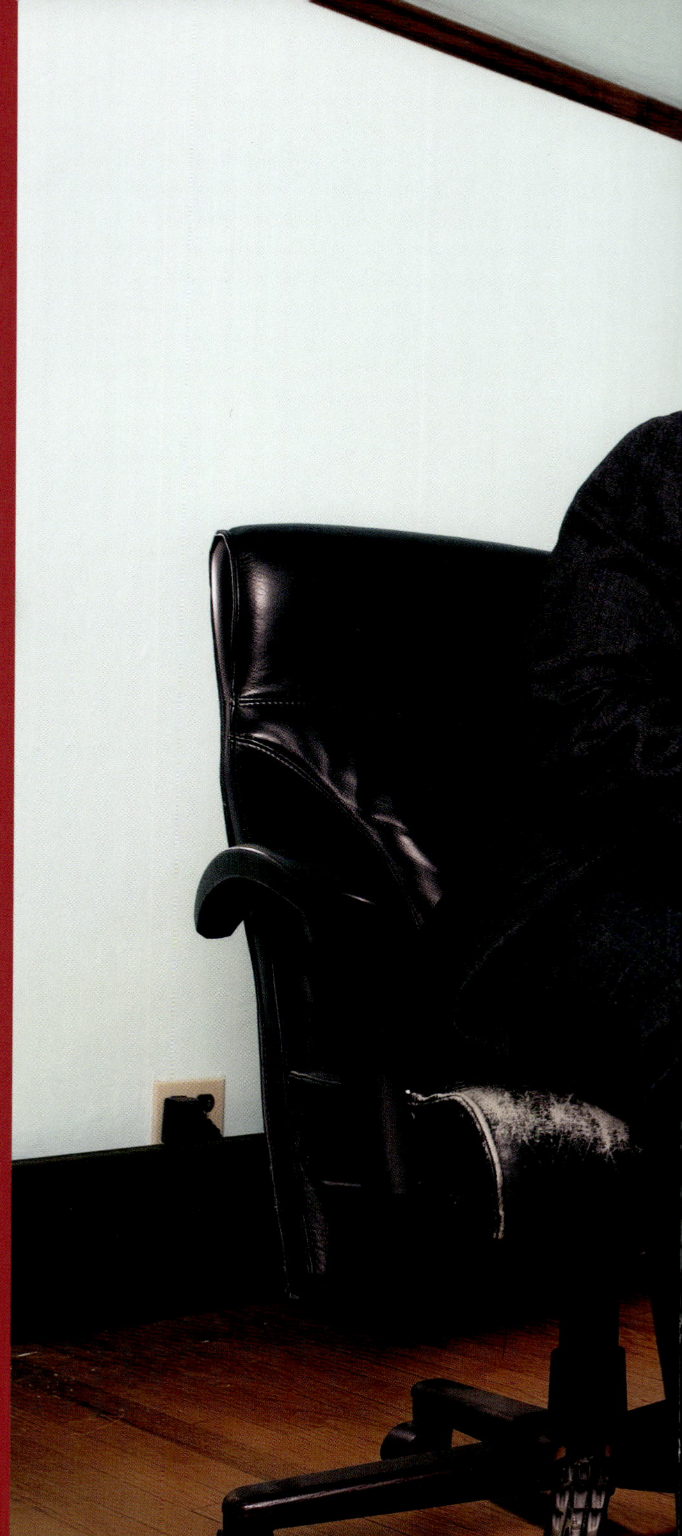

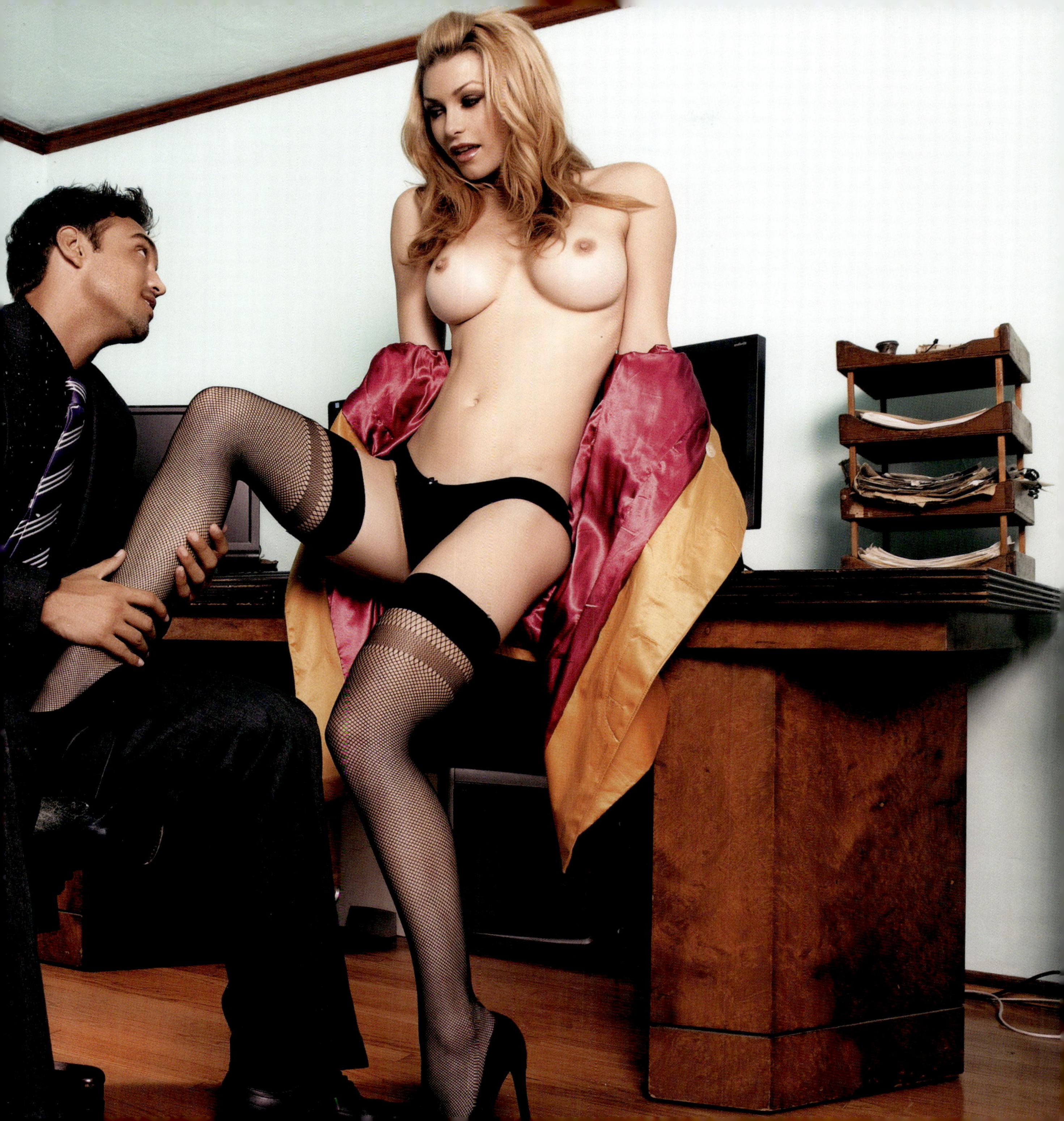

Abwärts? Ein letzter Tipp: Sich im Aufzug rasch gegenseitig an die Wäsche zu gehen kann großen Spaß machen. Aber drücken Sie nicht den Alarmknopf, denn dadurch wird der Notdienst benachrichtigt. Haben Sie wenigstens ein paar Stockwerke weit zu fahren, kann das genügen, um ihm zwischen die Beine zu greifen, ihm die Zunge tief in den Mund zu schieben, seinen süßen Hintern mit beiden Händen zu packen ... Bis Sie das Erdgeschoss erreicht haben, kann es sein, dass er sich auf dem Weg zum Bus die Aktentasche vor den Unterleib halten muss.

Aktivitäten im Freien

Nichts geht über groben Unfug im Freien ... Sie müssen nur Ihre Fantasie ein bisschen anstrengen, um Ihr Tun nicht jedem deutlich vor Augen zu führen.

Strandgeflüster: Wie ausführlich soll ich es Ihnen erklären? Wenn Sie ein abgeschiedenes Stückchen Strand finden (in der Abenddämmerung, besser noch in einer Vollmondnacht), dann entwickelt sich alles andere, einschließlich erotischer Massage und Oralsex, ganz von selbst. Und wenn Sie wirklich Nachhilfe brauchen, denken Sie doch an die Liebesszene in *Verdammt in alle Ewigkeit*. Und vergessen Sie die Sonnencreme nicht.

Das Leben ist ein Picknick: Essen, Wein, die freie Natur – und Sie beide. Machen Sie aus einem braven nachmittäglichen Picknick ein erotisches Sich-gegenseitig-Füttern für Erwachsene, bei dem Sie selbst das Dessert sind. Suchen Sie sich dazu ein ruhiges Plätzchen in einem Park oder Landschaftsschutzgebiet. Doch Vorsicht vor Naturfreunden, die mit ihrem großen Fernglas Vögel beobachten!

In der Luft und am Boden

Man muss nicht unbedingt Mitglied im berühmten Mile High Club sein, um beim Fliegen ein bisschen Spaß zu haben. Sex mit allem Drum und Dran in der Flugzeugtoilette dürfte heute ohnehin als Verstoß gegen die Sicherheitsbestimmungen gelten und über Sex im Hotel in einem Kapitel zu reden, das mit Sex im Freien überschrieben ist, erscheint unlogisch – ist es aber nicht, wenn man genauer drüber nachdenkt. Prüfen Sie folgende Tipps:

Spaß beim Fliegen: Wie ich schon sagte, es geht nicht darum, sich in die enge Toilettenkabine zu quetschen, um akrobatischen Sex zu haben (obwohl, wenn es Ihr Ding ist, wer bin ich, es Ihnen auszureden?). Vielmehr befinden Sie sich mit Ihrem Partner auf einem Langstreckenflug und haben nichts anderes zu tun, als einen öden Film anzuschauen. Ziehen Sie doch einfach die in jedem Flugzeug angebotenen dünnen Wolldecken über sich beide und lassen Sie unter ihrem Schutz Ihre Finger auf Wanderschaft gehen. Sollte es ein Nachtflug sein, umso besser. Denn dann ist die Kabine ohnehin abgedunkelt. Die heiße kleine Fummelei wird Ihnen helfen, sich die Zeit zu vertreiben. Übrigens, haben Sie sich je gefragt, warum man die Armlehnen zwischen den Sitzen hochstellen kann?

Bitte nicht stören: Sex im Hotel kann ein wunderbar schmutziges Vergnügen sein – und wenn Sie das bisher für Ihre Privatsache gehalten haben, dann überlegen Sie mal: Haben Sie sich schon einmal in einem King-Size-Bett zum Schlafen hingelegt, wurden dann aber durch unzweideutige Geräusche aus dem Nebenzimmer daran gehindert? Selbst Luxushotels haben manchmal verdammt dünne Wände, sodass Sie davon ausgehen können, dass Ihnen jemand zuhört. Das gilt umso mehr für einfache Motels und Pensionen, bei denen man das zusätzliche Vergnügen hat, mit den „Lauschern" am nächsten Morgen gemeinsam am Frühstückstisch zu sitzen. Macht es Sie an, zu wissen, dass Sie belauscht werden, dann werden Sie doch Dauergast in einem Haus mit extra dünnen Wänden.

Ich bin sicher, Sie verstehen, was ich Ihnen damit sagen will. Beim Vorspiel geht es nicht nur um bestimmte Techniken, es hat auch mit dem Ambiente zu tun, dem Aufbau von Stimmungen, der Überschreitung von Grenzen, damit, den anderen im Ungewissen zu lassen – und manchmal bedeutet es auch ganz einfach, sich Ärger einzuhandeln!

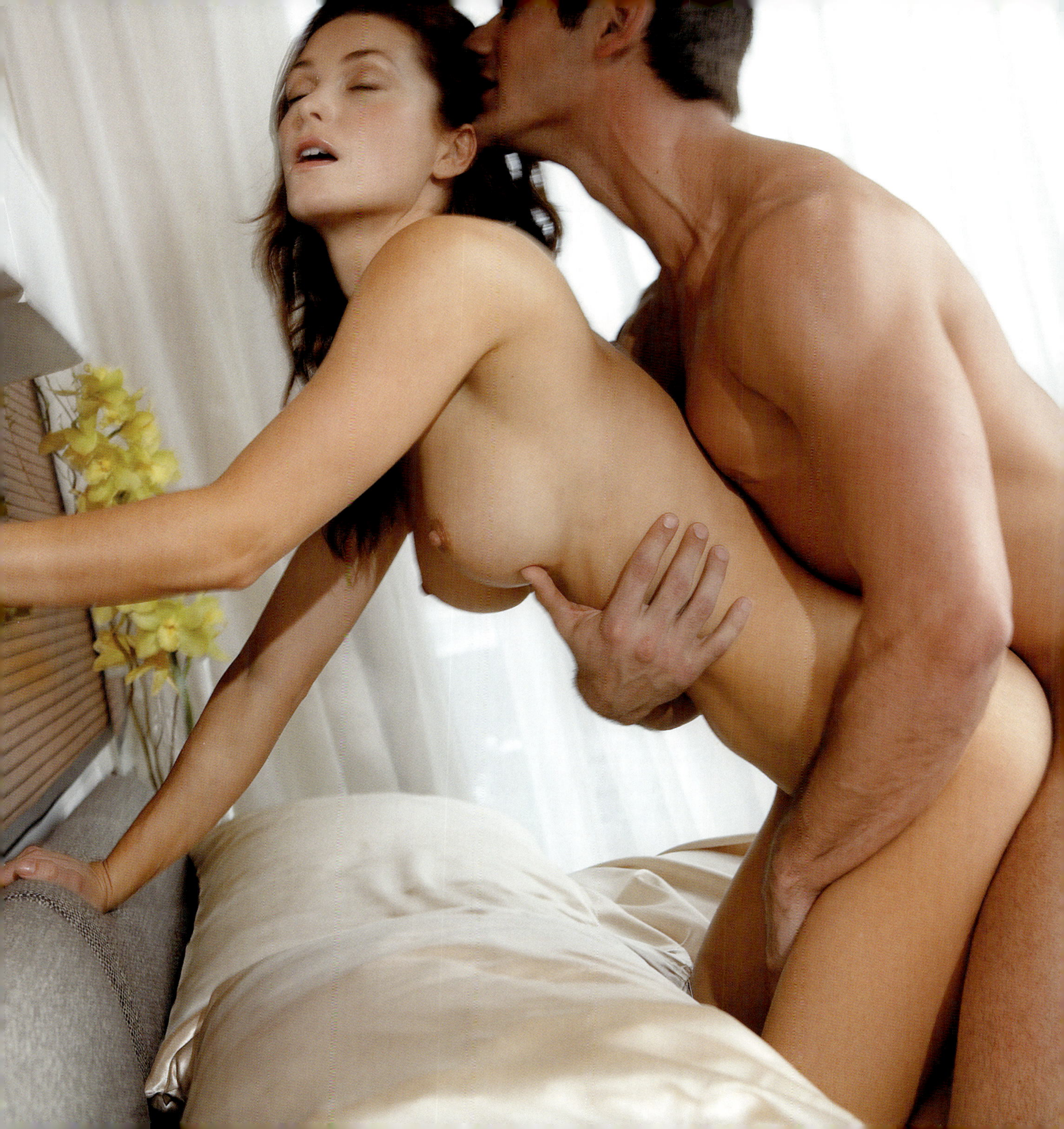

KAPITEL 9

Der andere Oralsex: Reden!

Während unserer gemeinsamen Reise ins Land des Vorspiels habe ich oft erwähnt, wie wichtig eine gute Kommunikation zwischen den Partnern für ein atemberaubendes Sexleben ist. Auch das Vorspiel in all seinen Facetten ist eine Art der Kommunikation, aber Reden ist die direkteste Form, die uns zur Verfügung steht. Denn man kann schwerlich leugnen, dass das Verbalisieren unserer Fantasien und gut getimte, wohlformulierte Anleitung uns zu besseren, ungehemmten, selbstbewussten und tief verbundenen Liebhabern macht. Ich will damit nicht sagen, dass man alles totreden sollte, statt zur Sache zu kommen, sondern nur, dass es wichtig ist, sich auch verbal zu öffnen und nicht nur körperlich. Aber wann ist der richtige Zeitpunkt zum Reden?

Auf diese Fragen gibt es zwei Antworten, weshalb ich dieses Kapitel in zwei Abschnitte unterteilt habe. Der erste beschäftigt sich mit dem Reden ***über*** Sex und der andere mit dem Reden ***während*** des Sex (und des Vorspiels) – eine wichtige Ergänzung Ihres sinnlichen Repertoires.

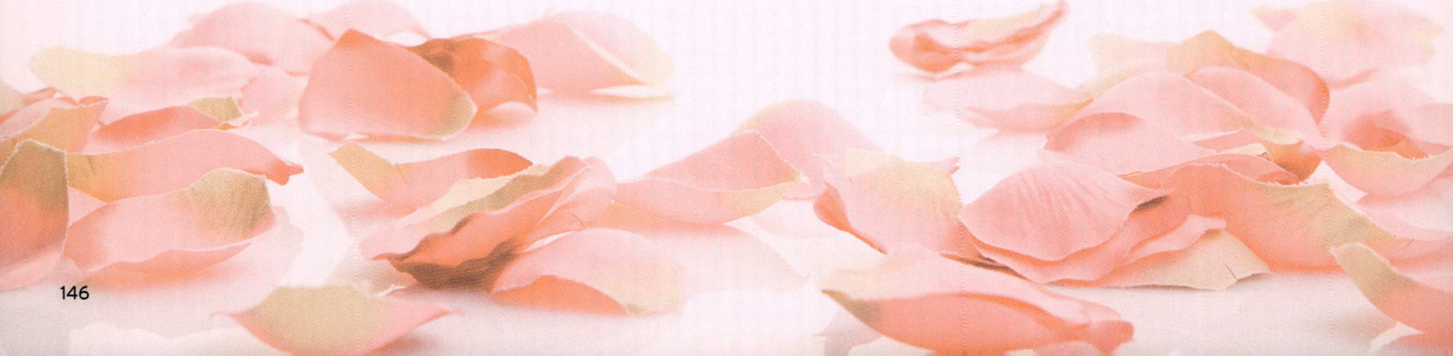

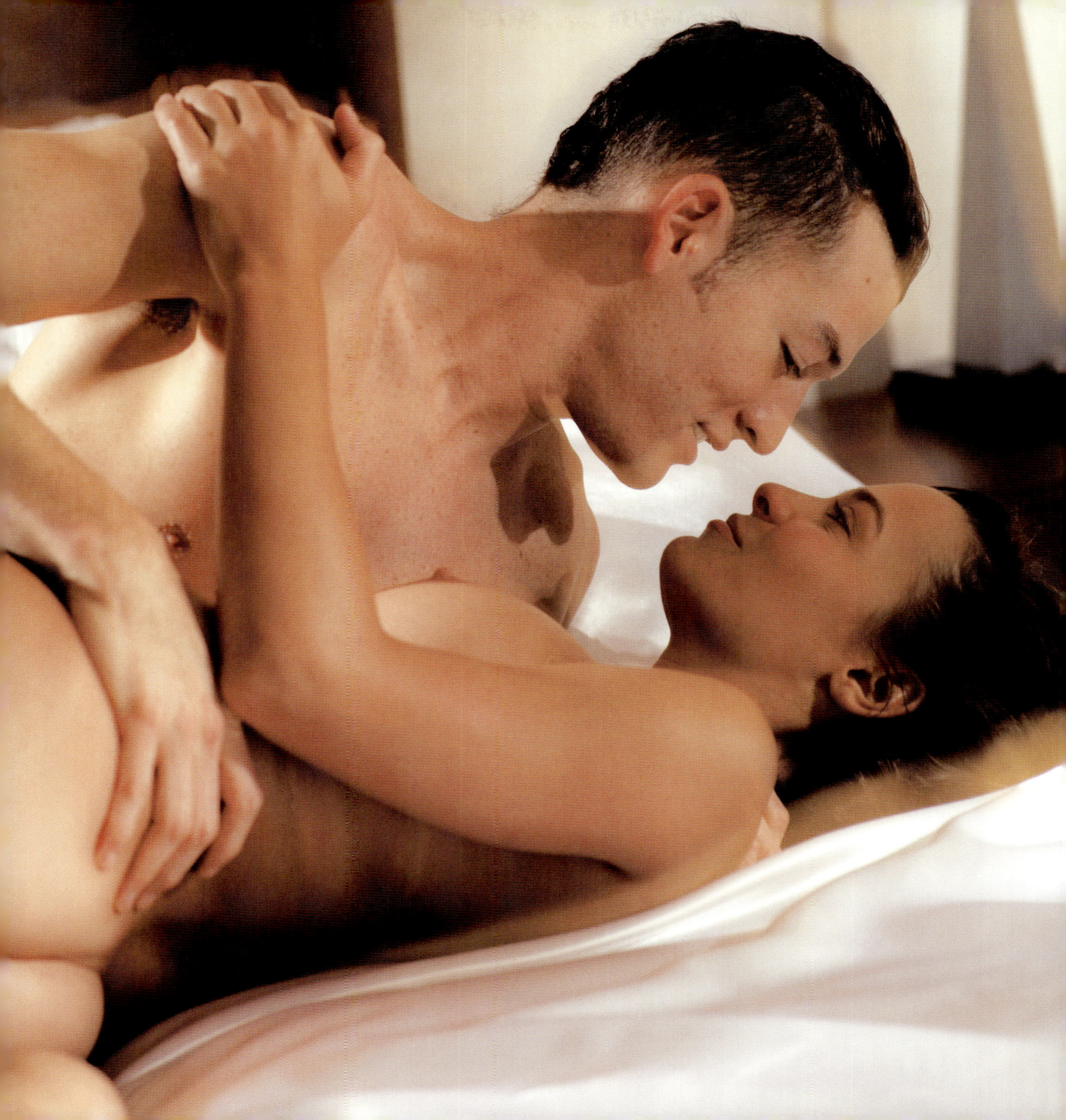

Reden wir darüber

Sie halten ein offenes Gespräch darüber, was sich im Schlafzimmer tut, vielleicht nicht unbedingt für ein anregendes Vorspiel, aber es kann alles, was danach kommt, verbessern. Vielleicht ist Ihnen der Gedanke, über Sex zu reden, *generell* unangenehm, aber ich hoffe, ich kann Sie davon überzeugen, wie wichtig es ist, dieses Unbehagen hinter sich zu lassen und offen mit Ihrem Partner über Liebe und Sex (ganz besonders über Sex!) zu sprechen. Es könnte die erste Unterhaltung von vielen sein. Und seien Sie versichert, es lohnt sich.

Was Sie vor allem bedenken sollten: Jeder will mehr über Sex wissen, über das Geben und Annehmen von Lust. Auch Ihr Partner wüsste nur zu gern, was Ihnen am meisten Vergnügen bereitet. Gibt es etwas, das Sie sich sehnlichst wünschen, er aber nicht im Repertoire hat? Es gibt Möglichkeiten, ihn in die richtige Richtung zu lenken, ohne dass ihm dabei die Lust vergeht (oder seine Erektion). Vielleicht hat Ihr Partner die neue Stellung, die Sie so gern ausprobieren möchten, schon längst in seiner Fantasie durchgespielt und wartet nur darauf, dass Sie den ersten Schritt tun. Zeit also, die Wünsche und Ideen zu vergleichen!

Zusammen auf sexuelle Erkundungsreise zu gehen heißt auch, voneinander und miteinander zu lernen und sich so in die Stratosphäre der gegenseitigen Befriedigung zu katapultieren. Alles beginnt mit ein paar wohlgewählten Worten:

Wann und wo: Sie möchten mit Ihrem Partner über Sex reden, doch wann ist der richtige Moment dafür? Darauf gibt es viele Antworten, besser aber wäre die Frage: Wann ist der falsche Moment? Antwort: Während man dabei ist. Missverstehen Sie mich nicht - beim Sex von Sex zu reden kann unglaublich antörnen (ich komme gleich darauf zurück), aber wenn Sie über den Sex mit Ihrem Partner sprechen möchten, ist das definitiv der falsche Augenblick. Angenommen, Sie möchten wissen, was Ihr Partner von Analsex und Fesselspielen hält oder was sich an Ihren Oralsex-Fertigkeiten verbessern ließe, dann eröffnen Sie das Gespräch darüber zu einer neutralen Zeit an einem neutralen Ort, wenn Sie beide Muße für ein entspanntes Gespräch haben. (Beginnen Sie das Gespräch nicht fünf Minuten bevor seine Lieblingssportsendung/ihre Lieblingsserie im Fernsehen läuft). Und wählen Sie einen Ort, an dem Sie sich wohlfühlen und nicht gestört werden können - also keine überfüllte U-Bahn oder einen lauten Schnellimbiss. Der beste Ort sind die eigenen vier Wände - vielleicht bei einem Sonntagsbrunch - oder ein stilles Eckchen in einem Park. Jede Unterhaltung, besonders wenn es dabei um heikle Themen geht, führt sich leichter, wenn sie in entspannter Atmosphäre stattfindet.

Wie: In welchem Ton Sie das Thema angehen, ist genauso wichtig wie die richtige Wahl des Zeitpunkts und Ortes. Überlegen Sie sich also vorher, wie Sie Ihrem Partner mitteilen wollen, was Sie bewegt. Hier meine fünf Grundregeln:

1. **Beginnen Sie mit etwas Positivem und streuen Sie immer wieder zustimmende Wort in die Unterhaltung ein:** „Das war einfach toll, wie du gestern Nacht (fügen Sie ein, was so toll war), aber ..." Oder: „Ich liebe deinen Schwanz und ich träume davon, ihn einmal zu schmecken, aber ..." Natürlich müssen Sie ehrlich sein, aber nennen Sie immer erst etwas Positives, ehe Sie das eigentliche Problem ansprechen.

2. **Kommen Sie zur Sache:** Einleitende Wort sind prima, aber reden Sie nicht zu lange um den heißen Brei herum. Ihr Partner hat längst gespürt, dass Sie auf etwas anderes hinauswollen, und ist schon nervös genug. Sagen Sie also möglichst bald: „Folgendes wollte ich dich fragen: Was hältst du davon, wenn wir mal (nennen Sie Ihren Wunsch) versuchen?"

3. **Formulieren Sie eindeutig, reden Sie nicht drum herum:** Egal um welche Frage in puncto Sex es auch geht, legen Sie Ihre Karten ohne Scham auf den Tisch und sagen Sie klar und deutlich, was Sie wollen. Sie sprechen schließlich mit Ihrem Liebsten, also gibt es keinen Grund, Angst zu haben.

4. **Halten Sie keinen Monolog:** Legen Sie Pausen ein, damit Ihr Liebster Fragen stellen oder antworten kann. Sollte das Gespräch in ein falsches Fahrwasser geraten, etwa weil der Partner sich angegriffen fühlt, wählen Sie bestätigende, beruhigende Worte. Sie wollen ja ein Gespräch, keinen Streit. Am wichtigsten aber...

5. **Fällen Sie keine Urteile:** Sinn und Zweck eines Gesprächs über Sex ist doch, dass Sie als Paar näher zusammenkommen, nicht, dass ein Keil zwischen Sie getrieben wird. Wenn Sie Beispiele suchen, wie Sie bestimmte Themen ansprechen können, lesen Sie weiter!

Was: Woran, ganz genau, denken Sie? Hier ein paar grundlegende Themen, die Sie vielleicht gern besprechen würden. Und keine Angst, Sie sind weder pervers noch der Einzige mit einem solchen Anliegen. Wenn Gruppen zusammenkommen, um offen über ihre Sexprobleme zu sprechen, dann sind das die am häufigsten angeschnittenen Punkte:

1. **Vorspiel – oder sein Fehlen:** Sagen Sie beispielsweise: „Ich brauche mehr Vorbereitung für das große Ereignis." (Halten Sie dieses Buch während des Gesprächs griffbereit!)

2. **Eintönigkeit:** „Unser Liebesspiel ist irgendwie zur Routine geworden, es gibt keine Überraschungen mehr. Was könnten wir machen, um der Sache wieder mehr Pep zu verleihen?"

3. **Was ich mag:** „Ich liebe es, wenn du das (nennen Sie das Entsprechende) machst, aber *das* ist nicht wirklich mein Ding."

4. **Was du magst:** „Sag mir ganz offen, magst du es, wenn ich das (nennen Sie das Entsprechende) mache? Oder gibt es etwas, das du lieber hättest?"

5. **Oralsex – oder sein Fehlen:** „Ich liebe Oralsex und hätte gern mehr davon!" Oder: „Ich mag das nicht so besonders, was hältst du davon, wenn ich dich auf andere Weise verwöhne?"

6. **Analsex:** „Wärst du bereit, es mit mir zu versuchen?"

7. **Pornos:** „Ich liebe Pornos. Wie wäre es, wenn wir zusammen mal einen anschauen?" Oder: „Gehen wir doch in diesen Magazinen/Filmen mal auf die Suche nach neuen Anregungen."

8. **Kleidung:** „Wenn du das (nennen Sie das Entsprechende) anziehen würdest, würde mich das total antörnen."

9. **Ménage-à-trois:** „Ich würde gern mal einen Dreier ausprobieren. Wäre das etwas, mit dem du dich ebenfalls anfreunden könntest?"

10. **Gleichgeschlechtliches:** „Ich hab es dir nie erzählt, aber ich würde zu gern wissen, wie es ist, Sex mit einer anderen Frau/einem anderen Mann zu haben. Willst du mir helfen, die Frage zu beantworten? Hättest du was dagegen, wenn ich es mal ausprobiere?"

11. **Dunkle Seite:** „ Ich würde gern folgende Fantasie ausleben: ..." Oder: „Ich träume von etwas, von dem ich dir noch nie erzählt habe ..." Oder: „Lass uns doch mal zusammen Spielzeug einkaufen gehen!" Oder: „Lass uns doch mal etwas Neues versuchen!" Oder „Lass es uns doch mal woanders machen!" Und: „Welche Fantasien hast du?"

Ich bin mir sicher, Sie haben verstanden, worum es geht. Was immer Ihnen auf der Seele brennt, wenn Sie es mit dem Partner teilen wollen, müssen Sie es ihm sagen. Es könnte der Beginn einer neuen Sex-Ära sein, voller wunderbarer sexueller Erfahrungen. Wagen Sie den Sprung ins kalte Wasser, machen Sie den ersten Schritt und eröffnen Sie die Unterhaltung – und den Weg zu neuen Horizonten!

Let's talk Dirty!

Wie bereits erwähnt ist das Reden ein mehrschichtiges Thema. Denn vielleicht wollen Sie ja nicht nur unbefangen mit Ihrem Partner *über* Sex reden, sondern ihn währenddessen auch verbal stimulieren. Reden kann wirklich zum *anderen* Oralsex werden, wenn Sie sich erst einmal an die Idee gewöhnt haben. Und Sie werden überrascht sein, wie anregend es sein kann. Egal ob Sie Ihrem Partner Anweisungen geben, ihm etwas beschreiben, auf ihn reagieren oder einfach Ihre Gefühle ausdrücken, Ihren Empfindungen eine verbale Dimension verleihen – Sie fühlen sich mehr im Einklang mit Ihrem Partner und mehr im Hier und Jetzt. Möglicherweise fühlen Sie sich sogar wie zwei Pornostars.

Wie sagst du dazu?

Die erste Herausforderung beim Sex Talk ist, sich an die Wörter selbst zu gewöhnen. Sie werden sich vielleicht von einigen guten Manieren verabschieden und die kleine Stimme in Ihrem Kopf zum Schweigen bringen müssen, die Ihnen ständig zuflüstert, dass man so etwas nicht sagt. Es ist an der Zeit, loszulassen. Und um das zu erreichen, möchten Sie vielleicht vorher etwas üben, wenn Sie allein sind. Je wohler Sie sich mit Ihrer „Sex-Sprache" fühlen, desto mehr Spaß werden Sie haben.

Sagen Sie *Penis* oder *Schwanz*? *Vagina, Fotze* oder *Muschi*? *Busen, Brüste* oder *Titten*? Vielleicht bringen Sie diese kleinen Wörter zum Kichern, aber in der Hitze des Moments können Sie ein potentes Aphrodisiakum für Sie beide sein. Und mit ein wenig Experimentieren (allein und zusammen) finden Sie die Wörter, die zu Ihnen passen und Sie beide erregen. Als Übung sagen Sie sich einige der folgenden Sätze laut vor, bis sie sich für Sie richtig anhören: Wählen Sie diejenigen, die Ihrem Geschlecht und Ihren Vorlieben entsprechen – und legen Sie etwas Leidenschaft hinein!

Deine Muschi sieht so lecker aus, ich kann es kaum erwarten, deinen Lustsaft zu kosten!

Gib mir deinen harten, fetten Schwanz!

Ich will deinen Mund auf meinem ganzen Körper spüren. Leck meine Titten, bis ich vor Lust schreie!

Reiß meine Möse auf, während ich auf dir reite wie auf einem Stier!

Drück mich mit deiner engen Fotze!

Blas mich fester! Blas mich, bis ich komme!

Ich liebe es, deine Zunge tief in meinem geilen Schlitz zu spüren!

Sie werden sich vermutlich komisch vorkommen, da Sie es nicht gewohnt sind, so zu reden, aber das wird sich schnell ändern. Denken Sie sich nun ein paar eigene Sätze aus, wobei Sie sich von den Vorzügen und Wünschen Ihres Partners leiten lassen. Danach heißt es üben, üben, üben – und dann überraschen Sie bei nächster Gelegenheit Ihren Partner damit.

Es mag so aussehen, als wären wir ein wenig vom eigentlichen Thema dieses Buches, dem Vorspiel, abgekommen, aber um die Sprache in das Liebesspiel zu integrieren, bedarf es einiger Vorbereitungen – und um Vorbereitungen geht es beim Vorspiel ja schließlich. Lernen Sie, die Sprache der Liebe zu sprechen, und setzen Sie sie ein, wenn die Zeit dafür gekommen ist. Ihr Partner wird Ihnen automatisch folgen und schon bald werden Sie beide die gleiche lustvolle Sprache sprechen, sowohl vor dem Sex als auch währenddessen – und es wird Sie beide wild machen!

Die Sprache der Liebe

In einer Langzeitbeziehung kann es die Vertrautheit der Partner miteinander fördern, wenn sie beim Sex eine eigene, ganz persönliche Sprache verwenden. Haben Sie sich erst einmal daran gewöhnt, Ihren Partner auch mit Worten zu stimulieren, werden Sie ganz automatisch eine „Schlafzimmer-Sprache" entwickeln und diese immer weiter verfeinern. Dazu gehören unter anderem Kosenamen für Ihren Partner und dessen Geschlechtsteile, Stichwörter, die ihm in der Hitze des Moments genau signalisieren, was Sie wollen, was Sie mögen und was Sie brauchen, sowie spezielle Ausdrücke für Ihre Lieblingsstellungen und -techniken.

Manche Paare lieben es, den Partner während des Sex *Drecksau* oder *Schlampe* zu nennen, weil sie finden, dass verbale Angriffe und Beleidigungen die Lust zusätzlich steigern. (Natürlich ist hinterher alles vergeben und vergessen.) Andere dagegen schmelzen regelrecht dahin, wenn sie *Engelchen, Augenstern* oder *Zuckerschnecke* genannt werden.

Wollen Sie Ihrem Mann *die* Erektion seines Lebens bescheren, dann preisen Sie seinen Penis in den höchsten Tönen. Ausdrücke wie *Hengstriemen, Lustspender* und *Zauberstab* werden seinen Penis sofort strammstehen lassen. Sie, meine Herren, sollten es dagegen mit *Liebesmuschel, Fickritze, Lustgrotte* oder *Honigtöpfchen* versuchen. Nichts ist zu eklig, zu blöd oder zu vulgär, wenn es Sie anmacht. Und wenn Sie sich das entsprechende Vokabular angeeignet haben, sorgen Sie dafür, dass Sie beide bekommen, was Sie brauchen, wie niemals zuvor.

Gebrauchen Sie Ihre Wörter

Es gibt mehrere Möglichkeiten, wie Sie das Reden in Ihr Vorspiel integrieren können. Die Sprache der Liebe (oder der Lust) hilft Ihnen dabei:

Beschreiben Sie Ihrem Partner, was Sie gerade tun beziehungsweise was Sie vorhaben zu tun. Lassen Sie dabei kein anzügliches Detail aus: „Ich werde deine Nippel lecken, bis sie hart sind und um mehr betteln!" Oder: „Kannst du meinen harten Schwanz in dir spüren?"

Leiten und ermutigen Sie Ihren Partner: „Besorg's mir fester!" Oder: „Hör nicht auf! Schneller, schneller!"

Reagieren Sie auf das, was Ihr Partner tut: „Das fühlt sich so geil an, dass ich gleich abspritze!"

Verwenden Sie sowohl Worte als auch Geräusche wie Seufzer, Grunzer, spitze Schreie – was immer Ihren Gefühlen am besten Ausdruck verleiht: „Oh mein Gott!" „Ja!" „Aaaahhhh, das ist unglaublich!"

Atmung: Das Sprechen hilft Ihnen auch dabei, tiefer und rhythmischer zu atmen, was wiederum Ihre Empfindungen und Ihren Orgasmus verstärkt. Jedes Wort oder Geräusch ist mit einem Ausatmen verbunden, jedes Keuchen mit einem Einatmen. Trainieren Sie also Ihre Lungen und Ihr Zwerchfell, um Ihre Lust zu steigern – bis Sie den Gipfel erreicht haben. (Das Stöhnen und Keuchen wird Ihren Partner zudem anspornen, mit Ihnen zu kommen!)

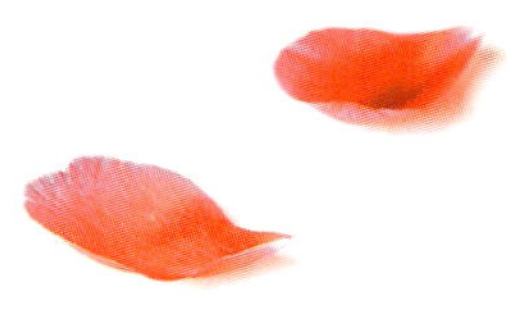

Sex Talk als Auftakt

Noch eine letzte Sache zum Thema „anderer Oralsex": Sex Talk kann ein extrem anregendes Vorspiel sein, vor allem wenn Sie sich dabei der modernen Medien bedienen. Telefonsex gibt es zwar schon eine halbe Ewigkeit, aber heute nehmen wir unser Telefon überall mit hin, was jede Straßenecke zu einem potenziellen „Tatort" für ein bisschen Dirty Talk macht. (Auch lässt sich das Handy viel leichter mit ins Bett nehmen, um mit dem entfernt lebenden Partner spätnachts noch ein paar schmutzige Gedanken auszutauschen.)

Wie lange, glauben Sie, hat es gedauert, bis jemand die ersten erotischen Bilder per MMS versandt hat? Nicht lange, wette ich. Und dann kamen Skype und iChat (und viele andere), sodass wir mittlerweile nicht mehr nur Worte, sondern auch Echtzeitbilder von uns per Datenleitung übermitteln können.

Sie sollten also auf jeden Fall darüber nachdenken, Telefon- und Cybersex ebenfalls in Ihr Vorspiel-Repertoire aufzunehmen.

Rufen Sie Ihren Partner an, hinterlassen Sie ihm eine Nachricht auf dem Anrufbeantworter oder schicken Sie ihm eine E-Mail beziehungsweise SMS, um ihm mitzuteilen, woran Sie gerade denken, während Sie auf die gemeinsame Nacht warten.

Simsen Sie Ihrer Geliebten mehrmals am Tag, um sie daran zu erinnern, dass es nur noch fünf Stunden, vier Stunden, drei Stunden ... dauert, bis Sie ihren herrlichen Körper nach allen Regeln der Kunst verwöhnen. (Und vergessen Sie die Details nicht!)

Machen Sie einen „obszönen Anruf" und imitieren Sie dabei so gut wie möglich die Geräusche, die Sie beide während des Sex von sich geben. Es wird sein Blut in Wallung bringen.

Haben Sie Telefonsex (oder via Skype). Sagen Sie Ihrem Partner dabei, wo und wie er sich berühren soll, und enden Sie in einem gemeinsamen Orgasmus. Sind Sie ein Skyper, ziehen Sie sich aus und zeigen sie ihm, wovon Sie sprechen!

Der Liebesfragebogen

Der Liebesfragebogen ist eine weitere Möglichkeit, Ihrem Partner Ihre Fantasien, Wünsche, Fragen und Ansichten mitzuteilen – und im Gegenzug mehr über ihn zu erfahren. Er ist auch eine wunderbare kleine Übung, um frei über Sex schreiben zu lernen.

Dieser private Austausch findet eher auf Papier als mündlich statt. Kopieren Sie die folgenden Fragen zwei Mal (natürlich können Sie weitere hinzufügen) und geben Sie eine Kopie Ihrem Partner. Dann beantwortet jeder für sich die Fragen so offen, ehrlich und umfassend wie möglich. (Sie können die Antworten mit der Hand notieren oder Sie tippen sie in den Computer und drucken sie anschließend aus). Wenn Sie fertig sind, stecken Sie sie in ein Kuvert, auf dem der Name Ihres Partners steht, und legen es unter sein Kopfkissen, stecken es in seine Brieftasche oder in die Sockenschublade – irgendwohin, wo nur Ihr Partner es findet.

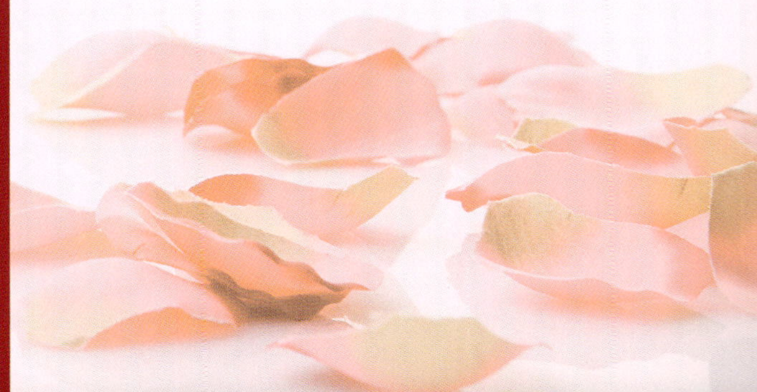

1. Das finde ich an dir am attraktivsten, beeindruckendsten und erotischsten:

___

2. Das Schönste an unserem Sexleben ist:

___

3. Ich wünschte mir, die folgenden Dinge würdest du/würden wir öfter machen:

___

4. Die folgenden Dinge machen mir keinen so großen Spaß:

___

5. Ich würde sehr gern folgende Dinge einmal ausprobieren:

___

6. Was ich mich bisher nie getraut habe, dich zu fragen:

___

7. Ich möchte meine geheimsten Fantasien mit dir teilen und ich fange mit dieser an:

___

8. Hier einige sehr persönliche Dinge, über die ich dir bisher noch nichts erzählt habe:

___

KAPITEL 10

Nachspiel

Obwohl dieses Buch sich mit den Vorbereitungen für großartigen Sex beschäftigt, wäre es falsch, nicht auch einige Worte über das wonnige Nachglühen zu verlieren – Ihre Belohnung für die große Leidenschaft und die gegenseitige Befriedigung. Geht es beim Vorspiel darum, den Weg für unvergesslichen Sex zu ebnen, festigt das Nachspiel das Band, das zwischen Ihnen entstanden ist, und vergrößert die Nähe sowie die Liebe, die großartiger Sex hervorruft.

Das Nachspiel schafft ein Gefühl der Erfüllung und Vervollständigung und hilft Ihnen, dieses emotionale Hoch auf andere Aspekte Ihres Lebens zu übertragen. Genau wie beim Vorspiel ist es wichtig, diese Phase nicht einfach schnell abzuhaken. Sie haben gerade eine wunderbare physische und emotionale Erfahrung miteinander geteilt. Lassen Sie sie nachklingen, streicheln Sie sich, atmen Sie, seufzen Sie, reden Sie, lachen Sie ... und schwelgen Sie darin.

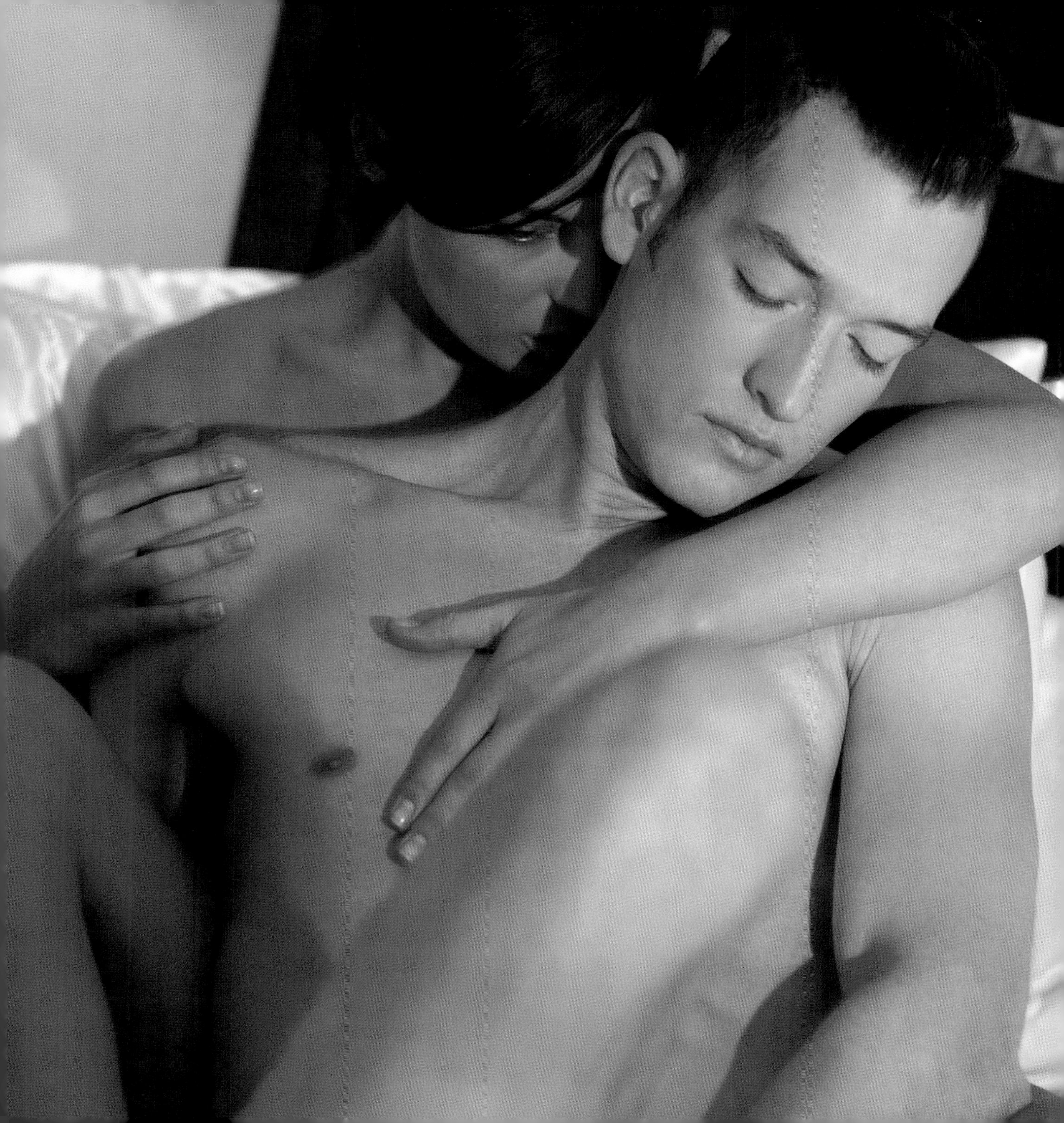

Die wissenschaftliche Seite

Chemisch betrachtet haben Ihre Körper bestimmte Hormone ausgeschüttet, die unterschiedliche Auswirkungen auf Sie haben. Nach dem Geschlechtsverkehr neigt das männliche Gehirn dazu, eine Ruhephase einzulegen, was erklärt, warum er danach erschöpft und müde ist. Schon während sein Penis auf „Normalmaß" schrumpft, verlangsamt sich sein Puls und die Körpertemperatur fällt. Das weibliche Gehirn dagegen wird durch den Orgasmus angeregt. Das macht sie wach und weckt das Bedürfnis, eine Bindung aufzubauen. Genauso wie es länger dauert, bis sie erregt ist, dauert es auch länger, bis das Hochgefühl des Orgasmus wieder nachlässt. Doch das muss nicht zwangsläufig zu einem Konflikt führen. Sind Sie sich der Unterschiede bewusst, können Sie einen Kompromiss finden, der beiden gerecht wird, und das Nachglühen in Harmonie genießen.

Seien Sie, meine Damen, nicht bestürzt oder gar verletzt, wenn er nach dem Sex nicht ansprechbar ist oder sogar einschläft. Das ist ganz natürlich und legt sich in der Regel wieder. Und Sie, meine Herren, haben bitte Verständnis für ihr Bedürfnis nach Nähe. Es ist zum Teil biologisch bedingt und so schlimm ist ein wenig postkoitales Kuscheln doch auch gar nicht, oder?

Simpel und sanft

Wie gesagt, die Zeit nach dem Orgasmus kann eine gute Zeit sein, um sich zu unterhalten, aber achten Sie darauf, dass daraus keine Manöverkritik wird. Ein paar anerkennende Bemerkungen über das, was gerade stattgefunden hat, sind in Ordnung, alles andere, insbesondere Kritik, verschieben Sie auf später (mehr dazu in Kapitel 9). Gemeinsames Lachen dagegen eignet sich hervorragend für das Nachspiel, gerade nach sehr intensivem und dramatischem Sex. Denn hier lockert ein Witz oder eine gemeinsame Blödelei die Stimmung wieder auf.

Im Laufe dieses Buches haben wir über viele Arten von Berührungen gesprochen, doch für das Nachspiel sollten Sie sich auf die sanften beschränken. Denn eine Tiefenmassage oder das Kneifen der Brustwarzen sind für Ihre im Moment immer noch gesteigerte Sinneswahrnehmung sicher kein Genuss. Küssen Sie sich stattdessen sanft, schnüffeln Sie an Ihrem Partner, lehnen Sie sich mit Ihrer Stirn gegen die Ihres Partners (oder Wange an Wange), knabbern Sie zart an seinem Ohrläppchen ...

Noch eine Runde?

Manchmal kann ein achtsames, befriedigendes Nachspiel zu noch mehr Sex führen. Seien Sie also nicht überrascht, wenn Sie nach einer Stunde wieder vorn beginnen. Ich weiß natürlich, dass Sie nicht immer die Zeit für mehrere Runden magischen Sex haben, aber versuchen Sie, hin und wieder einen ganzen Nachmittag dafür zu reservieren, sich gegenseitig zu erfreuen. Stellen Sie einige Snacks und Getränke bereit, um die Batterien wieder aufzuladen, kuscheln Sie sich in Ihren Lieblingsbademantel und lesen Sie gemeinsam die Zeitung oder schauen Sie Ihren Lieblingsfilm auf DVD an, während Sie darauf warten, dass das Verlangen zurückkehrt. Unterhalten Sie sich, küssen Sie sich, streicheln Sie sich ...

Der Anfang

Ich liebe die Idee, dieses Buch mit einem Abschnitt zu beenden, der „Der Anfang" heißt – weil ich hoffe, dass die Lektüre dieses Buches für Sie den Beginn eines neuen, fabelhaften Sexlebens markiert, voll sinnlicher Höhepunkte, gegenseitiger Befriedigung und tiefer Intimität. Anfänge sind so wichtig und ein großartiges Vorspiel ist der lustvollste von allen, der Ihnen eine Tür öffnet zu allem, was Sie sich innerhalb und außerhalb des Schlafzimmers wünschen.

Viel Vergnügen!

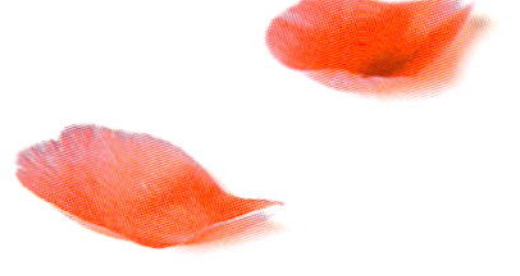

Danksagung

Für ihre Weitsicht, Voraussicht und Nachsicht möchte sich die Autorin gern bei Will Kiester, Jill Alexander, Anne Bobby, Barbara Call, Leslie Ben-Zvi, Steven Gettinger und John Gettings bedanken.

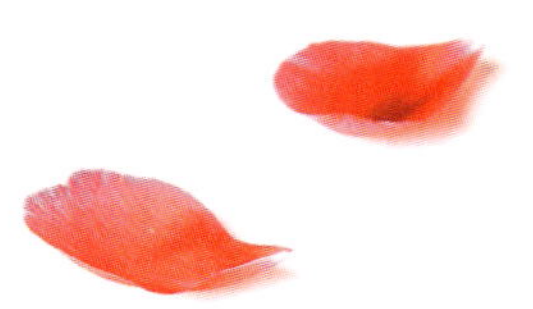